Endspurt Klinik

Grundwissen

Skript 1

4., vollständig überarbeitete Auflage

59 Abbildungen

Georg Thieme Verlag
Stuttgart • New York

Bibliografische Information der Deutschen Nationalbibliothek
Die Deutsche Nationalbibliothek verzeichnet diese Publikation in der Deutschen Nationalbibliografie; detaillierte bibliografische Daten sind im Internet über http://dnb.d-nb.de abrufbar.

Deine Meinung ist uns wichtig! Bitte schreibe uns unter:
www.thieme.de/service/feedback.html

Georg Thieme Verlag KG
Rüdigerstraße 14, 70469 Stuttgart, Germany
www.thieme.com

Printed in Germany

1. Auflage 2015
2. Auflage 2018
3. Auflage 2021

Covergestaltung: © Thieme
Bildnachweis Cover: © Thieme
Satz: L42 AG, Berlin
Druck: AZ Druck und Datentechnik GmbH, Kempten

ISBN 978-3-13-244499-7 1 2 3 4 5 6

Auch erhältlich als E-Book:
eISBN (PDF) 978-3-13-244500-0
eISBN (epub) 978-3-13-244501-7

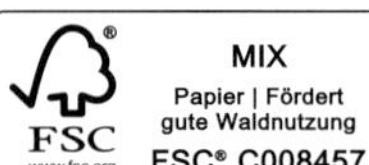

Thieme Publikationen streben nach einer fachlich korrekten und unmissverständlichen Sprache. Dabei lehnt Thieme jeden Sprachgebrauch ab, der Menschen beleidigt oder diskriminiert, beispielsweise aufgrund einer Herkunft, Behinderung oder eines Geschlechts. Thieme wendet sich zudem gleichermaßen an Menschen jeder Geschlechtsidentität. Die Ansprache aller Menschen ist ausdrücklich auch dort intendiert, wo im Text (etwa aus Gründen der Leseleichtigkeit, des Text-Umfangs oder des situativen Stil-Empfindens) z. B. nur ein generisches Maskulinum verwendet wird.

Auf zum Endspurt!

Es ist so weit – vor dem PJ steht nur noch die letzte Hürde an: die **2. ärztliche Prüfung** (M2). Du hast nach all den Strapazen des Medizinstudiums keine Lust mehr, dicke Bücher zu wälzen, um dich prüfungsfit zu machen? Dann laufe mit Endspurt in die Zielgerade ein! Ideal abgestimmt mit unserer digitalen Lernplattform **via medici** bieten die Endspurt-Skripten schwerpunktmäßig jene Inhalte, auf die das IMPP mit seinen Examensfragen in den letzten Jahren abgezielt hat, und noch mehr, um optimal auch auf neue IMPP-Fragen sowie das Mündliche vorzubereiten.

Für die 4. Auflage von Endspurt Klinik haben wir die Lerninhalte in **20 Skripten** aufgeteilt, die du **parallel zu via medici** nutzen kannst. Dabei haben wir die meisten **Leitsymptome**, die spezifische **Pharmakologie** und auch spezielle Themen der **klinischen Chemie**, **Chirurgie**, **Radiologie** und **Pathologie** bei den jeweils passenden Fachgebieten/Organsystemen einsortiert. Dadurch kannst du alle Facetten der Diagnostik, Klinik und Therapie im Zusammenhang lernen.

Um den Umfang bewältigbar zu halten, haben wir die Endspurt-Inhalte sehr kurz gefasst und **aufs Wesentliche reduziert**. Insbesondere haben wir detailliertes Klinikwissen zu speziellen Verfahren oder Kontraindikationen und Wechselwirkungen vieler Medikamente bewusst weggelassen. Zudem wird ein Thema, selbst wenn es prüfungsrelevant ist, möglichst nur an einer Stelle behandelt, auch wenn es prinzipiell zu mehreren Fächern passt.

100-Tage-Lernplan: Jedes Skript ist in mehrere **Lerntage** untergliedert. Diese sind abgestimmt auf den **Lernplan in via medici**, wo du jeweils die **Kreuzsitzungen** zu den Inhalten des Vortags findest (https://viamedici.thieme.de/lernplaner). So kannst du nach jedem Lerntag prüfen, ob du den Inhalt verstanden und behalten hast. Unser Zeitplan bringt dich in **100 Tagen zum 2. Staatsexamen**. Darin enthalten sind 3 Tage „Zwischencheck", an denen du ausschließlich Fragen zu den bis dahin gelernten Inhalten kreuzt, und am Ende 9 Tage Generalprobe mit 3 Examina aus den letzten Jahren. Die Einteilung der Lerntage ist natürlich nur ein Vorschlag – wie gut du beim Lernen vorankommst, hängt maßgeblich von deinem Vorwissen und deiner persönlichen Lerngeschwindigkeit ab.

Im Endspurt-Paket sind **3 Monate Zugang** zu via medici enthalten. Wenn du nur einzelne Skripten gekauft hast, erkundige dich bei deiner Uni, ob sie ihren Studierenden via medici kostenlos zur Verfügung stellt, oder erwirb privat einen Zugang. Im via medici Lernplan werden übrigens stets die neuen Examensfragen ergänzt, damit dir keine Frage entgeht!

Prüfungsrelevante Inhalte: Inhalte, zu denen das **IMPP** seit Frühjahr 2012 Fragen gestellt hat, sind an der jeweils passendsten Stelle gelb hervorgehoben. Auch die meisten älteren Prüfungsinhalte seit 2008 sind gelb markiert.

IMPP-Fakten ✘

IMPP-Fakten-Kästen sind zum Wiederholen der Altfragen-Inhalte oder für die ganz Eiligen unter euch gedacht. Sie listen alle gelb markierten Aussagen des vorangehenden Abschnitts nochmals auf. Die **Anzahl der !** zeigt an, wie häufig der Inhalt von **2012 bis Frühjahr 2023** gefragt wurde:

- ! Hierzu gab es 1 Frage.
- !! Dieser Sachverhalt wurde 2-mal gefragt.
- !!! Zu diesem Thema stellte das IMPP 3 Fragen.
- !!!! Ein Lieblingsthema des IMPP – 4-mal oder öfter gefragt.

Lerntipps und Co: bieten weitere Unterstützung beim Lernen.

Lerntipp !

Hier findest du Hinweise darauf, welche Inhalte auch **mündlich** besonders gern gefragt werden, welche **Tücken** in bestimmten IMPP-Fragen auf dich warten, oder hilfreiche **Merksprüche**.

Definition: Diese Kästen definieren kurz und knapp **Krankheitsbilder** und weitere **Schlüsselbegriffe**.

Merke: Besonders wichtige Sachverhalte sind in Merke-Kästen nochmals hervorgehoben.

Vorsicht: „Stolperfallen" oder potenziell gefährliche **Verwechslungsmöglichkeiten** sind mit „Vorsicht" gekennzeichnet.

Praxistipp: Hier findest du Fakten, die du später in der Anwendung im **klinischen Alltag** brauchen wirst.

Fehlerteufel: Solltest du in unseren Skripten etwas entdecken, das nicht richtig ist, freuen wir uns über jeden Hinweis! Schicke deine Fehlermeldung bitte an viamedici.feedback@thieme.de oder schreibe einfach ein Feedback zu dem entsprechenden via medici Lernmodul. Du kannst auch das Formular auf www.thieme.de/service/feedback.html benutzen. Wir werden alle Fehler in einem Erratum sammeln und auf www.thieme.de/endspurt online stellen. Und sollten dir unsere Skripten gefallen: Lob ist natürlich ebenso willkommen ☺.

Alles Gute und viel Erfolg für dein Examen
das Endspurt-Team

Skript 1: Grundwissen

Das erste Skript ist den „**Basics**" des klinischen Studienabschnitts gewidmet, die zwar nicht ganz so häufig geprüft werden, aber dennoch wichtige Bestandteile deines Handwerkskoffers sind. Denn eine strukturierte **Anamnese** und **körperliche Untersuchung** bleiben trotz fortgeschrittener apparativer Diagnostik das Fundament des ärztlichen Handelns – und stehen deshalb ganz am Anfang. Anschließend wiederholst du **Grundlagen der Pathologie** und der **klinischen Chemie**. Der letzte Teil steht ganz im Zeichen der **Pharmakologie**: Los geht es mit den **allgemeinen Prinzipien** rund um Pharmakodynamik und -kinetik inkl. einer Übersicht über die **CYP-Enzyme**, bevor es um die Beeinflussung des **vegetativen Systems** und die **systemübergreifende Pharmakologie** geht. Damit schließt du gleichzeitig deinen ersten Block zur **klinischen Pharmakologie** ab, die dich über die verschiedenen Skripten hinweg begleiten wird – die anderen Wirkstoffe findest du jeweils bei den Erkrankungen, wo sie am ehesten angewandt werden.

Fachbeirätinnen und Fachbeiräte

Prof. Dr. rer. nat. Heinz **Bönisch**
https://orcid.org/0000-0001-6656-910X

Dr. rer. nat. Jürgen **Hallbach**
https://orcid.org/0009-0004-7912-6948

Prof. Dr. med. Thomas **Herdegen**
https://orcid.org/0000-0001-8502-6207

PD Dr. med. Bertold **Renner**
https://orcid.org/0000-0003-0845-6793

Dr. med. Alexander M. **Sattler**
https://orcid.org/0009-0002-9609-3282

Inhaltsverzeichnis

Anamnese und allgemeine Untersuchung

LERNTAG 1

Allgemeine Pathologie

Allgemeine klinische Chemie

Allgemeine, vegetative und systemübergreifende Pharmakologie

LERNTAG 2

Anamnese und allgemeine Untersuchung

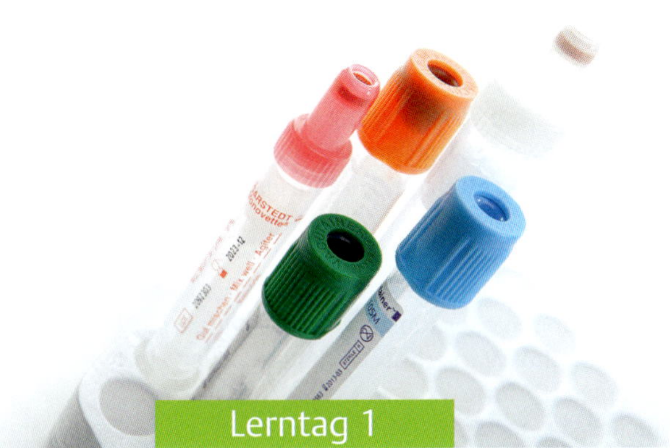

Lerntag 1

© K. Oborny/Thieme

1 Anamnese

1.1 Bestandteile der Anamnese

1.1.1 Grundlagen

Definition: **professionelle Erfragung der Krankengeschichte** eines Patienten und seiner aktuellen Beschwerden.

Regeln des Anamnesegesprächs: In den ersten Momenten des Zusammentreffens zwischen Arzt und Patient wird die weitere **Arzt-Patient-Beziehung** entscheidend geprägt, weswegen dem **Erstkontakt** eine wesentliche Bedeutung zukommt. Die **Begrüßung** sollte mit einem **freundlichen Lächeln** verbunden und der Patient von dir mit seinem Namen angesprochen werden. Stelle dich dem Patienten sodann mit deinem Namen und deiner genauen Funktion vor (z. B. PJ-Student).

Während des sich anschließenden Anamnesegesprächs ist dem Patienten deine **volle Aufmerksamkeit** zu schenken. Achte darauf, dich **verständlich auszudrücken** (z. B. Fachtermini vermeiden bzw. diese erläutern) und dem Patienten auf **Augenhöhe** zu begegnen.

Zunächst wird die **aktuelle Anamnese** (S. 8) erhoben, also der Grund erfragt, aus dem der Patient den Arzt aufsucht. Hierzu werden **offene Fragen** gewählt. Im weiteren Verlauf werden die Fragen gezielter gestellt, um die mögliche (Verdachts-)Diagnose eingrenzen zu können. Bei Bedarf solltest du **Informationen nachfragen** und das vom Patienten Gesagte möglichst **zusammenfassend wiederholen**.

Strukturierung des Anamnesegesprächs: Die Anamnese kann **frei** (unstandardisiert), **halbstandardisiert** (teilstrukturiert) oder **standardisiert** (vollstrukturiertes Interview mit speziellen Fragebögen) durchgeführt werden. Es hat sich bewährt, nach einem (teil-)strukturierten Schema vorzugehen.

Formen der Anamneseerhebung: Bei der **Eigenanamnese** berichtet der **Patient selbst**. Hierbei erhält der Arzt ein erstes Gesamtbild des Patienten und damit erste Arbeitshypothesen.

Eine **Fremdanamnese**, also die Befragung von Dritten, kann notwendig sein bei:
- Säuglingen und Kindern
- Patienten mit Migrationshintergrund und Verständigungsproblemen
- bewusstlosen oder dementen Patienten
- Menschen mit Sprachstörung oder geistiger Behinderung.

Zielsetzung des Anamnesegesprächs: Die Anamnese hat zum Ziel, vom Patienten möglichst viele Informationen zu erhalten, die in Zusammenhang mit seinen Beschwerden stehen. Es ist die Aufgabe des Arztes, sich durch gezieltes Nachfragen und aufmerksames Zuhören einen Überblick über die Beschwerden des Patienten zu verschaffen. Die Anamnese bildet **die Grundlage für die Diagnosefindung** und die richtige **Therapie** des Patienten.

Merke: Eine **sorgsame, korrekte Anamnese** kann, in Verbindung mit der körperlichen Untersuchung, in vielen Fällen bereits zur **richtigen Diagnose** führen!

Darüber hinaus sollte der Arzt im Rahmen des Anamnesegesprächs eine **persönliche Beziehung** zu dem Patienten aufbauen und Einblicke in berufliche und/oder private Probleme wie auch den sozialen Hintergrund gewinnen. Die Fähigkeit zur **Empathie** spielt hier eine herausragende Rolle.

Praxistipp: Mache dir stets **ein eigenes Bild** von dem Patienten und berücksichtige dabei auch die subjektive Bewertung der Krankheit durch den Patienten, die therapeutischen Funktionen der Anamneseerhebung (z. B. größere Krankheitseinsicht) und die Suggestionswirkung.

1.1.2 Inhalte der Anamnese

Identifizierende Daten: Zur Identifizierung sind zunächst die **Basisdaten** zu überprüfen bzw. zu erfassen (Name, Geburtsdatum/Alter, Adresse, Hausarzt, Krankenkasse). Schau dir zumindest den Namen und das Alter des Patienten möglichst schon im Vorfeld an. Entnimmst du die Daten der Patientenakte, frage – sofern der Patient dir nicht bekannt ist – noch einmal nach: „Mein Name ist Dr. B., Sie sind also Herr/Frau M.?"

Praxistipp: Viele Patienten täuschen über einen Verlust der zeitlichen Orientierung hinweg, indem sie ihr Geburtsdatum nennen, nicht aber ihr Alter. Frage gezielt nach: „Das heißt, Sie sind jetzt wie alt genau?"

Aktuelle Anamnese: Die **momentanen Beschwerden** des Patienten solltest du als Erstes abfragen. Wobei die ersten diesbezüglichen Fragen möglichst als **offene Fragen** formuliert werden sollten (z. B. „Was führt Sie zu mir?").

Achte darauf, den Patienten bei seiner Beschwerdeschilderung nicht frühzeitig zu unterbrechen, und ermuntere ihn bei Bedarf zum Weitersprechen. Um die erhaltenen Informationen genauer zu charakterisieren bzw. um die möglichen Diagnosen einzugrenzen, sollten deine weiteren Fragen **gezielter** erfolgen.

Dabei sind Fragen wesentlich, die folgende Kriterien erfassen:

- **Ort** der Beschwerden (Lokalisation, Ausstrahlung)?
- **Qualität** der Beschwerden (Intensität und Charakter)?
- **Quantität** der Beschwerden (Dauer und Häufigkeit)?
- **zeitliches Auftreten** (Beginn akut, subakut oder chronisch)?
- mögliche **Auslöser**?
- **Veränderungen** der Beschwerden (wann, wodurch)?
- **Zusatzsymptome**?

Werden vom Patienten für **bestimmte Krankheitsbilder typische Symptome** geschildert, sind diese **konkret** weiter abzufragen.

Die beschriebenen Symptome können teilweise auch schon nach **Relevanz bzw. Dringlichkeit** beurteilt und bei der sich anschließenden körperlichen Untersuchung berücksichtigt werden.

Vorgeschichte:

- bisher durchgeführte **Maßnahmen und Diagnostik** (evtl. von welcher Klinik, welchem Arzt?)
- **Vorerkrankungen**, auch psychische Erkrankungen, Unfälle, Verwundungen (ungefähre Zeitpunkte des Erstauftretens notieren)
  - Von vorrangigem Interesse: Vorerkrankungen, die mit den aktuellen Beschwerden in Zusammenhang stehen können.
- **frühere Klinikaufenthalte**, **Voroperationen**
- bei Frauen: Schwangerschaften und/oder Aborte, gynäkologische Eingriffe
- **Vorsorgeuntersuchungen** (z. B. Mammografie, Koloskopie, Prostata-Vorsorge)
- **Allergien** (hier sind Auswahlfragen hilfreich: z. B. nach Heuschnupfen, Hausstaub, Antibiotika) und Unverträglichkeiten (z. B. bestimmte Nahrungsmittel). Gibt der Patient bekannte Allergien bzw. Unverträglichkeiten an, ist auch immer die **Art der Reaktion** zu erfragen.
- aktueller **Impfstatus**.

Praxistipp: Chronische Krankheiten (wie Asthma, Diabetes, Hypertonus, KHK etc.) gehören für die Patienten oft zum Normalzustand und sollten deshalb gezielt abgefragt werden.

Systemübersicht: Fragen nach Funktion, Beschwerden, Besonderheiten oder Veränderungen der einzelnen Organsysteme.

- **Kopf und Nervensystem:** z. B. Kopfschmerzen? Schwindel? Geruchs- und Geschmackssinn regelrecht? Sehkraft und Hörvermögen? Zahnstatus? Anfallsleiden? Sensibilitätsstörungen? Lähmungserscheinungen?
- **Herz und Kreislauf:** z. B. Herzbeschwerden wie Herzrhythmusstörungen oder Herzstolpern? Brustschmerz? periphere Ödeme? Synkopen? Hypertonie?
- **Atmung und Lunge:** z. B. Ruhe- oder Belastungsdyspnoe? Husten oder Heiserkeit? Asthma oder COPD?
- **Verdauung und Magen-Darm-Trakt:** z. B. Übelkeit; Erbrechen oder Durchfall? Probleme mit dem Stuhlgang? Bauchschmerzen?
- **Harnwege und Genitalorgane:** z. B. Regelschmerzen? Schmerzen beim Wasserlassen? gynäkologische Anamnese bei Frauen
- **Skelettsystem und Muskeln:** z. B. Gelenkbeschwerden? Muskelschmerzen? Bewegungseinschränkungen?
- **Endokrinologie:** z. B. Hitzewallungen? Kälteintoleranz? Struma? Gynäkomastie?
- **Lymphknoten:** Lymphknotenschwellungen?
- **Psychiatrische Probleme:** z. B. Ängste? Antriebsstörungen? Konzentrations- oder Gedächtnisstörungen?

Vegetative Anamnese: Neben den Basisdaten **Gewicht** und **Körpergröße** ist eine **vegetative Anamnese** zu erheben.

- **Schlaf:** Schlafstörungen?
- **Appetit:** Appetitlosigkeit, Abneigung gegen bestimmte Speisen oder Polyphagie bzw. Essattacken?
- **Durst:** pathologisch gesteigertes, reduziertes oder nicht vorhandenes Durstgefühl?
- **Miktion:**
  - Veränderungen bezüglich der **Anzahl** und der **Urinmenge**
  - **Harnverfärbungen** oder sonstige Auffälligkeiten des Urins
  - **Schmerzen beim Wasserlassen** (Algurie) oder erschwertes Wasserlassen (Dysurie)
  - **nächtliches Wasserlassen** (Nykturie)
  - **Harninkontinenz**?
- **Stuhlgang:**
  - Veränderungen bzgl. **Anzahl** der Stuhlentleerungen pro Tag bzw. Woche
  - **Farbe** des Stuhlgangs
- **B-Symptomatik**.

Medikamenten-, Genuss- und Suchtmittelanamnese:

Medikamente: Der Patient ist nach Medikamenten, die er bis vor kurzem eingenommen hat bzw. **aktuell** einnimmt, und nach deren **Dosierung** zu fragen.

Die Medikamentenanamnese gestaltet sich oft schwierig. Der **Patient unterschlägt Informationen** zu Medikamenten i. d. R. unwissentlich, weil er sie nicht für entscheidend hält. Es ist deine Aufgabe als Arzt, auch nach Details zu fragen. Frage daher auch gezielt nach heilpflanzlichen und **frei verkäuflichen Mitteln** und junge Frauen nach der Einnahme von **Kontrazeptiva**.

Genuss- und Suchtmittel: Frage nach **gesundheitsbeeinflussenden Gewohnheiten** wie **Alkohol-** und **Tabakkonsum**.

Dabei solltest du dem Patienten klarmachen, dass es sich um Routinefragen handelt, die allen Patienten gestellt werden.

Vermutest du **Drogenkonsum**, solltest du gezielt danach fragen (was, wie viel, seit wann?).

Merke: Die sog. **gesundheitsrelevanten Verhaltensweisen** sollten anamnestisch erfragt werden: hierzu zählen auch Fragen nach der **Ernährungsform**, **sportlicher Aktivität** und dem **sozialen Status**.

Familienanamnese: Fragen nach **Erbkrankheiten** und Krankheiten, die **familiär gehäuft** auftreten können. Gib dem Patienten ggf. Auswahlmöglichkeiten. **Beispiele:**

- Allergien
- Anfallsleiden
- Diabetes mellitus
- genetische Erkrankungen, Fehlbildungen
- Gefäßerkrankungen (z. B. Schlaganfall, Herzinfarkt)
- Herzerkrankungen
- Hypertonie
- Krebserkrankungen

- Magen-Darm-Erkrankungen (z. B. Ulkus, Morbus Crohn)
- Stoffwechselerkrankungen, Schilddrüsenerkrankungen
- Suchterkrankungen
- rheumatische Erkrankungen.

Frage auch, woran und in welchem Alter die Eltern (bzw. auch Geschwister und Kinder) erkrankt bzw. verstorben sind.

Sozial- und Berufsanamnese: Erfragt werden folgende Punkte:

- **Familiensituation und Partnerschaft**: z. B.: Wie sind Ihre Lebensumstände? Leben Sie alleine oder in einer Partnerschaft? Haben Sie Kinder? Wie ist Ihre Wohnsituation? Wie ist Ihre Versorgung, wenn Sie entlassen werden?
- **Berufliche Position und Arbeitsbelastung**: Welchen Beruf üben oder übten Sie aus? Gibt oder gab es nennenswerte Gefahrenstoffexpositionen in diesem Zusammenhang? Wie ist die körperliche und psychische Belastung am Arbeitsplatz? Denke auch an Risikofaktoren für die Entwicklung von Erkrankungen durch bestimmte Berufe.
- **Freundeskreis und soziales Engagement:** z. B. Was sind Ihre Hobbys? Wie verbringen Sie Ihre Freizeit?
- **besondere belastende Umstände/Situationen** aktuell oder zurückliegend.

Praxistipp: Oftmals ist ein **gezieltes Nachfragen** nötig, um Patienten dazu zu bewegen, kritische und belastende Lebenszustände nicht zu verschweigen, sondern offen anzugeben.

Sexualanamnese: Die Sexualanamnese sollte **selbstverständlicher Bestandteil** der Anamnese sein und dient der Erfassung **sexueller Beschwerden** und **Funktionsstörungen**.

Da es sich um ein sensibles Thema handelt, liegt es in der Hand des Arztes, die richtigen und wichtigen Fragen auch mit der nötigen **Diskretion** und Sensibilität zu stellen.

Zu denken ist auch an **unerwünschte Medikamentenwirkungen**, die zu einer Beeinträchtigung des Sexuallebens führen können (z. B. Betablocker zu einer erektilen Dysfunktion).

Reiseanamnese: Die Frage nach Auslandsreisen kann wichtige Hinweise auf das Vorliegen von **Infektions- bzw. Tropenerkrankungen** geben, auch länger zurückliegende Auslandsaufenthalte (Spätmanifestationen) sind zu berücksichtigen.

Frage immer danach **wo, wann und wie lange der Patient sich im Ausland** aufgehalten hat und ob es während des Aufenthalts zu Symptomen gekommen ist.

Wichtig für die Abklärung sind auch Fragen nach **spezifischen Expositionen**, hierzu zählen: Tierkontakte, Insektenstiche, (ungeschützte) Sexualkontakte, Süßwasserkontakt und hygienische Bedingungen.

Der **Impfanamnese** (z. B. gegen Hepatitis A, Gelbfieber) und **Medikamentenanamnese** (S. 8) (z. B. Malariaprophylaxe) ist in diesem Zusammenhang ebenfalls Beachtung zu schenken.

1.2 Dokumentation und Interpretation

1.2.1 Dokumentationspflicht

Ein Arzt hat die **Pflicht, erhobene Informationen, Befunde und getroffene Maßnahmen hinreichend zu dokumentieren** und i. d. R. 10 Jahre lang aufzubewahren. Vollständige Anamnese- und Untersuchungsunterlagen dienen der **Therapiesicherung** und dem Arzt zudem als **Gedächtnisstütze**. Darüber hinaus können diagnostische und therapeutische Irrtümer durch die Prüfung genau geführter Patientenunterlagen aufgedeckt werden. Auch bei juristischen Auseinandersetzungen mit Patienten oder der Kassenärztlichen Vereinigung kann die genaue Dokumentation dienlich sein (Beweissicherung).

1.2.2 Dokumentationsform und Interpretation

Art der Dokumentation: Die Dokumentation kann frei oder standardisiert erfolgen. Überwiegend kommen **standardisierte Anamnese- und Untersuchungsbögen** zum Einsatz. Sie ermöglichen eine ungefähre Vergleichbarkeit der Dokumentation.

Da auch die Dokumentation i. d. R. unter hohem Zeitdruck erfolgen muss, sind **computergestützte Dokumentationsprogramme** hilfreich. Damit keine wesentlichen Informationen verloren gehen, sollte die Dokumentation möglichst schon **während der Anamneseerhebung** (zumindest in Stichpunkten) erfolgen.

Dokumentiere auf den Untersuchungsbögen möglichst auch **alle Befunde** (wie z. B. Herzfrequenz, Herzgeräusche, Darmperistaltik, aber auch bspw. Narben oder sonstige Auffälligkeiten.

Patientenfragebögen: Wegen ihres systematischen Aufbaus und der meist umfassend gestalteten Fragen werden auch sehr gerne **Anamnese-Fragebögen** ausgegeben. Der wartende Patient hat Zeit, den Bogen auszufüllen, und der Arzt bekommt detaillierte Angaben, ohne dabei sein Zeitbudget zu belasten.

Interpretation und Verlaufsdokumentation: Die Dokumentation und Interpretation der erhobenen Daten sollten stets **unbeeinflusst von Vorbefunden** sein. Oft werden Medikamente und Vorerkrankungen immer wieder von vorhergehenden Arztbriefen kopiert, ohne dass diese verifiziert wurden.

Notiere für mitbetreuende Kollegen die durchgeführte und **geplante Diagnostik,** deren Ergebnisse sowie **Therapievorschläge** auf dem Anamnesebogen. Neben den durchgeführten **therapeutischen Maßnahmen** sind auch eventuelle Abweichungen oder Besonderheiten zu vermerken. Auch der **Verlauf** muss dokumentiert werden. Sieh alle Untersuchungsergebnisse – auch deine eigenen – als Momentaufnahmen, die es **permanent zu überdenken und zu evaluieren** gilt.

Sofern der Patient die vorgeschlagenen Behandlungsmaßnahmen ablehnt, muss dies ebenfalls dokumentiert werden. Handelt es sich bei den Angaben um eine **Fremdanamnese**, ist auch dies zu vermerken.

2 Allgemeine körperliche Untersuchungen

2.1 Basisuntersuchung

2.1.1 Voraussetzungen und Vorbereitungen

Merke: Mindestens bei der Erstvorstellung sollte jeder Patient, unabhängig von den geschilderten Hauptbeschwerden, möglichst vollständig körperlich untersucht werden!

Die körperliche Untersuchung ist stark abhängig von den **Umgebungsbedingungen**. Achte darauf, dass sie möglichst in einem **ruhigen Untersuchungsraum** und ohne Störungen stattfindet.

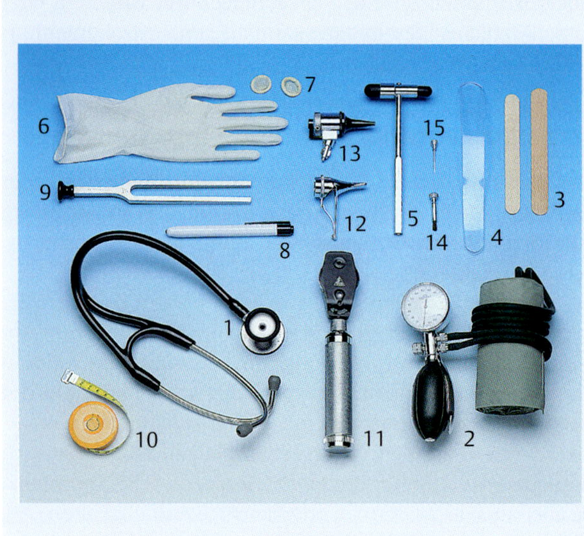

Nr.	Bezeichnung	Verwendung
1	Stethoskop	Auskultation Herz, Lunge, Abdomen, Gefäße
2	Blutdruckapparat	Blutdruckmessung nach Riva-Rocci
3	Spatel, Mundspatel	Inspektion Mundhöhle, Zungengrund, Rachen
4	Glasspatel	Wegdrückbarkeit von Hautrötungen (Hyperämie, Teleangiektasien sind wegdrückbar, zelluläre Infiltrationen nicht)
5	Reflexhammer	Auslösung von Muskeleigenreflexen
6	Latex-Handschuhe	Blutentnahme, Palpation Anogenitalbereich
7	Fingerlinge	digital-rektale Untersuchung (mit Vaseline), Palpation Mundhöhle
8	Stablampe	Beleuchtung Mundhöhle, Auslösung Pupillenreaktion auf Licht
9	Stimmgabel	Vibrationsempfinden
10	Maßband	Umfangsmessung Hals, Bauch, Waden, Oberarme; Längenmessung Bein; Schober-, Ott-Maß, Finger-Boden-Abstand, Taille-Hüft-Umfang
11	Augenspiegel	Fundusbeurteilung
12	Rhinoskop	Inspektion Nase
13	Otoskop	Inspektion Gehörgang und Trommelfell
14	Pinsel	Oberflächensensibilität
15	Nadel	Spitz-stumpf-Diskrimination

Abb. 2.1 Einfache Geräte für die körperliche Untersuchung. [Quelle: Füeßl, Middeke, Duale Reihe Anamnese und Klinische Untersuchung, Thieme, 2022]

Wichtig sind auch eine ausreichende **Beleuchtung** sowie eine **angenehme Raumtemperatur.**

Zu Beginn der Untersuchung solltest du den Patienten bitten, sich **bis auf die Unterwäsche zu entkleiden**.

Vor und nach jeder körperlichen Untersuchung solltest du dir die Hände **desinfizieren**. Bei der Untersuchung der **Mundhöhle** und des **Genital- und Analbereichs** solltest du **Handschuhe** tragen.

2.1.2 Erster Eindruck und allgemeine Inspektion

Allgemeinzustand: Bei der Bewertung des Allgemeinzustandes unterscheidet man grob zwischen **gutem**, **leicht reduziertem**, **reduziertem** oder **stark reduziertem Allgemeinzustand** (AZ).

Um dies weiter zu konkretisieren, werden **folgende Punkte** herangezogen:

- **Bewusstseinszustand** (S. 27) und **Orientierung**
- **Stimmungslage**
- **Mobilität** (freies Gehen möglich oder Hilfsmittel zur Mobilisation notwendig?)
- **Erscheinungsbild und Pflegezustand**
- **Selbstständigkeit bzw. Pflegebedürftigkeit**.

Bewegung und Haltung: Zeigt der Patient **Bewegungseinschränkungen** oder bewegt er sich ungelenk, ausfahrend, steif?

Finden sich **Bewegungsanomalien** wie Rigor, Ruhetremor, mimische Bewegungsarmut (z. B. bei Parkinson-Krankheit), Intentionstremor (z. B. bei Erkrankung des Kleinhirns), Spastik, Athetosen oder andere Auffälligkeiten?

Auch die **Haltung** des Patienten kann Hinweise auf bestimmte Krankheiten geben, etwa vornübergeneigte Haltung (z. B. bei ankylosierender Spondylitis) oder typische Schonhaltungen (z. B. seitlich geneigter Oberkörper bei akuter Lumbago).

Stimme und Sprache: Im Rahmen des Gesprächs mit dem Patienten fallen ggf. vorhandene **Sprach- oder Sprechstörungen** auf. Besonderheiten sind zu dokumentieren.

Du solltest auch auf einen begleitenden **Stridor** oder **Husten** und die **Mimik und Gestik** des Patienten beim Sprechen achten.

Haut und Schleimhäute: **Haut-** und **Schleimhautveränderungen** sind oft schon auf den ersten Blick sichtbar.

- **Blässe**: z. B. bei Anämie, Schock, Herzvitien
- **Ikterus**: gelbliche Verfärbung von Haut oder Schleimhäuten, z. B. bei Lebererkrankung, Hepatitis
- **Zyanose**: bläuliche Verfärbung der Haut
- **Rötungen**: z. B. bei Fieber, Exanthemen, Hypertonus
- **Striae rubrae**: z. B. bei Cushing-Syndrom, Kortikoidtherapie
- **Pigmentveränderungen**: z. B. bei Hämochromatose, Morbus Addison
- **Petechien**: z. B. bei Thrombozytenfunktionsstörungen
- **Knotige Verdickungen:** z. B. Gichttophi bei Arthritis urica
- **Narben**.

Schaue dir die Haut des Patienten auf jeden Fall einmal **komplett** an. Denke während der einzelnen Untersuchungsschritte daran, auch **Mundhöhle** (S. 14) und **Zunge** (S. 14) und primär **nicht gut einsehbare Regionen**, wie Axilla, Submammar- und Inguinalregion sowie Genital- und Analbereich, zu inspizieren.

Hautturgor: Der Spannungszustand der Haut gibt Auskunft über den **Hydratationszustand** des Patienten. Eine prall gespannte Haut spricht für Ödeme. Stehende Hautfalten weisen auf eine Exsikkose hin.

Hände und Nagelveränderungen: An den Händen können neben der **Hautfarbe** (kalte und/oder blasse Hände, Raynaud-Syndrom), beispielsweise **Deformitäten** (rheumatoide Arthritis), **Knoten** (Bouchard- oder Heberden-Arthrose), eine **Duypytren-Kontraktur** oder Trommelschlägelfinger (chronische Hypoxämie) auf bestimmte Erkrankungen hindeuten.

Achte auf **Farb-** (z. B. Splitterblutungen [bakterielle Endokarditis?]), **Form-** (z. B. Uhrglasnägel (S. 16) [Lungen- oder Herzerkrankung?]) und **Oberflächenveränderungen** der Nägel (z. B. Ölflecken- oder Tüpfelnägel [Psoriasis?]).

Behaarungstypen: Zu den auffälligen Behaarungsmustern zählen übermäßige Behaarung, fehlende Behaarung oder Behaarung an untypischen Stellen.

- **Hirsutismus**: verstärktes männliches Behaarungsmuster bei der Frau

- **Hypertrichose**: übermäßiger Haarwuchs diffus oder lokalisiert am ganzen Körper, wobei die Verteilung aber noch dem geschlechtstypischen Muster entspricht.
- **Hypotrichose**: Fehlen von Behaarung aufgrund nicht angelegter Haarfollikel
- **Alopezie**: Kahlheit aufgrund vermehrten Haarausfalles.

Ernährungszustand: Der Ernährungszustand in Bezug auf das Körpergewicht kann in Verbindung mit der Körpergröße über den sog. **Body Mass Index** berechnet werden.

Tab. 2.1 Body-Mass-Index (BMI)*

Kategorie	BMI	Risiko für Begleiterkrankungen
Untergewicht (reduzierter Ernährungszustand)	< 18,5	niedrig
Normalgewicht	**18,5–24,9**	durchschnittlich
Übergewicht	≥ 25	
Präadipositas	25,0–29,9	gering erhöht
Adipositas Grad I (mäßige Adipositas)	30–34,9	erhöht
Adipositas Grad II (schwere Adipositas)	35–39,9	hoch
Adipositas Grad III (morbide Adipositas)	≥ 40	sehr hoch

*BMI = Körpergewicht/(Körpergröße)^2 = kg/m^2

Ein starkes Untergewicht bezeichnet man als **Kachexie** („Auszehrung“). Das Körpergewicht liegt bei < 80 % des Sollgewichts, der BMI bei < 17,5.

2.1.3 Grundmessgrößen und Vitalparameter

Basisdaten, die helfen, den Patienten in seiner Gesamtheit zu erfassen:

- **Körpergröße**
- **Körpergewicht** (S. 11)
- **Körpertemperatur:** Messung oral, axillär oder rektal
- **Atemfrequenz** (S. 16)/Atemtiefe
- **Pulsfrequenz**: Radialispuls über 60 Sekunden auszählen.
- **Blutdruck** (**Cave:** Weißkittelhypertonus).

Merke: Zu den **Vitalparametern** zählen Körpertemperatur, Atem- und Herzfrequenz sowie Blutdruck.

Oft kannst du Vorberichten entnehmen, wie die Grundmessgrößen deines Patienten sich in letzter Zeit verändert haben. Große Schwankungen erfordern immer eine Abklärung.

2.1.4 Ablauf

Die allgemeine körperliche Untersuchung erfolgt von „oben nach unten“ bzw. organ-/körpersystembezogen (die anatomische Vorgehensweise empfiehlt sich insbesondere bei noch unerfahrenen Untersuchenden).

Für die Untersuchung der meisten Organsysteme hat sich folgender Ablauf bewährt:

- **Inspektion** (S. 10) (= Betrachten → mit den Augen)
- **Palpation** (= Betasten → mit den Händen)
- **Perkussion** (= Beklopfen → mit den Händen)
- **Auskultation** (= Abhorchen → mit dem Stethoskop)
- Gegebenenfalls schließen sich **Funktionsprüfungen** an.

Praxistipp: Halte dich an einen Ablauf, der dir liegt. Damit gewinnst du Routine und wirkst auf den Patienten sicher und kompetent. Es ist günstig, die Untersuchungsabfolge so zu gestalten, dass der Patient nicht zu oft seine Position wechseln muss!

2.2 Schädel und Gesicht

2.2.1 Orientierende Untersuchung

Inspektion: Zu achten ist auf:

- Schädelanomalien
- Veränderungen der **Gesichtsfarbe** (z. B. Ikterus, Anämie, Zyanose)?
- Auffällige **Kopfbehaarung** (z. B. Alopezie)?
- **Gesichts-** und/oder **Lidödeme**?
- Hinweise auf **Gesichtsschädelfrakturen** (Brillenhämatom, Kieferklemme, Wangenkonturabflachung, Nasenbluten)?
- Tabaksbeutelmund?

Zudem sind endokrine und andere Störungen oft im Gesicht erkennbar, z. B.:

- Hypothyreose (teigig, aufgedunsen, trockene Haut)
- Hyperthyreose (Exophthalmus)
- Fettstoffwechselstörungen (Xanthelasmen)
- Morbus Cushing (Vollmondgesicht)
- Akromegalie (Vergrößerung von Nase, Zunge, Kinn)
- Parkinson-Krankheit (wächsern, mimische Starre).

Palpation:

Palpation des Schädels: Du solltest dabei auf Vorwölbungen bzw. **Unebenheiten** achten (z. B. „Grützbeutel“ = Atherome, Abszesse) und den Patienten fragen, ob er **Druckschmerzen** (Kalottenklopfschmerz) verspürt, z. B. nach einem Trauma oder bei lokalen Prozessen.

Palpation des Gesichts: Achte besonders auf **Schmerzen** an den **Nervenaustrittspunkten**. Die Nervenaustrittspunkte des **N. trigeminus** (V) werden mit Daumendruck überprüft und sind bei einer Trigeminusneuralgie druckschmerzhaft:

- In der Mitte der Augenbrauen (Foramen supraorbitale) tastet man den N. supraorbitalis,
- unterhalb der Unterlider das Foramen infraorbitale mit dem N. infraorbitalis,
- am Kinn (Foramen mentale) den N. mentalis.

Die **Palpation der A. temporalis** bietet sich bei diesem Untersuchungsschritt ebenfalls an. Die A. temporalis ist bei einer Riesenzellarteriitis im Schläfenbereich tastbar, verhärtet und druckempfindlich, evtl. findet sich eine Pulslosigkeit des Gefäßes.

Merken Denke daran, immer beide Seiten zu palpieren bzw. zu perkutieren!

Perkussion: Perkutiert werden in erster Linie die **Nasennebenhöhlen** bei Verdacht auf eine Sinusitis und das **Mastoid** bei Verdacht auf eine Mastoiditis.

Vorgehensweise:
Die Nervenaustrittspunkte werden mittels Daumendruck geprüft:

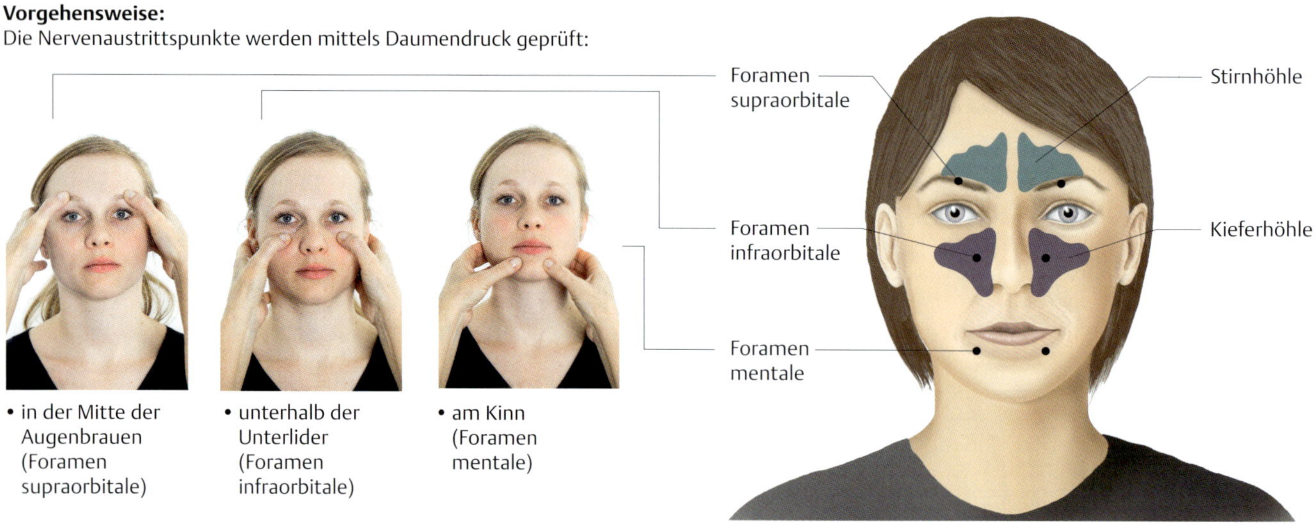

- in der Mitte der Augenbrauen (Foramen supraorbitale)
- unterhalb der Unterlider (Foramen infraorbitale)
- am Kinn (Foramen mentale)

Foramen supraorbitale
Stirnhöhle
Foramen infraorbitale
Kieferhöhle
Foramen mentale

Abb. 2.2 Palpation der Nervenaustrittspunkte des N. trigeminus. [Fotos: © K. Oborny/Thieme; Grafische Anteile: Füeßl, Middeke, Duale Reihe Anamnese und Klinische Untersuchung, Thieme, 2018]

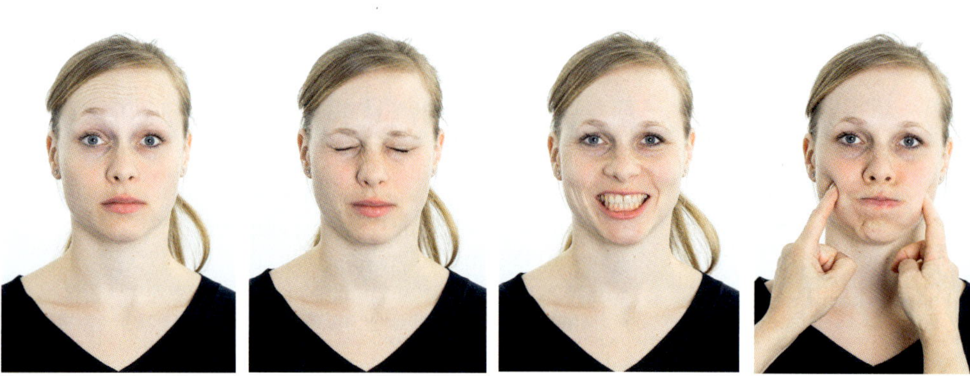

Abb. 2.3 Klinische Untersuchung des N. facialis. Aktive Mimik: Stirnrunzeln (ganz links), Augenschluss (Mitte links), „Zähne zeigen" (Mitte rechts) und Aufblasen der Wangen (ganz rechts). [Fotos: © K. Oborny/Thieme]

Funktionsprüfungen:

Prüfung der Gesichtsmuskulatur: Die Prüfung der motorischen Anteile des **N. facialis** ist Bestandteil der orientierenden neurologischen Untersuchung. Bitte den Patienten,

- die **Augenbrauen hochzuziehen** (normal: symmetrische Stirnfalten auf beiden Gesichtsseiten),
- die **Augen fest zu schließen** (normal: das Öffnen der Augen durch den Untersucher ist nicht möglich),
- die Mundwinkel nach oben zu ziehen bzw. **Zähne zu zeigen** (normal: Mundwinkel ziehen symmetrisch zur Seite) und
- die **Wangen aufzublasen** (normal: Luft entweicht nicht).

2.3 Augen, Ohren, Nase

2.3.1 Orientierende Untersuchung der Augen

Inspektion: Hierzu zählt vorrangig die Inspektion von **Skleren** und **Konjunktiven**. Um die Konjunktiven ausreichend gut beurteilen zu können, solltest du das Unterlid so weit nach unten ziehen, dass die untere Umschlagfalte zu sehen ist. Weiterhin sollten **Augenlider** (Lidbeschaffenheit, -stellung und Lidspaltenweite) und **Bulbi** betrachtet und Veränderungen dokumentiert werden, wie z. B.:

- gelbliche Skleren (Sklerenikterus), bläuliche Skleren (Osteogenesis imperfecta)
- blasse (z. B. Anämie) oder gerötete Konjunktiven (z. B. Konjunktivitis)
- Lidschwellung, -rötung oder -schuppung
- Ptosis (Horner-Syndrom?)
- Exophthalmus oder Lagophthalmus
- Schielen
- Ektropium oder Entropium
- haloniertes Aussehen (Augenringe).

Sehvermögen: Berichtet der Patient über ein vermindertes Sehvermögen, versuche stets, den **Zeitraum** der Verschlechterung, die **Art** (langsam zunehmend, schwankend etc.) und mögliche **Begleiterscheinungen** zu erfragen. Bei Auffälligkeiten sind weitere ophthalmologische Untersuchungen indiziert.

Eine plötzliche **einseitige** Sehverschlechterung oder flüchtige Erblindung (Amaurosis fugax) sollte dich aufhorchen lassen und erfordert eine **sofortige Abklärung**.

Abklärungsbedürftig sind außerdem verschleiertes Sehen, Lichtblitze oder Lichtscheu

Augenbewegungen:

Durchführung: Bitte den Patienten, mit den Augen deinem Finger zu folgen (der Kopf darf dabei nicht bewegt werden und kann zum Beispiel am Kinn mit der anderen Hand fixiert werden) und in alle Richtungen zu schauen.

Beurteilung: Beurteile, ob die Augenmotorik koordiniert verläuft und Bewegungen uneingeschränkt in alle Richtungen möglich sind (Normalbefund). Pathologische Befunde sind eine eingeschränkte Augenbeweglichkeit, Schielfehlstellungen bei Blick nach vorne, das Auftreten von Doppelbildern, ein Nystagmus oder sakkadierte Blickfolgen.

Pupillenuntersuchung:

Inspektion: Inspiziere die Pupillen unter Beachtung von Form und Weite.

- **Beurteilung**: normalerweise sind die Pupillen gleich groß (isokor) und rund
- achte auf eine Miosis oder Mydriasis.

Prüfung der Konvergenzreaktion:

- **Durchführung:** Die Konvergenzreaktion kannst du prüfen, indem du deinen Zeigefinger aus ca. 15 cm Entfernung zum Patienten auf die Nase des Patienten zubewegst. Bitte den Patienten, deinen Finger zu fixieren, und beobachte die Pupillenweite/Konvergenzreaktion.
- **Beurteilung:** normalerweise Adduktion der Bulbi und Miosis.

Prüfung der Lichtreaktion:

- **Durchführung:** Bitte den Patienten, einen Punkt in der Ferne zu fixieren, beleuchte jedes Auge getrennt (ggf. solltest du ein Auge mit der flachen Hand über dem Nasenrücken abschirmen, um zu vermeiden, dass Licht auf die Gegenseite streut) und achte sowohl auf die **Lichtreaktion** des beleuchteten Auges (= **direkte Lichtreaktion**) als auch auf die des anderen Auges (= **indirekte [konsensuelle] Lichtreaktion**).
- **Beurteilung:** Die Pupillenreaktion sollte prompt und konsensuell erfolgen.

Gesichtsfeld:

Durchführung: Das Gesichtsfeld kannst du orientierend mit der **Fingerperimetrie** prüfen. Dabei sitzen oder stehen sich Untersucher und Patient in ca. 1 m Abstand gegenüber. Das zu untersuchende Auge fixiert das Auge des Untersuchers (das andere Auge deckt der Patient mit einer Hand ab). Von der Seite, von oben und von unten führt nun der Untersucher beispielsweise seinen eigenen Zeigefinger in das Gesichtsfeld hinein. Der Patient muss dann angeben, wann er den Finger des Untersuchers bemerkt. Es sollten alle 4 Quadranten getestet werden.

Beurteilung: Gesichtsfeldausfälle (wie z. B. eine bitemporale oder homonyme Hemianopsie) müssen weiter abgeklärt werden.

2.3.2 Orientierende Untersuchung der Ohren

Inspektion des äußeren Ohrs: Zur Untersuchung des Ohrs gehört die **Inspektion** des äußeren Ohrs (Rötungen, Schwellungen, Sekretion aus dem Gehörgang?). Danach wird das Ohr auf **Schmerzhaftigkeit** geprüft. Ein Druckschmerz am Tragus und ein Zugschmerz an der Ohrmuschel weisen auf eine Entzündung hin, Klopfschmerzen am Mastoid auf eine Mastoiditis (S. 11).

Inspektion des Gehörgangs: Gibt der Patient eine Minderung des Hörvermögens oder Ohrenschmerzen an, können mittels **Otoskopie** Gehörgang (Zerumen, Entzündungszeichen, Blutung?) und Trommelfell (Rötung, Narben, Ergüsse, Perforation?) inspiziert und beurteilt werden.

Subjektive Hörtests:

Flüstertest: Normalerweise werden geflüsterte Worte bis zu einem Abstand von 5–6 m gehört.

Stimmgabeltest: erste Differenzierungen zwischen **Mittel- oder Innenohrproblemen**.

- Beim **Rinne-Versuch** wird die Stimmgabel angeschlagen und auf das Mastoid gesetzt. Sobald der Patient den Ton nicht mehr wahrnehmen kann, wird die Stimmgabel direkt vor den Gehörgang gehalten. Physiologischerweise ist der Ton für den Patienten nun wieder hörbar (Rinne positiv), bei Schallleitungsschwerhörigkeit jedoch nicht (Rinne negativ). Bei Innenohrschwerhörigkeit ist der Rinne-Versuch abgeschwächt positiv.
- Beim **Weber-Versuch** wird die angeschlagene Stimmgabel auf den Scheitel gesetzt. Beim Gesunden ist der Ton auf beiden Ohren gleich laut hörbar. Bei Innenohrschwerhörigkeit wird er auf dem gesunden Ohr lauter wahrgenommen, bei Schallleitungsschwerhörigkeit wird er ins kranke Ohr lateralisiert.

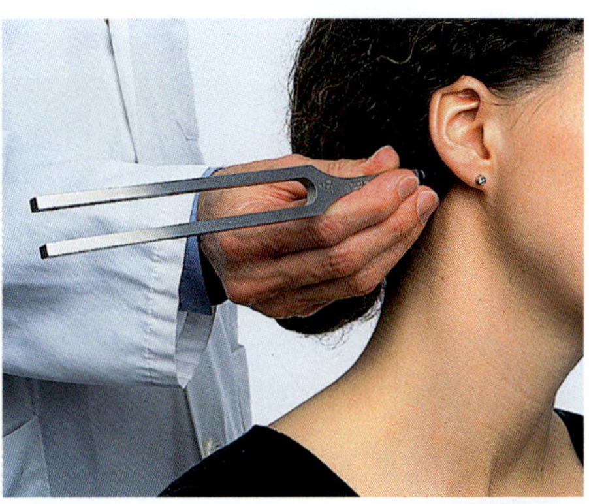

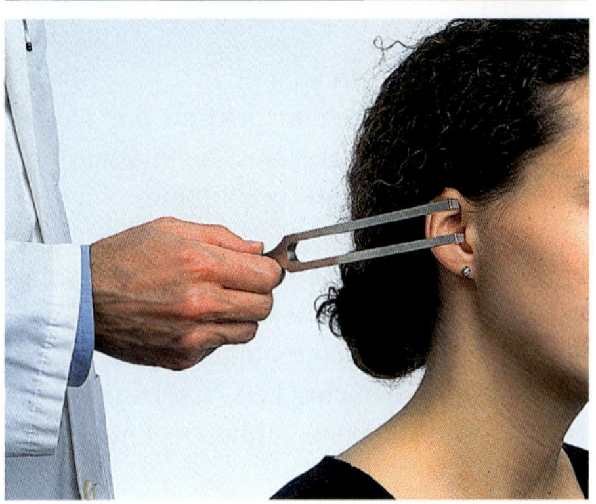

Abb. 2.4 Rinne-Versuch. Schlage die Stimmgabel an und setze sie auf das Mastoid auf. Wird der Ton vom Patienten nicht mehr gehört, hälst du die Stimmgabel nun direkt vor das Ohr des Patienten. [Quelle: Füeßl, Middeke, Duale Reihe Anamnese und Klinische Untersuchung, Thieme, 2018]

2.3.3 Orientierende Untersuchung der Nase

Inspektion: Inspektion der **äußeren Nase** (z. B. Entzündungszeichen, Fehlstellungen) und der **Nasenöffnungen** (Vestibulum nasi), die frei sein sollten (Schwellung? Fremdkörper? Entzündung?). Eine **Nasenatmung** sollte möglich sein.

Beurteilung des Riechvermögens (Geruchstestung): Das Geruchsvermögen kann man mit **aromatischem Geruchsstoff** (z. B. Kaffee, Zimt, Vanillin) prüfen.

Zur Differenzialdiagnostik werden **Trigeminusreizstoffe** wie Essig oder Salmiak verwendet, die auch bei komplettem Verlust des Riechvermögens (Anosmie) wahrgenommen werden. Bei Läsionen der Nasenschleimhaut (z. B. bei schwerer Rhinitis) oder Simulanten fällt die Reaktion negativ aus. Trigeminusreizstoffe führen außerdem zur Auslösung von Schutzreflexen (z. B. Würg- und Niesreflex).

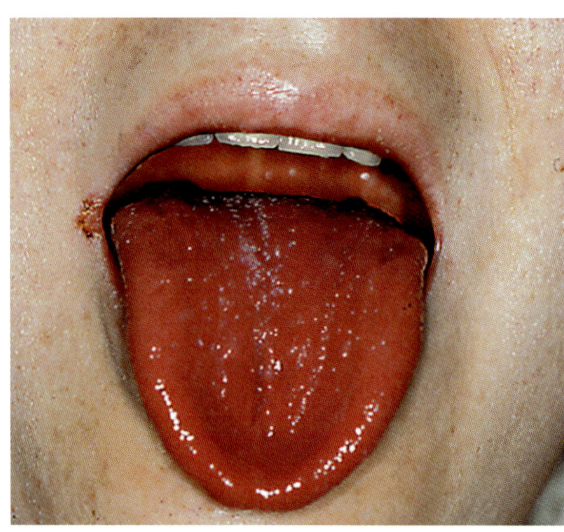
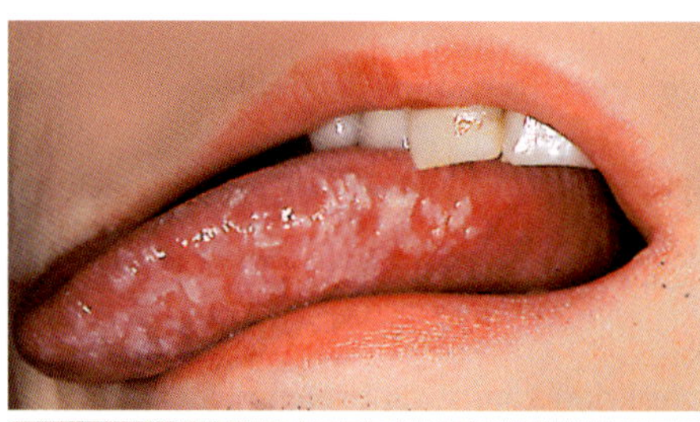
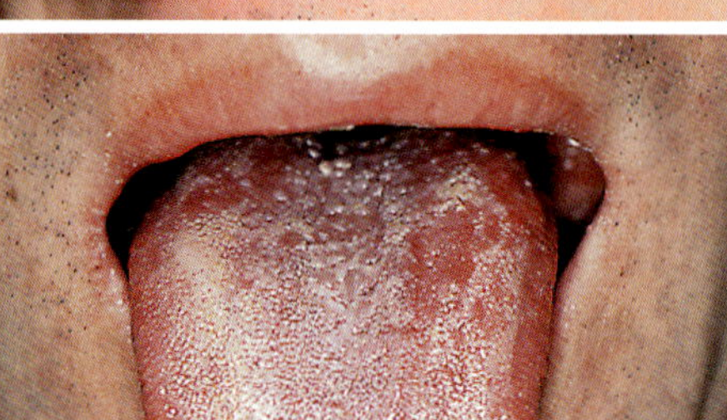

Abb. 2.5 Zungenveränderungen. Auf dem linken Bild sind eine **Lackzunge** und zusätzlich vorhandene Mundwinkelrhagaden zu sehen, auf der Abbildung rechts oben eine **Haarleukoplakie** und darunter eine **Candidainfektion** der Zunge. [Quelle: Füeßl, Middeke, Duale Reihe Anamnese und Klinische Untersuchung, Thieme, 2022]

2.4 Lippen, Mundhöhle, Zunge

2.4.1 Orientierende Untersuchung von Lippen und Mundhöhle

Inspektion und Untersuchung mit dem Spatel:

Lippen und Mundhöhle: Achte bei der **Inspektion der Lippen** v. a. auf die **Lippenfarbe** (blau bei Zyanose, blass bei Anämie), auf **Ulzerationen** und **Mundwinkelrhagaden** (bei Vitamin- oder Eisenmangel).

Die Inspektion der Mundhöhle gibt dir Hinweise auf **Gewohnheiten** (Rauchen, Alkohol) sowie **Hygiene** des Patienten. Auch ein charakteristischer **Foetor ex ore** kann auffallen. Die Mundschleimhaut wird auf Farbe und Feuchtigkeit (trocken?), Reizzustände und Beläge (z. B. Leukoplakien, Aphthen, Enantheme und Mykosen) untersucht.

Die **Ausführungsgänge** der **Speicheldrüsen**, die gegenüber den zweiten oberen Molaren (Gl. parotis) sowie auf kleinen Schleimhauthöckern des Mundbodens (Gll. submandibulares) liegen, sollten ebenfalls inspiziert werden (Rötung, Schwellung?).

Gaumen und Zäpfchen: Lasse den Patienten „Aah" sagen und prüfe unter Phonation die Gaumensegel, die sich seitengleich anheben sollten, und das Zäpfchen, welches normalerweise mittig stehen bleiben sollte. Bei einer Innervationsstörung des N. glossopharyngeus und des N. vagus weicht die Uvula zur gesunden Seite ab und das Gaumensegel hebt sich auf der betroffenen Seite nicht an (sog. **Kulissenphänomen**).

Tonsillen: Die Beurteilung der Tonsillen kann sich bei Beschwerdefreiheit auf Größe (geschwollen?), Farbe (Rötung? → Entzündung?) und Oberfläche (Belag?) beschränken.

Praxistipp: Bei Patienten mit starkem Würgreiz (v. a. bei Kindern) kannst du vor der Untersuchung ein Oberflächenanästhetikum aufsprühen.

Palpation: Auffällige Befunde an den Lippen sind auf ihre **Konsistenz** zu untersuchen. Befunde im Wangenbereich werden **bimanuell** von außen und innen palpiert.

2.4.2 Orientierende Untersuchung der Zunge

Inspektion: Im Rahmen der Inspektion ist zu achten auf **Feuchtigkeit, Farbe** oder weitere **Veränderungen**, wie z. B.:

- Himbeerzunge (Scharlach)
- glatte, lackartige Zunge (Vitamin-B_{12}-Mangel, Eisenmangel, Leberzirrhose)
- Leukoplakien, z. B. Haarleukoplakie (HIV)
- Beläge, z. B. weißlicher Belag (Candidose, Immundefekte)
- trockene Zunge (Exsikkose, Urämie)
- vergrößerte Zunge (Hypothyreose, Amyloidose, Akromegalie)
- Atrophien
- verdicktes Zungenbändchen (systemische Sklerose)
- umschriebene Konsistenzvermehrungen und Tumoren.

Lasse den Patienten die Zunge herausstrecken und hin- und herbewegen, um evtl. Abweichungen von der Mittellinie zu erkennen (Prüfung des N. hypoglossus). Bei einer Lähmung des N. hypoglossus weicht die Zunge zur erkrankten Seite ab.

Palpation: Suspekte Befunde der Zunge solltest du stets auch auf ihre Konsistenz hin **palpieren**.

Merke: Lippen und Zunge können immer auch Manifestationsorte sexuell übertragbarer Krankheiten sein!

2.5 Hals

2.5.1 Halslymphknoten

Am Kopf bzw. Hals untersucht man die

- submentalen
- submandibulären
- prä- und retroaurikulären
- zervikalen
- nuchalen bzw. subokzipitalen und
- supraklavikulären Lymphknoten (LK), ggf. auch die infraklavikulären LK.

Inspektion: Physiologischerweise sind Lymphknoten nicht zu sehen. Bei **sichtbaren** LK-Schwellungen (S. 31) muss von einem pathologischen Befund (meist **entzündlich** bedingt oder im Rahmen einer **Tumorerkrankung**) ausgegangen werden.

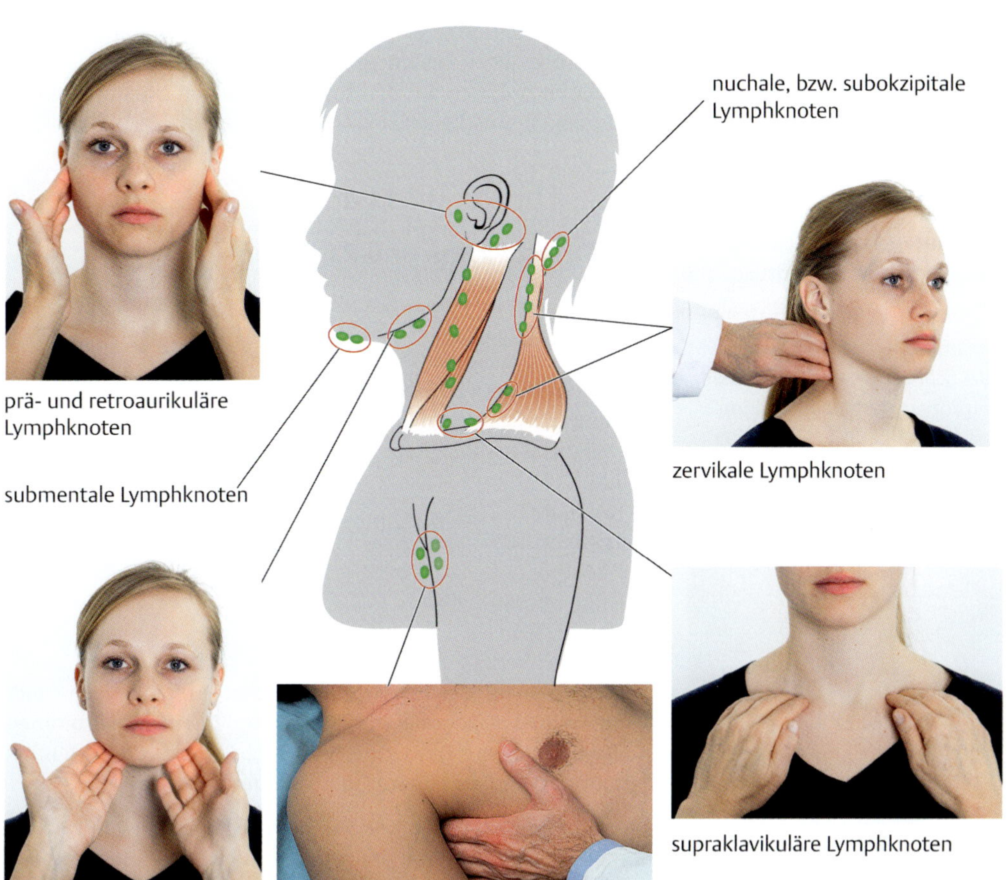

Abb. 2.6 Palpation der Lymphknoten (LK) des Kopf- und Halsbereichs sowie der axillären LK. [Fotos linke und rechte Seite: © K. Oborny/Thieme; Grafik in Bildmitte und Foto zu axillären Lymphknoten: Füeßl, Middeke, Duale Reihe Anamnese und Klinische Untersuchung, Thieme, 2018]

Palpation:

Durchführung: Die Palpation erfolgt im Seitenvergleich mit den Fingerspitzen, unter leichtem Druck und mit kleinen kreisenden Bewegungen.

Neben der Untersuchung der Halslymphknoten sollten auch immer die **axillären Lymphknoten** palpiert werden. Die **inguinalen Lymphknoten** (S. 23) werden oft im Rahmen der Erhebung des Gefäßstatus bei der Untersuchung der unteren Extremitäten oder bei der Untersuchung des Abdomens mit palpiert, können aber auch schon bei diesem Untersuchungsschritt mit getastet werden.

Normalbefund: Als Nomalbefund gelten LK, die nicht palpabel oder < 1 cm, nicht druckdolent und verschieblich sind.

Merke: Die LK-Palpation ist bei jeder allgemeinmedizinischen Erst- und internistischen Aufnahmeuntersuchung durchzuführen. Pathologische LK-Schwellungen (S. 31) sind immer abzuklären.

2.5.2 Halsgefäße

Die Untersuchung der Halsgefäße wird stets im Zusammenhang mit anamnestischen Symptomen (Schwindel, Synkopen u. a.) und der Herzauskultation (S. 19) gesehen.

Inspektion und Palpation:

Inspektion: Bei der Inspektion ist auf eine **abnorme Pulsation oder Füllung der Venen** zu achten. Von einem **erhöhten Jugularvenendruck** kann man ausgehen, wenn die Vv. jugulares externae bei einer Oberkörperhochlagerung > 45° gefüllt bleiben. Eine beidseitige Halsvenenstauung sollte dich an eine **Rechtsherzinsuffizienz** denken lassen.

Palpation: Die **A. carotis** palpierst du, indem du auf einer Halsseite (Ventralseite des M. sternocleidomastoideus, ca. 2 Querfinger unterhalb des Unterkiefers) leicht mit den Fingerkuppen nach dorsal drückst.

Vorsicht: Die A. carotis darf nur **einseitig** palpiert werden, um keine zerebrale Durchblutungsstörung zu provozieren. Übe außerdem **nur geringen Druck** aus. Bei einem hypersensitiven Karotissinus könntest du sonst eine Bradykardie mit Synkope oder einen Herzstillstand auslösen.

Auskultation: Normalerweise sind unter Ruhebedingungen keine Geräusche über der **A. carotis** auskultierbar. Hörbare **Strömungsgeräusche** bedürfen einer weiteren Diagnostik.

2.5.3 Schilddrüse

Inspektion und Palpation: Inspiziere den Hals zunächst von vorne, der Patient soll dann den Kopf nach hinten beugen, da eine eventuelle Vergrößerung der Schilddrüse bei rekliniertem Kopf deutlicher zum Vorschein kommen kann. Normalerweise ist die Schilddrüse von außen nicht zu sehen.

Leitstruktur für die Palpation ist der Schildknorpel, kaudal davon liegt die Schilddrüse mit ihren beiden Lappen. Palpiere die Schilddrüse zunächst jeweils einseitig von vorne. Durch das Tasten im Bereich des Jugulums kann ggf. eine sich nach **retrosternal** ausdehnende Struma nachgewiesen werden. Anschließend palpierst du **beidhändig** sowohl den rechten als auch den linken Schilddrüsenlappen, indem du dich hinter den Patienten stellst. In der Regel sind nur pathologische Befunde (z. B. derbe Konsistenz, Knoten) zu tasten. Frage den Patienten, ob er einen Druckschmerz spürt (Entzündung?). Bitte den Patienten dann zu schlucken und beurteile so die **Schluckverschieblichkeit** der Schilddrüse. Normalerweise bewegt sich die Schilddrüse mit dem Larynx nach kranial.

Merke: Physiologischerweise ist die Schilddrüse weder zu sehen noch zu palpieren. Bei sicht- oder vergrößert tastbarer Schilddrüse spricht man von einer **Struma**.

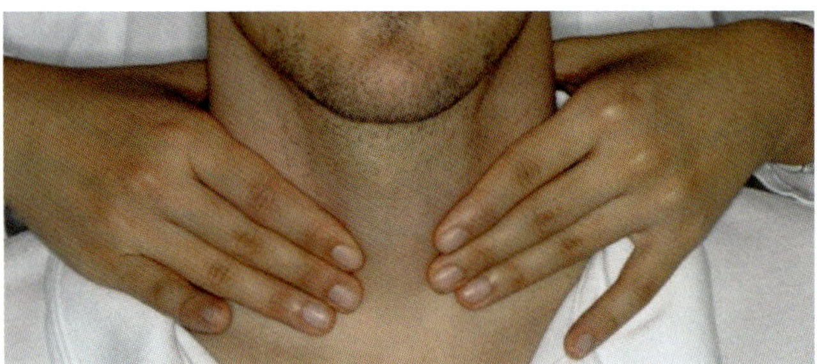

Abb. 2.7 Palpation der Schilddrüse. [Quelle: Neurath, Lohse, Checkliste Anamnese und klinische Untersuchung, Thieme, 2015]

Auskultation: Normalerweise sind beim Auskultieren der Schilddrüse (über beiden Schilddrüsenlappen abhören!) keine Geräusche zu hören. Bei der Auskultation deuten **Schwirren** und Strömungsgeräusche auf eine Hyperthyreose hin.

2.6 Thorax und Lunge

2.6.1 Inspektion und Palpation

Inspektion des Thorax: Die Inspektion kann bereits Hinweise auf Erkrankungen geben. So weisen **Narben** ggf. auf Vorerkrankungen hin. Achte am stehenden Patienten weiterhin auf mögliche **Asymmetrien** und lasse den Patienten bewusst tief einatmen (symmetrisches Heben und Senken des Thorax beidseits?).

Mögliche pathologische Veränderungen der **Thoraxform** sind z. B.:

- Fassthorax
- Trichterbrust
- Flachthorax
- Hühnerbrust/Kielbrust
- Herzbuckel
- Skoliose: Verbiegung und Rotation der Wirbelsäule.

Extrapulmonale Zeichen respiratorischer Erkrankungen sind: **Uhrglasnägel**, Nikotinflecken an Nägeln und Fingern, **Trommelschlägelfinger**, ein **Tremor** der Hände (z. B. durch CO_2-Retention verursacht) und eine **obere Einflussstauung**.

Beurteilung der Atmung: Achte bei der Beurteilung auf **Atemfrequenz, Atemtiefe und Atemrhythmus bzw. Atemtyp** (= Atemmuster). Als Normalbefund gilt ruhiges, gleichmäßiges Atmen

Atemtyp	Charakterisiert durch	Auftreten bei
normale Atmung	Atemfrequenz 8–20/min	Gesunden
Tachypnoe	Atemfrequenz > 20/min	normal bei erhöhtem O_2-Bedarf (Anstrengung, Hitze). Pathologisch bei Hyperventilation, Fieber, Herz- und Lungenerkrankungen
Bradypnoe	Atemfrequenz < 8/min	normal im Schlaf und tiefen Entspannungsphasen. Pathologisch bei Schädigung des ZNS, Vergiftung mit Beruhigungsmitteln
Kußmaul-Atmung	vertiefte, regelmäßige Atmung	metabolische Azidose, z. B. Hyperglykämie
Cheyne-Stokes-Atmung	periodisch an- und abschwellende Atemzüge, von kurzen Pausen unterbrochen	Durchblutungsstörungen des Gehirns, Vergiftungen (→ Störung des Atemzentrums)
Biot-Atmung	vereinzelte tiefe und kräftige Atemzüge, plötzlich von längeren Pausen unterbrochen	häufig bei Patienten mit erhöhtem Hirndruck, z. B. bei Schädel-Hirn-Trauma (→ Störung des Atemzentrums)
Schnappatmung	vereinzelte tiefe Atemzüge mit anschließenden, langen Atempausen	kurz vor dem Tod

Einatmung
Ausatmung

Abb. 2.8 Verschiedene Atemtypen. [Quelle: Rettungssanitäter, Thieme, 2017]

(keine Atempausen) bei normaler Frequenz. Abweichungen können erste Hinweise auf eine kardiopulmonale Erkrankung geben.

Die **Atemfrequenz** prüfst du am zuverlässigsten, wenn der Patient sich nicht auf seine Atmung konzentriert. Normal ist beim Erwachsenen eine Atemfrequenz von **14–20/min**, ab einer Frequenz > 20/min spricht man von einer **Tachypnoe**.

Bei bestehender Atemnot setzt der Patient ggf. die **Lippenbremse** ein. Bei Vorliegen einer **Orthopnoe** findet sich Atemnot hohen bzw. höchsten Ausmaßes, der Patient setzt die **Atemhilfsmuskulatur** ein (da erhöhte Atemarbeit notwendig ist!).

Zur Beurteilung der **Atemtiefe** achte auf die Thoraxexkursionen, also die Bewegung des Brustkorbs unter der Atmung. Eine flache Atmung ist oft Ausdruck einer Schonatmung, z. B. bei Schmerzen oder auch bei muskulärer Erschöpfung.

Der **Atemrhythmus** kann regelmäßig oder unregelmäßig sein. Zu den **pathologischen Atemmustern** zählt z. B. die Kußmaul-Atmung mit vertieften (betonten) regelmäßigen Atemzügen (siehe **Abb. 2.8**).

Palpation des Thorax: Zur Erfassung der **Thoraxelastizität** oder möglicher Rippen- und Brustwirbelfrakturen übst du bimanuell von lateral Druck auf den Thorax aus und fragst nach Schmerzen. Häufige Schmerzursachen am Thorax sind Myogelosen und Interkostalneuralgien.

Lege deine Hände anschließend dorsal parallel auf den Thorax auf, um festzustellen, ob eine **gleichseitige Atmung** vorliegt.

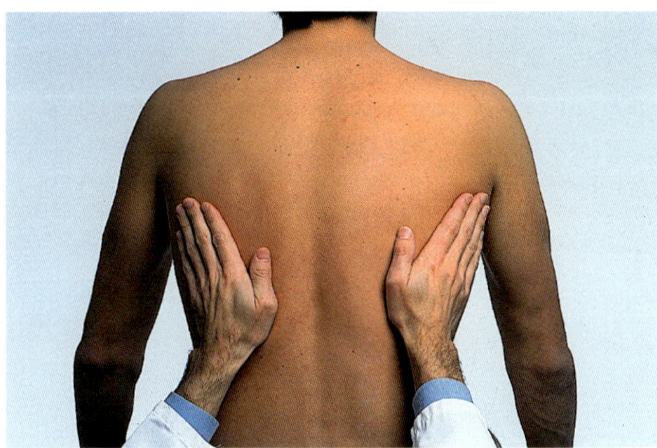

Abb. 2.9 Stimmfremitus. Lege beide Handflächen auf den Rücken des Patienten (zwischen hinterer Axillar- und Skapularlinie) und bitte ihn, mit tiefer Stimme „99“ zu sagen. [Quelle: Füeßl, Middeke, Duale Reihe Anamnese und Klinische Untersuchung, Thieme, 2018]

Palpation der Lunge (Stimmfremitus): Der Stimmfremitus ist ein Zeichen für die Leitfähigkeit des Gewebes (überprüft wird die Weiterleitung tieffrequenter Töne).

Lege deine Hände flach auf den Rücken des Patienten (linke und rechte Thoraxhälfte) in Höhe der 8.–10. Rippe auf und bitte ihn, mit möglichst tiefer Stimme „99“ zu sagen.

- **Physiologischerweise** ist der Stimmfremitus auf der rechten Seite und in höheren Thoraxabschnitten etwas stärker ausgeprägt.
- **Verstärkte Vibrationen** spürst du beispielsweise bei Vorliegen einer Lungenentzündung („dichteres“ Gewebe).
- Eine **Abschwächung oder Aufhebung des Stimmfremitus** findet sich bei einem Pleuraerguss, einer Pleuraschwarte, einem Pneumothorax, bei Asthma bronchiale oder einem Emphysem.

2.6.2 Perkussion des Thorax

Technik: Die Perkussion des dorsalen Thorax erfolgt indirekt durch das Beklopfen von Mittelfinger auf Mittelfinger entlang der Skapularlinie: Der Mittelfinger der einen Hand muss horizontal über dem Interkostalraum der Thoraxwand fest aufliegen und im Mittelglied durchgestreckt werden (Plessimeterfinger). Die Perkussion erfolgt dann mit dem Mittelfinger der anderen Hand, der locker aus dem Handgelenk auf das Mittelglied des der Thoraxwand aufliegenden Mittelfingers klopft. Es wird stets im **Seitenvergleich** von oben nach unten perkutiert. Vergiss nicht, auch die **Lungenspitzen** über der Klavikula zu perkutieren. Der Patient sollte mit leicht vorgebeugtem Oberkörper sitzen.

Praxistipp: Nicht irritieren lassen: Die rechte Lunge steht wegen der rechtsseitig befindlichen Leber meist etwas höher als die linke Lunge.

Qualitäten des Klopfschalls:

- **sonor:** physiologischer Klopfschall über dem Thorax. Da der luftgefüllte Thorax die Schwingungen gut aufnimmt, ist der erzeugte Ton laut, lang und tief.
- **hypersonor** (mit den typischen Eigenschaften des sonoren Schalls in stärkerer Ausprägung: sehr laut, lange anhaltend, tief): z. B. beim Lungenemphysem oder bei Pneumothorax (vermehrter Luftgehalt im Thorax).
- **gedämpft** (Schenkelschall: leise, kurz, hoch, wie bei Perkussion des Oberschenkels): physiologisch über parenchymatösen Organen. Über dem Thorax z. B. bei Infiltraten (Pneumonie), Pleuraergüssen (z. B. bei kardialer Insuffizienz) oder Pleuraschwarten.
- **tympanitisch** (laut, lang, tief, wie bei Perkussion deiner aufgeblasenen Wangen): über luftgefüllten Abschnitten des Magen-Darm-Traktes (Magenblase, luftgefüllte Darmschlingen).

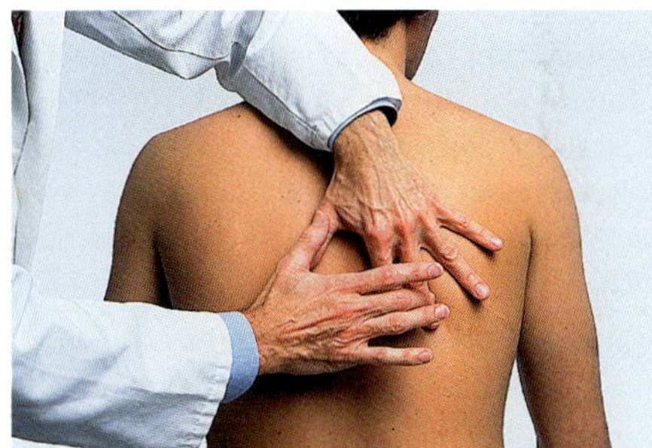

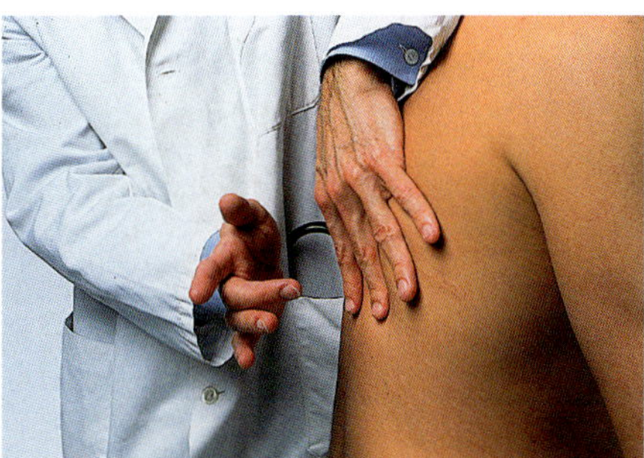

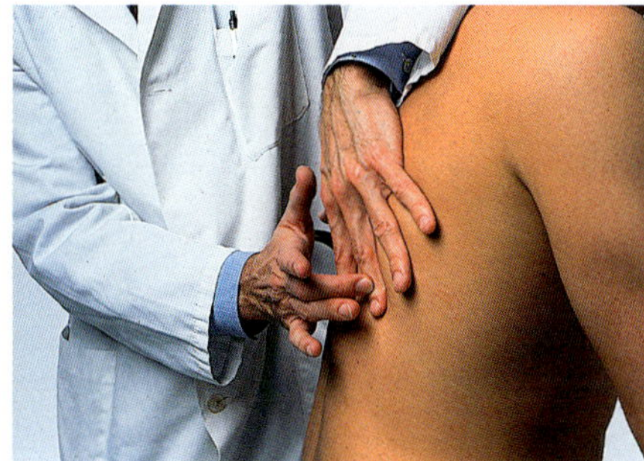

Abb. 2.10 (Indirekte) Perkussion des Thorax. [Quelle: Füeßl, Middeke, Duale Reihe Anamnese und Klinische Untersuchung, Thieme, 2018]

Die Eindringtiefe des Klopfschalles beträgt ca. 5–6 cm. Pathologische Veränderungen mit einer Größe unter 4–5 cm können mit der Perkussion nicht erfasst werden.

Ermittlung der Lungengrenzen: Lasse den Patienten dazu nach Inspiration kurz die Luft anhalten, markiere die perkutorisch ermittelte Lungengrenze (z. B. mit einem leichten Strich durch den Fingernagel) und führe die Perkussion noch einmal bei maximaler Exspiration durch. Normal ist eine Verschieblichkeit von ca. 5–6 cm (entspricht 2–3 Querfingern).

2.6.3 Auskultation der Lunge

Technik und Auskultationspunkte: Die Lungen werden von **dorsal, ventral** (hintere und vordere Axillarlinie) und ggf. **lateral** systematisch im Seitenvergleich auskultiert. Die rechtsseitige ventrale Auskultation dient v. a. der Beurteilung des rechten Lungenmittellappens. Bitte den Patienten, während der Auskultation durch den **offenen** Mund tief ein- und auszuatmen.

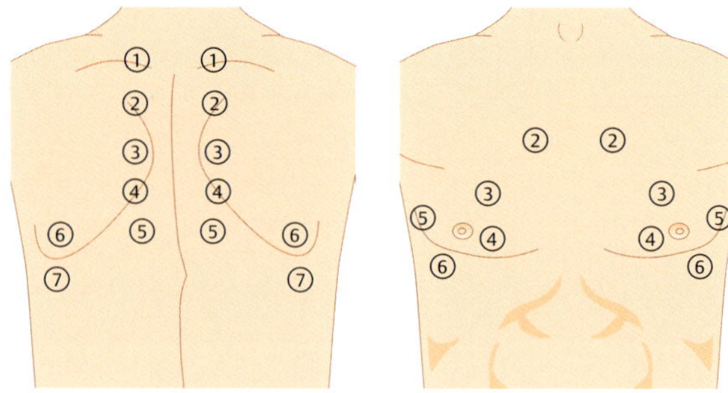

Abb. 2.11 Auskultationspunkte am Thorax. Links: dorsale Auskultationspunkte. Rechts: ventrale Auskultationspunkte. [Quelle: Kroegel, Costabel, Klinische Pneumologie, Thieme, 2013]

Befunde: In Tab. 2.2 findest du typische Auskultationsbefunde, ihre Charakteristika und klinische Bedeutung.

Bronchophonie: Überprüft wird die Weiterleitung hochfrequenter Töne. Bitte den Patienten, „66" zu flüstern, und auskultiere dabei seine Lunge im Seitenvergleich. Normalerweise ist über

Tab. 2.2 Typische Auskultationsbefunde und ihre Bedeutung.

Auskultationsbefund	Charakteristika	klinische Bedeutung
physiologische Atemgeräusche		
peripheres Atemgeräusch (ehemals als Vesikuläratmen bzw. vesikuläres Atemgeräusch bezeichnet)	niederfrequent hauchendes Crescendo-Decrescendo-Geräusch, während der Exspiration kürzer und leiser als während der Inspiration	physiologisches Atemgeräusch
Bronchialatmen über der Trachea (= zentrales Atemgeräusch, tracheales Atmen)	eher hohl klingend, hochfrequent, laut (v. a. während der Exspiration)	im Bereich der Trachea: physiologisch (Achtung: in der Peripherie meist Zeichen für bakterielle Pneumonie!)
Entfaltungsknistern	endinspiratorisches feinblasiges Knistern (wie zwischen den Fingern geriebene Haare), verschwindet nach einigen Atemzügen (dadurch Unterscheidung von feinblasigen Rasselgeräuschen möglich)	physiologisch, entsteht bei tiefem Einatmen bei Entfaltung zuvor nicht belüfteter Lungenabschnitte
pathologische Atemgeräusche		
Bronchialatmen in der Peripherie	eher hohl klingend, hochfrequent, laut	in der Peripherie meist Zeichen für bakterielle Pneumonie!
abgeschwächtes/vermindertes Atemgeräusch	Atemgeräusch abgeschwächt oder fehlend	bei verminderter Belüftung, z. B. bei Erguss, Pleuraschwarte, Emphysem, Pneumothorax
pathologische Nebengeräusche		
pleuritisches Reiben	„Lederknarren", knirschendes Geräusch bei In- und Exspiration	bei Pleuritis sicca (z. B. bei Tuberkulose)
Knisterrasseln (Sklerosiphonie)	endinspiratorisches Fibroseknistern (basal)	bei Lungenfibrose
kontinuierliche Nebengeräusche (ehemals als trockene Rasselgeräusche bezeichnet)	▪ **Giemen** = hochfrequentes Pfeifen oder tieffrequentes **Brummen**, meist in beiden Atemphasen hörbar	bei Verlegung der Bronchien durch zähes Sekret, z. B. bei Asthma bronchiale
	▪ **Stridor** = hochfrequent pfeifendes Geräusch (oft schon ohne Stethoskop hörbar)	▪ **inspiratorischer Stridor:** Einengung im Bereich von Larynx, Hauptbronchien und/oder Trachea (z. B. Pseudokrupp, Fremdkörperaspiration) ▪ **exspiratorischer Stridor:** intrathorakale Atemwegsverlegung, meist der großen Bronchien oder Bronchiolen (z. B. Asthma bronchiale)
diskontinuierliche Nebengeräusche (ehemals als feuchte Rasselgeräusche bezeichnet)	▪ **feine Rasselgeräusche** klingen wie zwischen den Fingern geriebene Haare	▪ bei Flüssigkeit in den Alveolen (z. B. Pneumonie, leichte Lungenstauung) oder Lungenfibrose
	▪ **grobe Rasselgeräusche** machen ein grobblasig blubberndes Geräusch	▪ bei Flüssigkeit in den Bronchien, z. B. bei Lungenödem oder Bronchiektasen

das Stethoskop nichts zu hören. Eine **verstärkte Bronchophonie** ist ein Zeichen für eine Verdichtung des Lungengewebes (z. B. pneumonisches Infiltrat oder Atelektase).

IMPP-Fakten 

! Kennzeichnend für die **Kußmaul-Atmung** sind vertiefte (betonte) regelmäßige Atemzüge.
! Bei der **Stimmfremitus-Untersuchung** wird die Leitungsfähigkeit des Gewebes für tiefe Frequenzen geprüft und mittels Palpation beurteilt. Liegen **Infiltrationen** vor, sind die **Vibrationen** vermehrt spürbar.
! Ein **abgeschwächter oder aufgehobener Stimmfremitus** findet sich bei einem **Pleuraerguss**.
! Ein **gedämpfter Klopfschall** über dem rechtsbasalen Thorax kann auf einen **Pleuraerguss** bei kardialer Insuffizienz hindeuten.

2.7 Herz

2.7.1 Inspektion

Achte auf **herzbedingte Thoraxveränderungen** wie einen **Herzbuckel** (Voussure), **Operationsnarben** sowie **Einziehungen**.

Sichtbare Herzaktionen (hebender Herzspitzenstoß, s. u.) können auf eine Hypertrophie des Herzens hinweisen. **Atypische Pulsationen der Herzspitze** (systolische Einwärtsbewegung) finden sich z. B. bei einer Pericarditis adhaesiva. Auch atypische Pulsationen am **Thorax** müssen beachtet werden:

- **1. und 2. ICR:** Verdacht z. B. auf eine Aortenklappeninsuffizienz
- **2. und 3. ICR:** Verdacht z. B. auf einen Vorhofseptumdefekt.

Epigastrische Pulsationen oder Pulsationen der **Leber** können z. B. Hinweise auf eine Rechtsherzhypertrophie/-insuffizienz sein.

2.7.2 Palpation

Herzspitzenstoß: Physiologischerweise ist nur der **Herzspitzenstoß** zu tasten. Diesen palpierst du am besten mit den Fingerspitzen im **5. ICR links** in der Medioklavikularlinie. Bei Linksherzinsuffizienz bzw. Kardiomegalie verlagert er sich nach lateral.

Man unterscheidet folgende **Charakteristika**:

- **physiologisch:** schwach und kurz, v. a. bei Jugendlichen und schlanken Personen palpabel
- **hyperkinetisch:** kräftig und kurz, z. B. bei Hyperthyreose, Aortenklappeninsuffizienz, Ventrikelseptumdefekt
- **hebend, kräftig, verbreitert:** z. B. bei Linksherzhypertrophie, arterieller Hypertonie, Aortenklappenstenose
- **hebend, mehrgipflig, schwirrend:** bei subvalvulärer Aortenklappenstenose
- **systolische Einwärtsbewegung** (atypische Pulsationen): eher sicht- als tastbar, z. B. bei Pericarditis adhaesiva.

Merke: Ist der Herzspitzenstoß nicht zu palpieren, ist dies kein pathologischer Befund!

Ein evtl. tastbares parasternales **Schwirren** (spürbar als Vibration links parasternal im 2. und 3. ICR) entsteht durch ein lautes Herzgeräusch (S. 20) (mind. 4/6), z. B. bei Klappenstenosen oder pulmonaler Hypertonie.

2.7.3 Auskultation

Allgemeines: Nimm dir mindestens 30 s Zeit, um **Herzfrequenz** und **Herzrhythmus** in Ruhe zu beurteilen. Weiterhin musst du auf **Herztöne** (S. 20) und **Herzgeräusche** (S. 20) achten.

Ein möglichst ruhiger Raum und die Lagerung des Patienten mit leicht erhöhtem Oberkörper können die Auskultation begünstigen. Es ist hilfreich, den Patienten zu bitten, nach der Exspiration die Luft anzuhalten (**Atemruhelage**), da das Herz in diesem Zustand nicht von Luft überlagert ist und störende Atemgeräusche fehlen.

Um Systole und Diastole sicher voneinander zu unterscheiden, solltest du parallel zur Auskultation den **Karotispuls** palpieren (der Karotispuls ist synchron mit dem 1. Herzton).

Auskultationspunkte:

Praxistipp: Um Herztöne und Herzgeräusche besser hören zu können, solltest du den Patienten **in verschiedenen Positionen** auskultieren: In **Linksseitenlage** werden die von der Mitralklappe ausgehenden Geräusche deutlicher hörbar, beim Sitzen mit **nach vorn gebeugtem Oberkörper** die der Aortenklappe.

Beginne mit einer orientierenden Auskultation über dem **Erb-Punkt** (3. ICR links parasternal). Fahre dann an folgenden **Auskultationsstellen** fort:

- **Aortenklappe:** 2. ICR rechts parasternal
- **Pulmonalklappe:** 2. ICR links parasternal
- **Trikuspidalklappe:** 4. ICR rechts parasternal
- **Mitralklappe:** 5. ICR links medioklavikulär.

Lerntipp 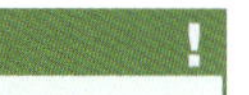

Mithilfe der Eselsbrücke „**A**nton **Pulmon trikt Mi**lch um **22:45** und **erb**richt um **3**" kannst du dir die Auskultationspunkte leichter merken.

Es ist sinnvoll, nach der Herzauskultation direkt die **Karotiden** (S. 15) und die **Axilla** abzuhören, da Aortenklappengeräusche typischerweise in die A. carotis und Mitralvitien ggf. in die Axilla ausstrahlen.

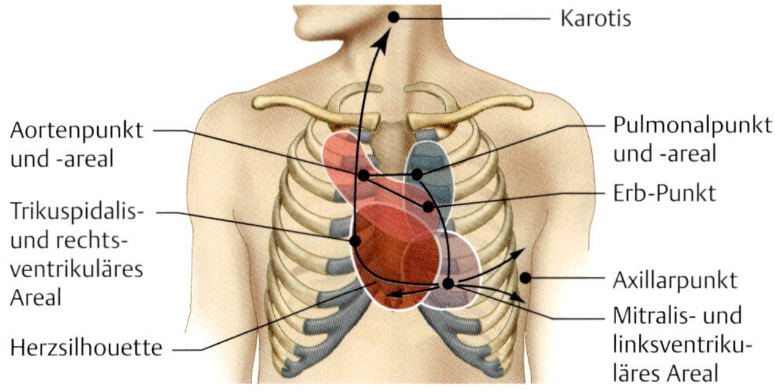

Beachte: Die Auskultationspunkte der Herzklappen entsprechen nicht deren exakter anatomischer Lage.

Abb. 2.12 Ablauf der Herzauskultation. Nach der orientierenden Auskultation links parasternal im 3. ICR (Erb-Punkt) fährt man an den typischen Auskultationsstellen der Herzklappen fort (Aorten- → Pulmonal- → Mitral- → Trikuspidalklappe; alternativ erst Trikuspidal-, dann Mitralklappe). Über den Karotiden und dem Axillarpunkt prüft man, ob Fortleitungen vorliegen. [Quelle: Füeßl, Middeke, Duale Reihe Anamnese und Klinische Untersuchung, Thieme, 2022]

Herztöne: Physiologischerweise sind bei jeder Herzaktion **2 Herztöne** auskultierbar:

- Der **1. Herzton** entsteht durch die Anspannung der Ventrikelmuskulatur bei gefüllter Herzkammer („**Anspannungston**").
- Der **2. Herzton** entsteht durch den Schluss der Aorten- und Pulmonalklappe („**Klappenschlusston**").

Der 1. Herzton ist am besten über der Herzspitze zu auskultieren. Der ebenfalls über der Herzspitze hörbare 2. Herzton entspricht weitgehend dem Schluss der Aortenklappe, den Schluss der Pulmonalklappe kann man am besten über dem 2. ICR links auskultieren.

1. oder 2. Herzton können **gespalten** sein. Eine Spaltung des **1. Herztons** findet sich häufig bei Kindern und Jugendlichen und ist meist funktionell bedingt, kann aber auch auf Pathologien hinweisen (z. B. pulmonale Hypertonie). Der **2. Herzton** ist physiologischerweise während der tiefen Inspiration gespalten. Eine sog. **fixierte Spaltung** des 2. Herztons ist hingegen ein pathologischer Befund und kann z. B. auf eine Pulmonalstenose hinweisen.

Finden sich bei der Auskultation des Erwachsenen ein **3. oder 4. Herzton** (= sog. **Extratöne**), ist dies als pathologischer Befund zu werten (bei Kindern und Jugendlichen können diese Herztöne auch physiologischerweise auftreten).

- Der **3. Herzton** entsteht bei einer schnellen diastolischen Ventrikelfüllung. Beim Erwachsenen weist er auf ein erhöhtes diastolisches Füllungsvolumen, z. B. durch Herzinsuffizienz, hin.
- Der **4. Herzton** resultiert aus dem Auftreffen des Blutstroms auf eine Ventrikelwand mit verminderter Dehnbarkeit bei verstärkter Vorhofkontraktion, z. B. aufgrund einer Ventrikelhypertrophie bei Aortenklappenstenose.

3. und 4. Herzton sind am besten über der Herzspitze zu auskultieren (der 3. Herzton wird in Linksseitenlage und unter Exspiration lauter).

> **Merke:** Bei adipösen Patienten kann die Intensität der Herztöne durch die dämpfende Fettschicht reduziert sein. **Abgeschwächte Herztöne** sind weiterhin bei Vorliegen eines Lungenemphysems oder eines Perikardergusses zu erwarten.

Herzgeräusche: Herzgeräusche sind auf **Turbulenzen im Blutstrom** zurückzuführen.

- **Lautstärke:** Skala von 1/6 (sehr leise) bis 6/6 (sehr laut)
- **zeitliche Zuordnung im Herzzyklus** (systolisch, diastolisch)
- **Form** (crescendo, decrescendo, spindel- oder bandförmig)
- **Frequenz** und **Klang** (hoch-, mittel- oder tieffrequent bzw. z. B. zischend oder rau)
- **Punctum maximum (P. m.):** Auskultationspunkt, an dem das Geräusch am besten/lautesten wahrgenommen wird (→ charakteristisch für einzelne Herzklappen)
- ggf. **Fortleitung** (z. B. in Karotiden oder Axilla)
- Veränderung durch Umlagerung?

> **Merke:** Mit der **Herzauskultation** können – als entscheidender, **erster diagnostischer Schritt** – Herzklappenfehler, Shunt-Verbindungen und Perikarderkrankungen **nichtinvasiv diagnostiziert** werden.

2.8 Mammae

2.8.1 Inspektion

Die Inspektion der Brust sollte **auch bei männlichen Patienten** erfolgen. Eine Gynäkomastie weist auf eine hormonelle Überstimulation hin.

Achte auf den Stand der Brust, Asymmetrien sowie Hautveränderungen (z. B. Entzündungszeichen). Verdächtig für ein **Mammakarzinom** sind:

- neu aufgetretene Einziehungen der Mamille
- einseitige Hauteinziehungen
- Vorwölbungen
- Orangenhaut (Schweißdrüsenöffnungen in ödematöser Haut)
- Hautverfärbungen
- Verwachsungen der Haut mit der Subkutis
- Mamillensekretion (einseitig, blutig, dunkel).

> **Praxistipp:** Die Brustinspektion ist möglichst beim stehenden oder sitzenden Patienten sowie in unterschiedlichen Armpositionen durchzuführen (z. B. Nackengriff, hängende Arme), um auch primär nicht sichtbare Veränderungen ggf. sichtbar zu machen.

2.8.2 Palpation

Durchführung: Palpiere mit den Fingern beider Hände systematisch kreisförmig in **allen 4 Quadranten** (oben außen, oben innen, unten außen, unten innen). Zudem die hinter der Mamille liegende Region palpieren und Brust nach zentral ausstreichen und Druck auf Mamille ausüben (Sekretabsonderung?).

Zur vollständigen Untersuchung der Brust gehört stets auch die **Untersuchung der Mamille** sowie die Palpation der supra- und infraklavikulären sowie **axillären Lymphknoten** (S. 15). Taste, so weit es geht, in die Axilla und halte dabei den Unterarm der Patientin, um den M. pectoralis möglichst zu entspannen.

Normalbefund: Die (nicht laktierende) Mamma ist physiologischerweise von weicher Konsistenz, nicht druckdolent, gegen die Fascia pectoralis verschieblich und ohne palpatorisch nachweisbare Resistenzen.

2.9 Abdomen

2.9.1 Grundlagen

Einteilung des Abdomens: Das Abdomen kann man in Epigastrium, Mesogastrium und Hypogastrium unterteilen. Es wird zur Befundbeschreibung in 4 Quadranten oder 9 Segmente gegliedert. Die Region um den Bauchnabel wird als Regio umbilicalis bezeichnet.

Typischerweise projizieren abdominelle Schmerzen auf verschiedene Quadranten, aber auch eine **extraabdominelle** Schmerzausstrahlung ist möglich.

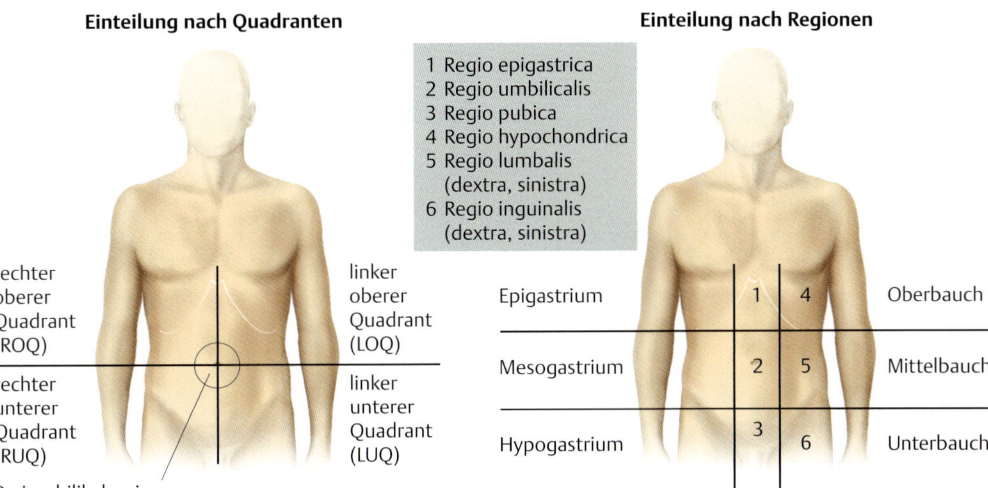

Abb. 2.13 Einteilung des Abdomens in Quadranten. [Quelle: Füeßl, Middeke, Duale Reihe Anamnese und Klinische Untersuchung, Thieme, 2018]

2.9.2 Inspektion

Die Inspektion des Patienten sollte möglichst im Stehen beginnen. Hierbei können besonders gut **Hernien** (S. 23) oder abdominale **Raumforderungen** erfasst werden. Zur weiteren Untersuchung sollte der Patient **dann auf dem Rücken liegen** und, wenn möglich, die **Beine leicht angewinkelt** aufstellen, um die Bauchdecke zu entspannen.

Achte auf:

- abdominale **Atemexkursion** (gleichmäßige Bauchatmung?)
- **Hernien**
- **weitere Vorwölbungen** oder Auftreibungen (z. B. Gasansammlung, Verschluss, Peritonitis, Aszites, Schwangerschaft)
- **Narben** (Operation, Trauma)
- **Striae** (rote Striae distensae bei Morbus Cushing, Steroidbehandlung, Aszites, Schwangerschaft)
- **Gefäßzeichnungen** (Caput medusae)
- **Hautturgor** (Exsikkose)
- **Pulsationen** (Aortenaneurysma, Hufeisenniere)
- **Peristaltik** (Darmverschluss)
- **Bauchglatze** (= Fehlen der strichförmig bis zum Nabel hinauslaufenden Intimbehaarung beim Mann als Zeichen verminderten Östrogenabbaus bei Lebererkrankungen)
- **Behaarung** bei Frauen (Virilisierung)
- **Verfärbungen** (fleckig marmoriert bei Mesenterialarterienverschluss, Hämatome bei subkutanen Injektionen, Roseolen bei Typhus, Petechien, Exantheme, Grey-Turner-Zeichen der Flanken oder Cullen-Zeichen der Periumbilikalregion bei nekrotisierender Pankreatitis).

2.9.3 Auskultation

Darmgeräusche:

Durchführung: Die Auskultation erfolgt **über allen 4 Quadranten**, drücke die Bauchdecke mit dem Stethoskop dazu leicht ein.

Merke: Bei der Untersuchung des Abdomens geht die Auskultation der Perkussion und Palpation stets voraus, um keine Darmgeräusche anzuregen, die sonst nicht auskultierbar wären!

Normalbefund: Normalbefund ist ein Glucksen, Knarren oder Gurgeln durch die Peristaltik des Dünndarms, etwa 5–10 x /min. Bei verstärkter Peristaltik sind die Darmgeräusche oft besonders laut und lang anhaltend auskultierbar (**Borborygmen**).

Pathologische Befunde:

- Beim **mechanischen Ileus** hört man hochfrequente, metallisch klingende oder **spritzende** Darmgeräusche. **Vermehrte** Darmgeräusche finden sich beispielsweise auch bei einer **Enteritis**.
- Beim **paralytischen Ileus** fehlt die Peristaltik, sog. „**Totenstille**" (Notfall!).
- Bei einer **Nierensteinkolik** nimmt die **Darmperistaltik** charakteristischerweise **ab** oder die Darmgeräusche sind aufgehoben.
- Liegt ein **Bruchsack** (S. 23) vor und kannst du dort Darmgeräusche auskultieren, befinden sich Darmschlingen darin (→ Hernien).

Abdominelle Gefäßauskultation: Bei diesem Untersuchungsgang können auch die abdominellen Gefäße (Aorta abdominalis und Aa. renales) auskultiert werden.

2.9.4 Perkussion

Darmperkussion: Die Perkussion erfolgt **über allen 4 Quadranten** des Abdomens am liegenden Patienten. Mit der Perkussion kannst du luftgefüllte Abschnitte von dichtem Gewebe oder Flüssigkeiten unterscheiden.

- **tympanitischer Klopfschall:** über den luftgefüllten Darmschlingen und der Magenblase, physiologisch
- **gedämpfter Klopfschall:** „Schenkelschall", über parenchymatösen Organen oder auch soliden Tumoren
- **Flüssigkeitsdämpfung:** Aszites (verschiebliche Dämpfung in Seitenlage!)
- **Undulationsphänomen**: Anschlagen einer Welle an der tastenden Hand, wenn gegenüber leicht angestoßen wird. Aszites kann so ebenfalls nachgewiesen werden, wobei dies weniger zuverlässig ist. Die Unterscheidung vom vorgewölbten Bauch bei Meteorismus ist möglich, da hier der Perkussionsschall höherfrequent und klingender ist.

Bestimmung des Leberrandes: Der **obere Leberrand** liegt in Inspiration normalerweise auf Höhe der 6. Rippe in der Medioklavikularlinie (MCL). Beginne von kranial in der MCL zu perkutieren, und beobachte dabei den Übergang vom sonoren Klopfschall der Lunge zur Dämpfung durch die Leber. Der **untere Leberrand** wird durch die Perkussion von kaudal nach kranial ermittelt, beginnend ca. 6 cm unterhalb des Rippenbogens. Er liegt am Übergang vom tympanitischen Klopfschall (Darmschlingen) zum gedämpften Schall durch die Leber. Die Grenzen kannst du jeweils mit einem kleinen Fingernagel-Strich markieren.

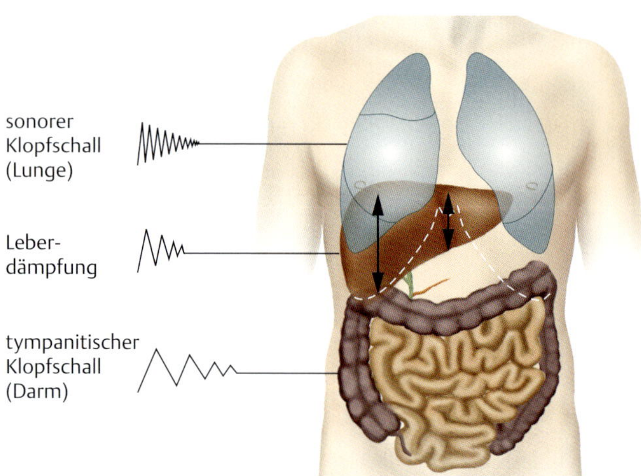

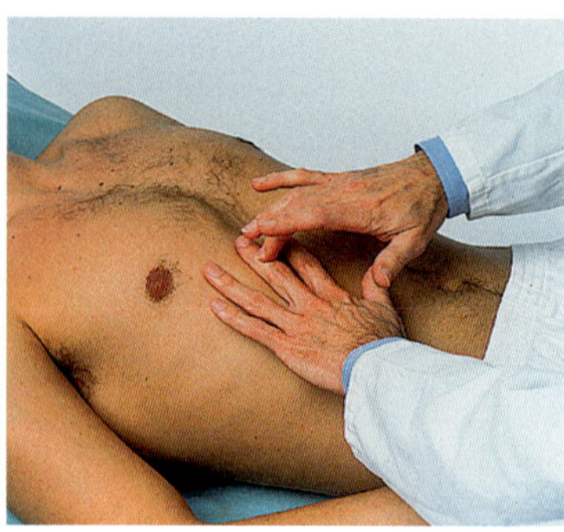

Abb. 2.14 Perkussion zur Bestimmung des kranialen Leberrandes. [Quelle: Füeßl, Middeke, Duale Reihe Anamnese und Klinische Untersuchung, Thieme, 2018]

2.9.5 Palpation

Allgemeines: Die **Palpation** ist nicht bei allen Patienten mit gleicher Aussagekraft möglich. So ist bei besonders **straffen Bauchdecken** (z. B. durch Training) eine tiefe Palpation nur begrenzt möglich. Bei **starker Adipositas** sind kleinere Pathologien nicht zu spüren. Bei **sehr schlanken Patienten** können Normalbefunde als pathologische Resistenzen fehlgedeutet werden (z. B. Kotballen, rechter unterer Nierenpol, Aorta abdominalis).

Durchführung: Starte mit der **Oberflächenpalpation.** Beginne schmerzfern und richte deinen Blick auf das Gesicht des Patienten. Es werden **alle 4 Quadranten** palpiert im Hinblick auf:

- Muskeltonus
- Hernien
- intra- und subkutan gelegene Knoten
- (stark) vergrößerte Organe
- Schmerzauslösung.

Im Anschluss folgt die **tiefe Palpation** zur Untersuchung der Bauchorgane, bei der du am besten beide Hände übereinanderlegst und die obere Hand dabei Druck auf die untere ausübt. Bei organischen Ursachen sind die Untersuchungsbefunde reproduzierbar und konstant. **Normalerweise** tastet man **keine Resistenzen** und der Patient gibt **keine Schmerzen** an.

Pathologische Befunde: Tastbare Resistenzen können auf ein pathologisches Geschehen hinweisen. Beschreibe Resistenzen entsprechend ihrer Lokalisation, Größe, Oberfläche, Begrenzung, Konsistenz, Verschieblichkeit, Druckdolenz und Pulsation.

Praxistipp: Resistenzen durch Raumforderungen innerhalb der Muskulatur oder Haut bleiben auch bei angespannter Bauchdecke gut palpabel, im Gegensatz zu intraabdominellen Raumforderungen.

Der tiefen Palpation schließt sich die Prüfung auf **peritoneale Reizung** an. Eine Abwehrspannung als typisches Zeichen, hätte sich bereits bemerkbar gemacht. Ein weiteres zu prüfendes Zeichen ist der sog. **Loslassschmerz**, bei dem der Patient ipsi- oder kontralateral bei Loslassen der palpierenden Hand Schmerzen empfindet (z. B. bei Appendizitis).

Palpation der Leber:

Durchführung: Während du die Finger unterhalb des Rippenbogens in der MCL sanft eindrückst, lässt du den Patienten tief einatmen. Bedingt durch die Zwerchfellexkursion verschiebt sich die Leber nach kaudal und du spürst den unteren Leberrand, wenn er über deine Fingerkuppen gleitet (sog. „**Gleitpalpation**").

Mit einer **Kratzauskultation** kannst du bei unsicherem Befund die Größe der Leber verifizieren. Lege dazu die Membran deines Stethoskops im epigastrischen Winkel auf und kratze mit einem Spatel oder dem Fingernagel leicht über die Haut. Beim Übergang von Darm- zu Lebergewebe nimmst du eine deutliche Zunahme der Lautstärke wahr.

Beurteilung: Die Leber ist physiologischerweise nur wenig oder gar nicht palpabel. Bei tastbarem Leberrand ist dieser beim Gesunden scharf begrenzt, bei glatter Oberfläche und prall-elastischer Konsistenz. Der rechte Leberlappen hat normalerweise eine Größe (kraniokaudaler Durchmesser) von ca. 10 cm.

Pathologische Befunde sind Druckschmerzen, eine Lebervergrößerung, eine höckerige Leberoberfläche und/oder eine weiche oder harte Konsistenz.

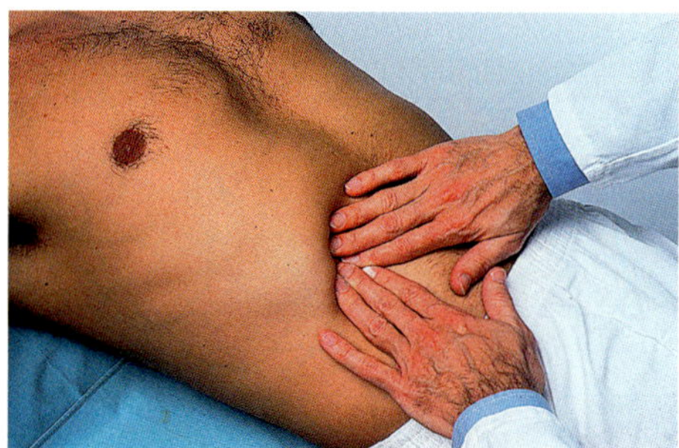

Abb. 2.15 Palpation der Leber. Gleitpalpation: Setze die Finger unterhalb des Rippenbogens in der MCL auf und drücke das Abdomen sanft ein → Patient atmet tief ein → Leberrand gleitet an die Fingerkuppen. [Quelle: Füeßl, Middeke, Duale Reihe Anamnese und Klinische Untersuchung, Thieme, 2018]

Palpation der Gallenblase:

Durchführung: Mit den Händen den Bereich unterhalb des rechten Rippenbogens und unterhalb der Leber palpieren. Physiologischerweise ist die Gallenblase nicht tastbar!

Pathologische Befunde: Als „**Murphy-Zeichen**" bezeichnet man eine **druckdolente** Gallenblase bei Cholezystitis. Du palpierst bei dieser Untersuchung zunächst den Bereich unterhalb des rechten Rippenbogens, während der Patient ausatmet. Dann bittest du den Patienten, tief einzuatmen, bei positivem Murphy-Zeichen unterbricht er schmerzbedingt die Inspiration. Tastest du eine prall gefüllte, **schmerzlose** Gallenblase, so spricht man – beim gleichzeitigen Vorliegen eines Ikterus – vom „**Courvoisier-Zeichen**", wie es bei Verschluss des Ductus choledochus (z. B. bei Pankreaskopfkarzinom, Papillenstenose, Gallenblasenhydrops) vorkommt.

Palpation der Milz:

Durchführung: Lege die rechte Hand unter die linke Flanke des Patienten und übe dabei leichten Druck nach ventral aus. Während du den Patienten tief einatmen lässt, palpierst du mit der linken Hand den Bereich in der MCL unterhalb des Rippenbogens. Kannst du die Milz so nicht tasten, palpiere nochmals bei Rechtsseitenlage des Patienten. Eine extrem vergrößerte Milz kann bis ins rechte Abdomen reichen; bei vorher negativem Tastbefund solltest du nochmals im Unterbauch beginnen und dich langsam in Richtung des Rippenbogens vorarbeiten.

Pathologische Befunde: Die Milz ist erst bei einer Vergrößerung auf das **Doppelte** tastbar. Eine palpable Milz ist immer pathologisch. Von eher **weicher** Konsistenz ist sie bei septischen Prozessen, von eher **derber** bei Leukämien (CML, CLL). Bei Vorliegen einer Perisplenitis und eines Milzinfarkts kann die Palpation **schmerzhaft** sein.

Vorsicht: Bei extrem großen Milzen kann es unter der Palpation zur **Milzruptur** kommen!

Palpation der inguinalen Lymphknoten: Die Palpation der Leistenlymphknoten kann in Verbindung mit der Untersuchung des Abdomens oder mit der Pulstastung der A. femoralis erfolgen und sollte am liegenden Patienten und im Seitenvergleich durchgeführt werden.

Bei Untersuchungsbefunden mit **tastbaren Leistenlymphknoten** > 1 cm solltest du an **Geschlechtskrankheiten**, aber auch an **maligne Erkrankungen** denken und erfragen, ob die Vergrößerung schon längere Zeit besteht oder erst kürzlich aufgetreten ist.

Weiterhin ist zu prüfen, ob die LK **schmerzhaft** sind (Druckdolenz weist eher auf eine infektiöse Genese hin, bei malignen Erkrankungen sind die LK i. d. R. nicht druckdolent) und ob weitere LK angeschwollen sind.

Palpation von Leistenhernien: Bei Verdacht solltest du den Patienten immer **im Stehen** untersuchen. Lasse den Patienten *vor* der Palpation husten oder pressen und prüfe, ob dadurch Vorwölbungen auftreten oder sich verstärken (Provokationstest).

Achte bei der Leistenpalpation auf evtl. Druckschmerzen und prüfe, ob der Bruchsack reponierbar ist (wenn nicht zu schmerzhaft!), auch, um einen ausgestülpten Peritonealsack z. B. von Lipomen zu unterscheiden.

Kleine Hernien untersuchst du bei Männern am besten vom Skrotum aus. Dabei tastest du mit dem kleinen Finger entlang des Samenstranges, bis die Fingerbeere die dorsale Wand des Leistenkanals berührt. Lasse den Patienten nun husten. Eine **direkte Hernie** spürst du an der Fingerbeere, eine **indirekte Hernie** an der Fingerspitze (sog. „**Bailey-Anstoßtest**").

Praxistipp: Mit Hilfe der sog. **3-Finger-Regel** kannst du eine **indirekte und direkte Leistenhernie** sowie eine **Schenkelhernie** unterscheiden. Dabei wird der Handteller von hinten auf die Spina iliaca anterior superior gelegt. Die Lage des Bruchsacks unterhalb der Finger weist auf die Bruchform hin.

- Zeigefinger: direkte Leistenhernie
- Mittelfinger: indirekte Leistenhernie
- Ringfinger: Schenkelhernie.

2.10 Nieren

2.10.1 Palpation

Durchführung: Getastet wird **bimanuell** am liegenden Patienten. Bei der Palpation der rechten Niere steht der Arzt an der rechten Seite des Patienten. Die linke Hand liegt hinter der Flanke des Patienten, mit den mittleren 3 Fingern der rechten Hand wird tief gegen die dorsal anliegende Hand palpiert. Die Untersuchung erfolgt bei tiefer Inspiration.

Beurteilung:

- **Normalbefunde:** Meist sind die Nieren nicht tastbar. Bei einem Normalbefund ist allenfalls die rechte Niere und hier nur der untere Pol zu palpieren.
- Bei **einfach zu palpierender Niere** an eine Senk- oder Wanderniere denken.
- **Tastbare Resistenzen** können u. a. auf Tumoren, Zystennieren oder Hydronephrose hindeuten.

Beachte: Palpation und Perkussion der Niere bzw. des Nierenlagers sind nicht zuverlässig. Zur Diagnosefindung ist daher zusätzlich auf **indirekte Zeichen einer Nierenerkrankung**, arterielle Hypertonie oder Zeichen einer Urämie zu achten. Zudem werden **weitere Untersuchungen** erforderlich.

2.10.2 Perkussion

Durchführung: Um die Nierenlager auf **Klopfschmerzhaftigkeit** zu prüfen, sollte der Patient sitzen und sich leicht nach vorn beugen. Beklopfe dann mit der Faust oder der Handkante beide Flanken, zunächst orientierend.

Beurteilung:

- **Normalbefunde:** physiologischerweise weder Klopf- noch ein Druckschmerz im Bereich des Nierenlagers
- **druckschmerzhaftes Nierenlager** bei entzündlichen Prozessen (z. B. Pyelonephritis, Harnstauungsniere).

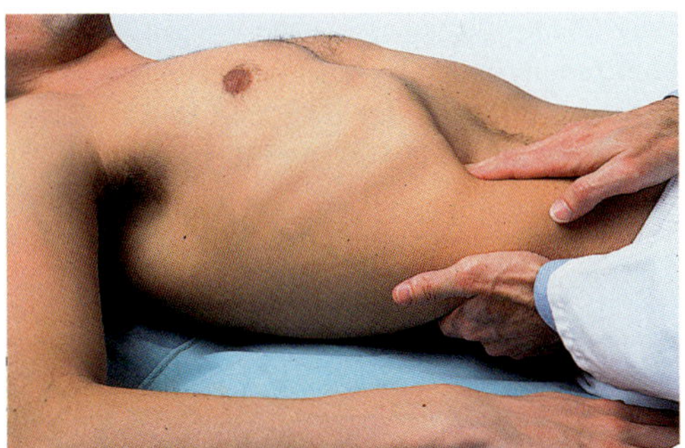

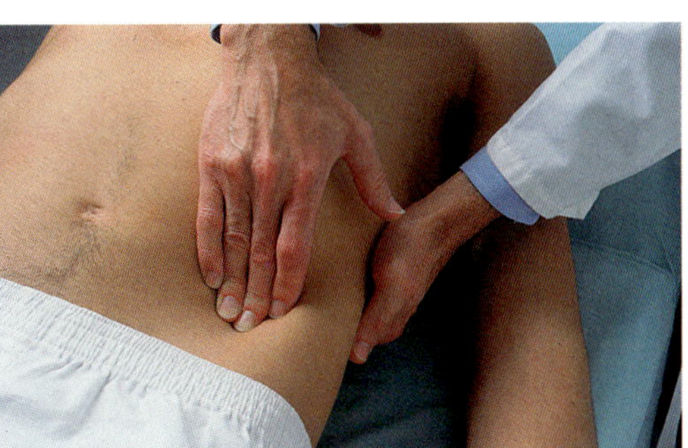

Abb. 2.16 Nierenpalpation. Palpation der rechten (linkes Bild) und linken Niere (rechtes Bild). [Quelle: Füeßl, Middeke, Duale Reihe Anamnese und Klinische Untersuchung, Thieme, 2018]

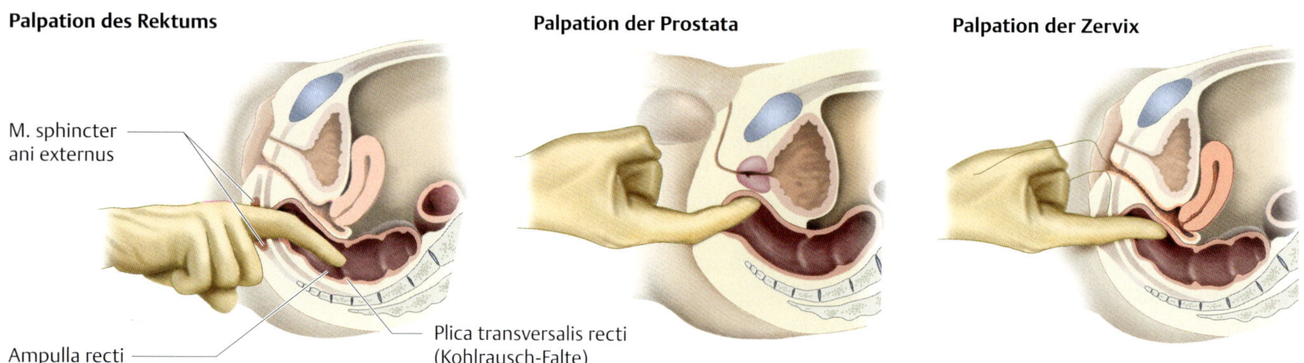

Abb. 2.17 Digital-rektale Untersuchung. [Quelle: Füeßl, Middeke, Duale Reihe Anamnese und Klinische Untersuchung, Thieme, 2022]

2.11 Digital-rektale Untersuchung (DRU)

2.11.1 Allgemeines

Die DRU dient nicht nur der **Vorsorge** beim Mann. Sie gehört bei unklaren abdominellen Beschwerden immer zu einer vollständigen Untersuchung des Gastrointestinaltraktes!

2.11.2 Durchführung

Die Untersuchung kann am liegenden Patienten in Seitenlage mit gebeugten Hüften und Knien sowie in Knie-Ellenbogen-Lage oder in Steinschnittlage erfolgen.

Vor der DRU sollte zunächst der Anus **inspiziert** werden. Achte auf die Haut um den Anus sowie auf Hämorrhoiden, Perianalvenenthrombosen, Fissuren, Fisteln, Marisken, Tumoren und Kondylome.

Nach der **Inspektion** des Anus wird der behandschuhte und mit ausreichend Gleitgel befeuchtete **rechte Zeigefinger** so in die Analöffnung eingeführt, dass die Fingerbeere in Richtung Os sacrum zeigt. Während der Passage des Analkanals folgt der Finger der Krümmung des Os sacrum. Hierbei kann der **Analsphinktertonus** überprüft werden.

Anschließend werden die dorsale und laterale **Rektumwand** abgetastet. Danach kann der Finger um 180° gedreht und beim Mann die **Prostata palpiert werden** (in ca. 7 cm Tiefe an der Rektumvorderwand). Bei der Frau können ventral **Zervix und Uterus** untersucht werden.

IMPP-Fakten

! Die **digital-rektale Untersuchung** gehört bei Patienten mit unklaren **abdominellen Beschwerden** generell zur Untersuchung des Gastrointestinaltraktes.

2.12 Wirbelsäule

2.12.1 Inspektion

Der Patient sollte von allen Seiten (ventral, dorsal, lateral) inspiziert werden. Achte dabei besonders auf:

- **Kopfstellung und -neigung**
- physiologische **Wirbelsäulenkrümmung** und **Wirbelsäulenverlauf**
- regelrechte Stellung der Dornfortsätze
- **Schulterstand und Beckenstand**
  - Gleichstand der Schultern und Beckenkämme
  - Stand des Beckens in der Frontal- und Seitansicht
- **Symmetrie**
  - Achte auf asymmetrische Hautfalten in der Flankenregion und auf die Taillendreiecke
  - Rippenbuckel?
  - Lendenwulst?
- **Schonhaltung** (z. B. Bandscheibenprolaps)?
- **Haut:** Café-au-lait-Flecken?

2.12.2 Palpation und Perkussion

Man **palpiert** zunächst die **Dornfortsätze** von kranial nach kaudal. Lokal schmerzhafte Dornfortsätze können durch Abklopfen aufgedeckt werden, wenn man ruckartig Druck auf sie ausübt. Im Anschluss werden die **Wirbelkörper** mit der Faust, ebenfalls von kranial nach kaudal, behutsam perkutiert. **Umschriebene Schmerzen** deuten auf Entzündungen, Frakturen oder Metastasen hin; **diffuse Schmerzen** sprechen eher für eine Osteoporose oder auch für eine diffuse Metastasierung.

Weiterhin ist der **Muskeltonus** der paravertebralen Muskulatur zu überprüfen. Achte auf **umschriebene** (z. B. Entzündung von Sehnen oder Muskeln?) oder **ausstrahlende Schmerzen** in die Extremitäten (→ Hinweis **auf radikuläres Syndrom**). Auf eine Wurzelkompression deuten auch schmerzhafte **Valleix-Druckpunkte** hin.

Definition: Die Valleix-Druckpunkte sind Druckpunkte im Verlauf des N. ischiadicus, mit denen der Nerv auf Schädigungen geprüft werden kann. Typischerweise sind die Punkte bei Wurzelkompressionen (v. a. von L4 und L5) druckdolent oder auch bei peripheren Nervenverletzungen.

Rückenschmerzen finden sich typischerweise bei degenerativ veränderten Bandscheiben, am häufigsten im LWS-Bereich (**Lumbalgie**).

Durch eine **Stauchung** der Wirbelsäule können Schmerzen provoziert werden:

- **Fersenfallschmerz** (Prüfung der kompletten Wirbelsäule): Patient soll sich vom Zehen- in den Fersenstand fallen lassen.
- **Schulterdruckschmerz** (Prüfung der BWS und LWS): plötzlicher Druck gleichzeitig auf beide Schultern des sitzenden Patienten.

Bei Bandscheibenläsionen oder Spondylodiszitis fallen beide Tests positiv aus.

2.12.3 Einfache Funktionsprüfungen

Die Wirbelsäule kann **physiologisch** in folgende Richtungen bewegt werden:

- **Halswirbelsäule** (HWS): Flexion/Extension (Inklination/Reklination): 35–45°, Lateralflexion: 45°, Rotation: 60–80°
- **Brust- und Lendenwirbelsäule** (BWS/LWS): Streckung: 30° im Stehen, 20° im Liegen, Lateralflexion: 30–40° im Stehen, Rotation: 30° im Stehen.

Finger-Boden-Abstand: Bei der Prüfung des Finger-Boden-Abstands wird der Abstand zwischen den Fingern und dem Boden gemessen, wenn sich der Patient mit gestreckten Knien nach vorne beugt. Er stellt die **Flexionsfähigkeit** der Wirbelsäule und der Hüfte dar. Normalerweise beträgt der Finger-Boden-Abstand 0–10 cm. Er gilt als pathologisch bei einem Abstand > 10 cm.

2.12.4 Weitere Funktionsprüfungen

Beurteilung des Flexionsausmaßes:

- **Ott-Zeichen:** Mit dem Ott-Zeichen kann die **Beweglichkeit der Brustwirbelsäule** (BWS) bestimmt werden. Dabei markiert man im aufrechten Stand den Dornfortsatz von C7 (gut tastbar) und einen 30 cm kaudal davon gelegenen Punkt. Beugt sich der Patient im Anschluss nach vorne, vergrößert sich die Messstrecke bei normalem Bewegungsumfang um ca. 3 cm. In Rückneigung verringert sich der Abstand.
- **Schober-Zeichen:** Hiermit wird die **Beweglichkeit der Lendenwirbelsäule** (LWS) getestet. Im aufrechten Stand markiert man dabei den Dornfortsatz S1 und einen 10 cm kranial davon abgemessenen Punkt. Die Messstrecke verlängert sich normalerweise um ca. 4–5 cm, wenn sich der Patient nach vorne beugt.

Praxistipp: Ein normales Schober-Zeichen wird bei einer Messstreckenverlängerung von 5 cm so angegeben: 10/15.

Beurteilung der Beweglichkeit im Iliosakralgelenk:

- **Mennell-Test** und **Vorlaufphänomen**: Beim **Mennell-Test** liegt der Patient in Bauch- oder Seitenlage. Der Arzt übt mit der einen Hand Druck auf die Iliosakralgelenke aus, während er mit der anderen Hand das kontralaterale Bein ruckartig überstreckt (nach oben zieht). Bei Schmerzen ist das Mennell-Zeichen positiv, d. h., es besteht eine Irritation oder Entzündung im Iliosakralgelenk.

  Beim **Vorlaufphänomen** hält der Untersucher beide Daumen an die Spinae iliacae posteriores superiores, während sich der Patient nach vorn beugt (asymmetrische Bewegung?).

IMPP-Fakten

! Schmerzhafte **Valleix-Druckpunkte** können auf eine Nervenwurzelkompression bei L4/L5 hinweisen.

!! Eine **Bewegungseinschränkung in der BWS** lässt sich am besten mit dem **Ott-Zeichen** prüfen.

!! Der Schober-Test dient der Beurteilung der Beweglichkeit der LWS: Ein **Schober-Zeichen** von 10/10 entspricht einer **fehlenden Mobilität der LWS**.

! Das **Mennell-Zeichen** ist positiv bei einer **Irritation der Iliosakralgelenke**. Dann können auch Kreuzschmerzen durch Druck auf die Darmbeinschaufeln ausgelöst werden.

2.13 Extremitäten

2.13.1 Inspektion und Palpation

Inspektion: Der Patient sollte im **Stehen** von allen Seiten angeschaut werden. Die Beurteilung ist dabei stets im **Seitenvergleich** durchzuführen. Beine und Arme werden inspiziert auf:

- **Hautveränderungen** (inkl. Hautturgor):
  - (OP-)**Narben**, **Verletzungen**
  - **Hautfarbe**
  - **Ödeme**
  - **Entzündungen** oder **Schwellungen** über den Gelenken
  - **Knötchenbildung** oder Schwellungen der Fingerend- bzw. Mittelgelenke.
- **Extremitätenumfang:**
  - **Muskelatrophien** durch Bewegungseinschränkungen oder Paresen
  - **Asymmetrien**
  - **Schwellungen**, **Ödeme**.
- **Haltung und Gelenkstellung:**
  - Fehlstellungen der Fingerglieder durch (Sub-)Luxationen
  - knöcherne Verschiebungen
  - Zwangs- oder Fehlhaltungen
  - Haltungsasymmetrien
  - Beurteilung der Beinachsen
- **Gangbild:**
  - Bewegungseinschränkungen
  - Innen- oder Außenrotationsgang
  - Hinken (Beinlängenverkürzung?)
  - Schlurfen (Fußhebung adäquat?)
  - Schonhaltung oder Schongang (verkürzte Standbeinphase?)
  - Mitschwingen der Arme beidseits.

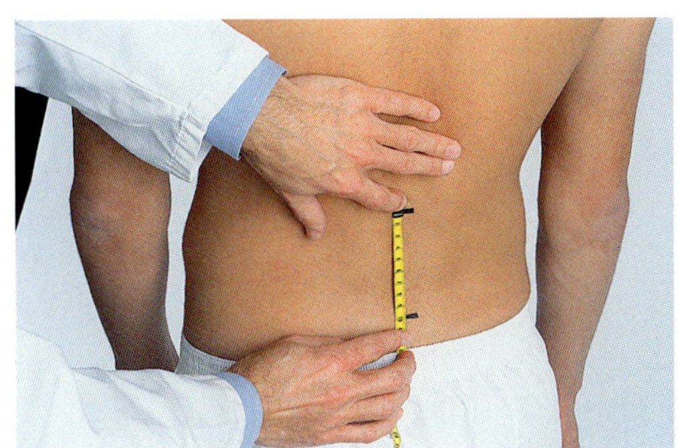

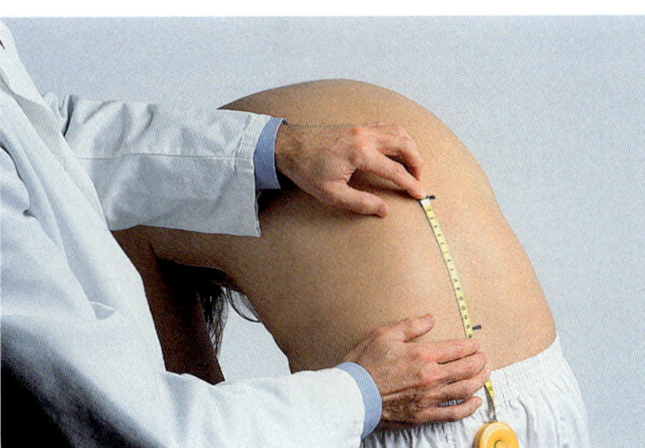

Abb. 2.18 **Schober-Zeichen.** Beim aufrecht stehenden Patienten wird eine Markierung 10 cm kranial von S 1 gesetzt. Der Patient beugt sich dann nach vorne. Die Strecke sollte sich nun im **LWS-Bereich** um 4–5 cm verlängern. [Quelle: Füeßl, Middeke, Duale Reihe Anamnese und Klinische Untersuchung, Thieme, 2018]

Palpation:

- Achte auf das Vorhandensein von **Druckschmerzpunkten** v. a. über den **Metakarpophalangealgelenken** (MCP) und über den **großen Gelenken**.
- Palpation auf **Krepitationen**
- Palpation der **Muskeln** (Muskeltonus beurteilen, Myogelosen? Druckschmerzen?)
- **Schwellungen** und (Gelenk-)**Ödeme** (z. B. bei Arthritis oder Arthrose) sind zu verifizieren. Am Kniegelenk kann bei Verdacht auf einen Erguss ggf. eine **„tanzende Patella"** nachgewiesen werden. Bei Schwellungen in der Kniekehle kann bei der Palpation der Kniekehle eine **Baker-Zyste** auffallen.
- Eine eventuelle **Beinlängenverkürzung** kann mit dem Maßband objektiviert werden.

2.13.2 Neutral-Null-Methode

Ziel dieser Funktionsprüfung ist der Nachweis des **aktiven** und **passiven Bewegungsumfangs**. Dieser kann am besten nach der sog. **Neutral-Null-Methode** erfasst und dokumentiert werden. Die Null-Grad-Ausgangsstellung bezeichnet die **neutrale Position** der Gelenke beim aufrechtstehenden Menschen, der seine Arme bei nach vorne gerichteten Daumen herabhängen lässt. Hiervon misst man die in dem entsprechenden Gelenk maximal möglichen Bewegungsauslenkungen in den verschiedenen Richtungen und gibt das Ergebnis in Winkelgraden an.

Beispiele: Im **Kniegelenk** kann gebeugt und gestreckt werden. Der physiologische Bewegungsumfang für Extension und Flexion beträgt 5–10°/0°/150°. Bewegungseinschränkungen würden sich als Abweichung von diesen Normalwerten darstellen: z. B. Extension/Flexion Knie von 0°/20°/150°: Das Knie bleibt in Ruhe leicht gebeugt und kann nicht voll gestreckt werden (Streckhemmung von 20°, maximale Beugung von 130°).

Lerntipp !

Die Neutral-Null-Methode wird immer wieder gefragt. Um sie gut zu verinnerlichen und Normalwerte im Kopf zu haben, sollte man sie vor der Prüfung zumindest einmal **praktisch** angewendet haben.

Schultergelenk: Prüfung der aktiven Beweglichkeit an beiden Schultern gleichzeitig:

- **Anteversion** und **Retroversion** (physiologisch: 170°/0°/50°)
- **Abduktion** und **Adduktion** (physiologisch: 180°/0°/40° und bei fixierter Skapula 90°/0°/40°)
- **Außen**- und **Innenrotation** (physiologisch: ohne Abduktion 50°/0°/95° bzw. in 90°-Abduktion 70°/0°/70°).

Zudem solltest du die aktive Rotation als Kombinationsbewegung mittels Schürzen- oder Nackengriff prüfen.

Ellenbogengelenk:

- **Extension und Flexion**: 10°/0°/150°
- **Pro- und Supination**: 90°/0°/90°.

Beispiel einer Dokumentation bei eingeschränkter Beweglichkeit: Bei Vorliegen einer Beugekontraktur von 10° und einer möglichen Flexion bis 130° wird das Bewegungsausmaß wie folgt dokumentiert: 0°/10°/130°.

Handgelenk: Normal sind eine **Dorsalextension bzw. Palmarflexion** von 60°/0°/60° und eine **Radial- bzw. Ulnarabduktion** von 20°/0°/40°.

Hüftgelenk:

- **Extension und Flexion**: 10°/0°/130°
- **Ab- und Adduktion**: 45°/0°/30°
- **Außen**- und **Innenrotation**:
  - Hüftgelenk gestreckt: 30–40°/0°/40–50°
  - Hüftgelenk gebeugt: 40–50°/0°/30–40°.

Bei der **Rotationsmessung** des Hüftgelenks benutzt man den rechtwinklig gebeugten Unterschenkel als Zeiger, um das Bewegungsausmaß zu bestimmen. Dies erfolgt meist in Bauchlage bei gestreckter Hüfte und angewinkeltem Unterschenkel, kann aber auch in Rückenlage mit 90° gebeugtem Hüft- und Kniegelenk geprüft werden.

Kniegelenk: Normalerweise beträgt der Bewegungsumfang von **Extension/Flexion** 5–10°/0°/150° und der Bewegungsumfang von **Außen- und Innenrotation** 30°/0°/10° (um 90° gebeugtes Kniegelenk).

Sprunggelenk: Im **oberen Sprunggelenk** (OSG) ist eine Dorsalextension (bei gebeugtem Knie) bzw. Plantarflexion normalerweise im Ausmaß von 20°/0°/40–50° möglich.

Anatomisch gesehen besteht das **untere Sprunggelenk** (USG) aus 2 Gelenken, die funktionell – zusammen mit dem oberen Sprunggelenk – Kombinationsbewegungen zulassen.

- **Supination**: Kombination aus Inversion, Adduktion des Vorfußes und Plantarflexion
- **Pronation**: Kombination aus Eversion, Abduktion des Vorfußes und Dorsalextension.

Das Bewegungsausmaß zwischen maximaler Supination und Pronation beträgt 60°.

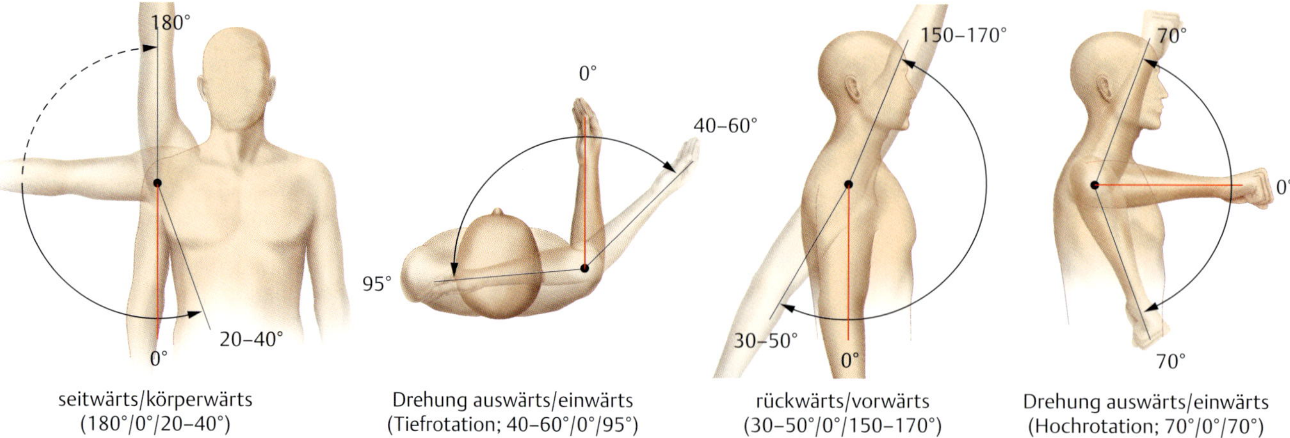

Abb. 2.19 Normaler Bewegungsumfang im Schultergelenk. [Quelle: Füeßl, Middeke, Duale Reihe Anamnese und Klinische Untersuchung, Thieme, 2018]

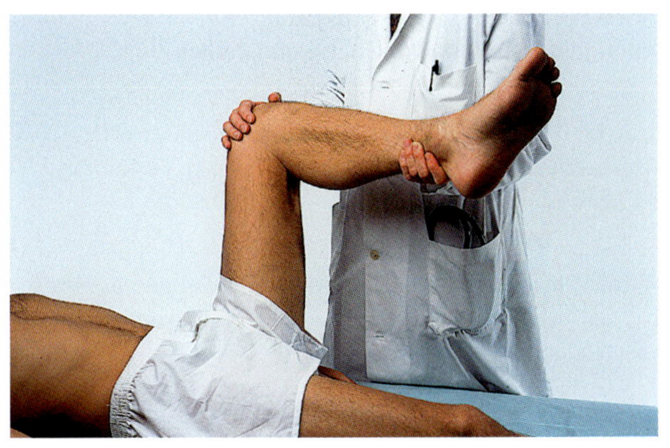

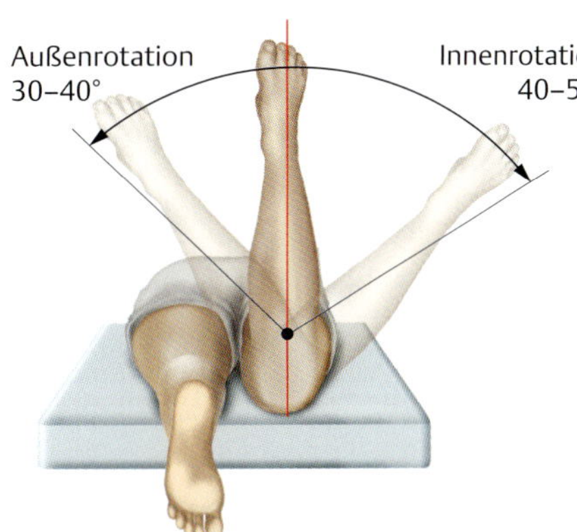

In **Bauchlage** erfolgt die Prüfung der Rotationsfähigkeit in Hüftstreckung. Dieser Position entspricht die Belastungsstellung des Hüftgelenks im Gehen und Stehen. Schmerzen werden bei dieser Prüfung viel eher relevant, als bei Rotation in Hüftbeugung.

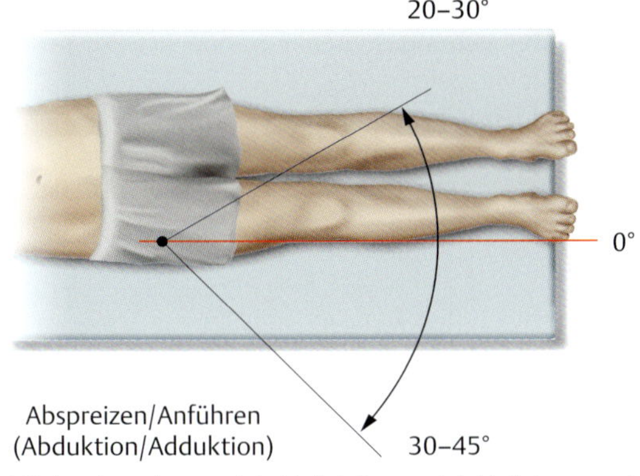

Abspreizen/Anführen (Abduktion/Adduktion)

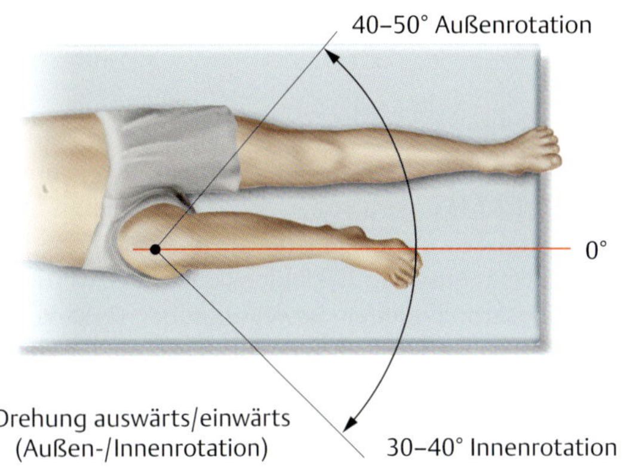

Drehung auswärts/einwärts (Außen-/Innenrotation)

In **Rückenlage** lassen sich Abduktion und Adduktion, sowie Außen- und Innenrotation in Hüftbeugung überprüfen.

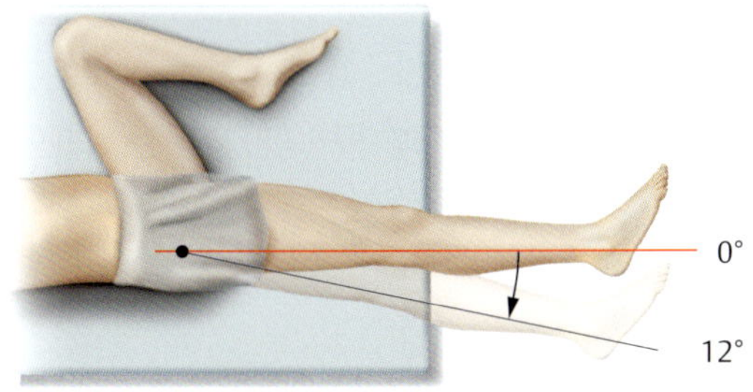

Streckung (Extension)

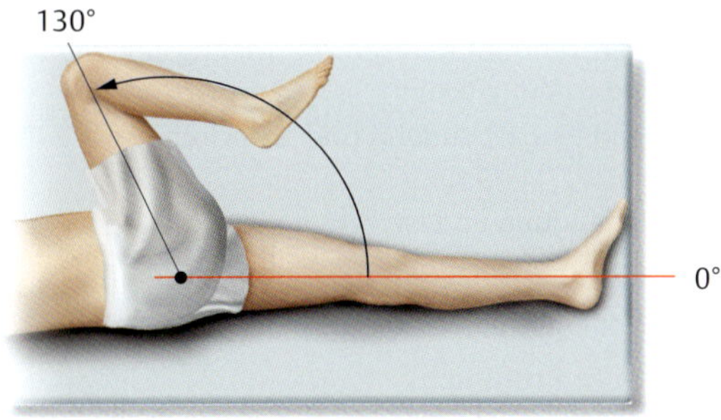

Beugung (Flexion)

In **Seitenlage** werden Extension und Flexion untersucht.

Abb. 2.20 Normaler Bewegungsumfang des Hüftgelenks. Beachte, dass der Umfang der Rotation im Hüftgelenk variiert, je nachdem, ob man bei gestreckter oder gebeugter Hüfte untersucht. [Quelle: Füeßl, Middeke, Duale Reihe Anamnese und Klinische Untersuchung, Thieme, 2018]

IMPP-Fakten

!!!! Präge dir die jeweiligen Untersuchungen und die Normalwerte der Gelenke bzw. Bewegungsausmaße für die **Neutral-Null-Methode** gut ein.

! Bei der Diagnostik des **Schultergelenks** betragen **Abduktion** und **Adduktion** physiologisch 180°/0°/40° und bei fixierter Skapula 90°/0°/40°.

!! Bei **Beugekontraktur des Ellenbogengelenks** von 10° bei möglicher Flexion bis 130° wird dokumentiert: 0°/10°/130°.

! Der physiologische Bewegungsumfang im **Hüftgelenk** ist bei **Ab-** und **Adduktion** nach der Neutral-Null-Methode: 40°/0°/30°.

! Das **Bewegungsausmaß** für Extension/Flexion des **Kniegelenks** ist nach Neutral-Null-Methode: 5–10°/0°/150°.

2.14 Orientierende neurologische Untersuchung

2.14.1 Orientierung und Bewusstsein

Zunächst solltest du die

- **zeitliche** (Datum, Jahreszahl),
- **örtliche** (Wohnort, Ort des derzeitigen Aufenthalts),
- **situative** (Erfassung der augenblicklichen Situation) sowie die
- **Orientierung** zur **eigenen Person** (Name und Alter) prüfen.

Der gesunde Patient ist zu allen Qualitäten orientiert.

Bewusstseinsstörungen können **quantitativ** (Benommenheit, Somnolenz, Sopor, Koma) oder **qualitativ** (Bewusstseinseintrübung, -einengung und -verschiebung) sein. Die Beurteilung erfolgt in der Regel automatisch und unbewusst, sobald du dem Patienten gegenübertrittst und ihn „erlebst".

2.14.2 Nervendehnungszeichen

Zu den typischen Dehnungszeichen zählen der **Meningismus**, wie auch das **Lasègue-** und das **Kernig-Zeichen**, die bei der orientierenden Untersuchung überprüft werden sollten.

2.14.3 Hirnnerven

Einen Überblick über die Untersuchung der Hirnnerven (I–XII) gewinnst du mit folgender Tabelle. Bei pathologischen Befunden sollte sich immer eine ausführliche neurologische Untersuchung anschließen.

2.14.4 Motorik und Kraft, Sensibilität

Motorik, Kraft und Sensibilität sind jeweils im **Seitenvergleich** zu überprüfen.

Motorik und Kraft: Die Motorik bzw. Störungen der Motorik kannst du bereits beurteilen, wenn der Patient das Untersuchungszimmer betritt (Körperhaltung, Schonhaltungen, Gang, Standunsicherheiten). Geschick und Beweglichkeit der oberen Extremität können beim Aus- und Ankleiden beobachtet werden. Auch eine Bewegungsarmut oder ein Bewegungsüberschuss können Hinweise auf Erkrankungen liefern.

Die Überprüfung einer Parese erfolgt immer unter Beurteilung der Muskelkraft (Kraftminderung?). Untersucht werden:

- **orientierend:**
  - **Kreuzgriff** zur Kraftüberprüfung der Arme
  - **Arm- und Beinvorhalteversuch**
- bei konkretem Verdacht auf **Paresen** die wichtigsten Muskelgruppen durch Beurteilung von:
  - **Arm-, Hand- und Fingerbeugung und -streckung** sowie **Fingerspreizung**
  - **Hüft-** und **Kniebeugung** und **-streckung**
  - **Anheben der Beine** gegen Widerstand
  - **Hebung und Senkung** von **Füßen** und **Zehen**.

Merke: Die Beurteilung der **Muskelkraft** erfolgt unter Angabe des **Kraftgrades**. Die Kraftgrade gibt man dabei im Verhältnis zum Normalzustand (= Kraftgrad 5) an: von 0/5 bis 5/5.

Sensibilität: Physiologischerweise sollte der Patient Berührungen bzw. Schmerz und Temperatur an beiden Extremitäten gleichermaßen adäquat empfinden.

2.14.5 Reflexe

Der **Reflexstatus** gehört obligat zur Aufnahmeuntersuchung. Zur **orientierenden Untersuchung** sollten folgende Reflexe im **Seitenvergleich** geprüft werden:

- **Bizeps-** (BSR) **und Trizepssehnenreflex** (TSR)
- **Patellarsehnenreflex** (PSR)
- **Achillessehnenreflex** (ASR)
- **Babinski-Reflex**.

Praxistipp: Lassen sich Reflexe beim Patienten nur schwer auslösen, können die Muskeldehnungsreflexe **gebahnt** und somit besser bzw. verstärkt ausgelöst werden:
- an Armen und Beinen: Patienten die Zähne fest aufeinanderbeißen lassen
- Beine: Patient soll Hände ineinander verhaken und kräftig ziehen (sog. **Jendrassik-Handgriff**).

Die Reflexauslösung sollte in kurzen Abständen mehrmals **wiederholt** werden. Achte auf **seitengleiche** Auslösbarkeit und die **Stärke** der Reflexantwort.

Tab. 2.3 Hirnnervenüberprüfung im Rahmen der orientierenden neurologischen Untersuchung

Hirnerv	Prüfung	wesentliche Untersuchung
N. olfactorius (I)	Überprüfung des Geruchsvermögens (S. 13)	Geruchsproben (z. B. mit Vanillin, Kaffee)
N. opticus (II)	Überprüfung von Visus (S. 12) und Gesichtsfeld (S. 13)	Leseprobe bzw. Fingerperimetrie
N. oculomotorius (III)	▪ Überprüfung der Pupillen (S. 13) ▪ Überprüfung der Augenmuskelbeweglichkeit (S. 12)	▪ Pupilleninspektion, Lichtreaktion ▪ Augenfolgebewegungen prüfen
N. trochlearis (IV)	Überprüfung der Augenmuskelbeweglichkeit (S. 12)	Augenfolgebewegungen prüfen
N. abducens (VI)	Überprüfung der Augenmuskelbeweglichkeit (S. 12)	Augenfolgebewegungen prüfen
N. trigeminus (V)	▪ Überprüfung der Gesichtssensibilität ▪ Überprüfung der Kaumuskulatur	▪ Bestreichen von Stirn und Wangen mit Fingerspitzen, Pinsel oder Wattebausch ▪ Patienten auffordern, die Zähne kräftig zusammenzubeißen
N. facialis (VII)	Überprüfung der mimischen Gesichtsmuskulatur	Augenbrauen hochziehen, Augen fest schließen, Zähne zeigen, Wangen aufblasen
N. vestibulocochlearis (VIII)	▪ Überprüfung des Hörvermögens (S. 13) ▪ Prüfung des Gleichgewichts (z. B. bei Schwindel, Gangstörung)	▪ subjektiver Hörtest (z. B. Stimmgabeltest) ▪ Gleichgewichtsprüfung, Nystagmusprüfung
N. glossopharyngeus (IX) und N. vagus (X)	Überprüfung von Gaumensegel und Uvula	bei Inspektion der Uvula und der Gaumensegel auf „Kulissenphänomen" achten
N. accessorius (XI)	Überprüfung von M. sternocleidomastoideus und M. trapezius	Kopf gegen Widerstand drehen und Schultern gegen Widerstand anheben lassen
N. hypoglossus (XII)	Überprüfung der Zungeninnervation (S. 14)	Zungenbeweglichkeit (Zunge herausstrecken und hin und her bewegen)

3 Allgemeine Leitsymptome und Befunde

3.1 Fieber

Definition: Erhöhung der Körperkerntemperatur auf Werte > 38,0 °C, die durch eine veränderte hypothalamische Wärmeregulation hervorgerufen wird (Sollwertverstellung). Bei einer Temperatur von 37,1–37,9 °C spricht man von subfebrilen Temperaturen.

Definition: Als **Fieber unklarer Genese („Fever of unknown Origin", FUO)** wird eine wiederholt rektal gemessene Körpertemperatur > 38,0 °C bezeichnet, die mindestens 3 Wochen andauert und bei der auch nach einer Woche stationärer Untersuchung noch keine Diagnose gestellt werden konnte.

3.1.1 Physiologie

Die Körpertemperatur unterliegt einer **Tagesrhythmik**, wobei sich in der 2. Nachthälfte Minimal- und am Nachmittag Maximalwerte finden. Bei der Frau unterliegt die Körpertemperatur physiologischen Schwankungen durch den **Menstruationszyklus** (mittlerer Temperaturanstieg um 0,5 °C nach der Ovulation).

Die **Normwerte** betragen frühmorgens 36,5 °C rektal, 36,2 °C oral und 36,0 °C axillär. Nachmittags steigt die Temperatur um etwa 0,7–1 °C. Die genaueste Messung gelingt rektal.

3.1.2 Ätiopathogenese

Pathogenese: Alle Substanzen, die Fieber hervorrufen, werden als **Pyrogene** bezeichnet. Bei den exogenen Pyrogenen handelt es sich um Mikroorganismen oder mikrobielle Toxine und Stoffwechselprodukte. Zu den endogenen Pyrogenen zählen bestimmte Zytokine wie Interleukin-1 (IL-1), IL-6 und Tumornekrosefaktor.

Zu den häufigsten Fieberursachen zählen:

- Infektionen (30–40 %)
- Malignome (20–30 %)
- Kollagenosen, Vaskulitiden (10–15 %).

3.1.3 Symptomatik

Allgemeine Symptome: Krankheitsgefühl, Abgeschlagenheit, Frieren und Schüttelfrost, Nachtschweiß, Muskel-/Gelenkschmerzen, Kopfschmerzen, Gewichtsverlust.

Begleitsymptome:

- **respiratorische Beschwerden** (am häufigsten): Schnupfen, Husten, Halsschmerzen, Dyspnoe, Thoraxschmerzen
- **gastrointestinale Symptome**: Übelkeit, Erbrechen, Diarrhö, Schmerzen, Ikterus
- **urogenitale Symptome**: Dysurie, Pollakisurie, Hämaturie, Flankenschmerzen
- **kardiovaskuläre Symptome**: retrosternale Schmerzen, Tachykardie, Herzrhythmusstörungen
- **neurologische Beschwerden**: Kopf-/Nackenschmerzen, neurologische Ausfälle, Krampfanfälle
- **Symptome am Bewegungsapparat**: Gelenkschmerzen/-schwellungen
- **Symptome an Haut bzw. Schleimhaut**: Exantheme, Enantheme, Erytheme, Petechien, Purpura, Bläschen, Pusteln u. a.
- **Sepsis**: schweres Krankheitsgefühl mit Tachykardie, Hypotension und Bewusstseinseintrübung.

Fieberverläufe: Man unterscheidet folgende Verläufe:

- **stufenweiser Fieberanstieg**
- **Kontinua**: sehr hohe Temperaturen mit geringen Schwankungen im Tagesverlauf (ca. 1 °C)
- **intermittierendes Fieber**: oft hohe Fieberschübe mit starken Tagesschwankungen > 2 °C und Schüttelfrösten
- **remittierendes Fieber**: Tagesschwankungen > 1 °C, morgendlicher Temperaturabfall ohne Entfieberung
- **undulierendes Fieber**: unregelmäßiges, wellenförmiges Fieber
- **Wechselfieber (Relapsfieber)**: rhythmische Temperaturänderungen mit zwischenzeitlichen Fieberpausen
- **doppelgipfliges Fieber**: Normaltemperatur nach einer Fieberphase, dann neuerlicher Fieberanstieg.

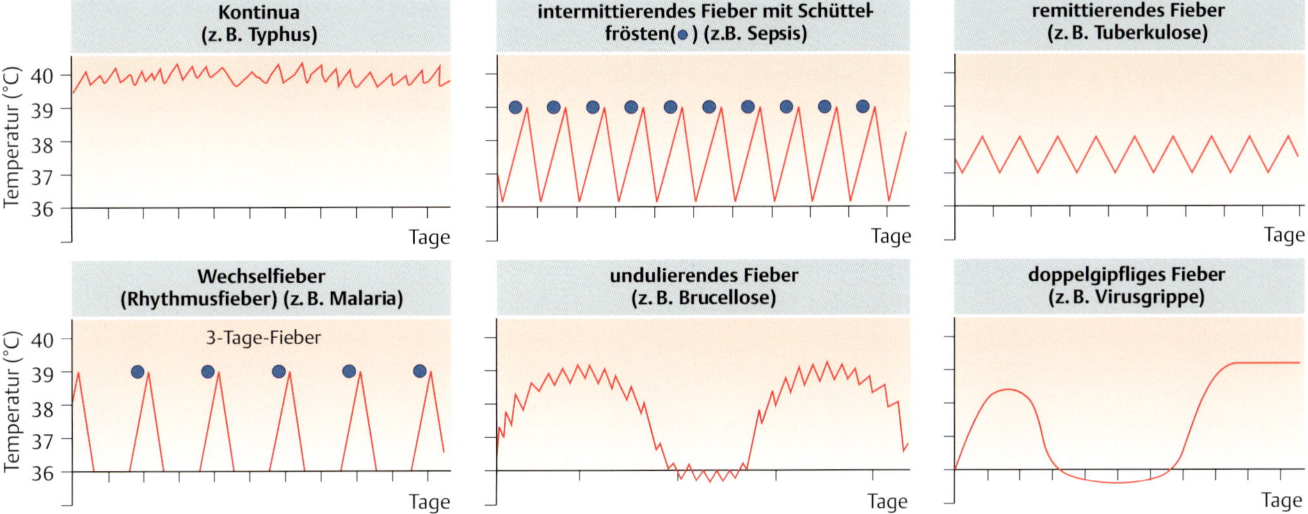

Abb. 3.1 **Typische Fieberverläufe.** [Quelle: Aragtéh, Baenkler, Bieber, Duale Reihe Innere Medizin, Thieme, 2018]

Merke: Der stufenweise Fieberanstieg ist charakteristisch für Typhus, danach besteht ein Fieberkontinuum. Intermittierendes Fieber beobachtet man häufig bei Sepsis oder malignen Lymphomen, zweigipflige Fieberverläufe bei der Virusgrippe oder Leptospirose und Wechselfieber sind typisch für Malaria oder das Rückfallfieber.

3.1.4 Diagnostik

Grundlage ist ein wiederholtes **Messen der Körpertemperatur**. Das diagnostische Vorgehen bei Fieber unklarer Genese ist in **Abb. 3.2** dargestellt.

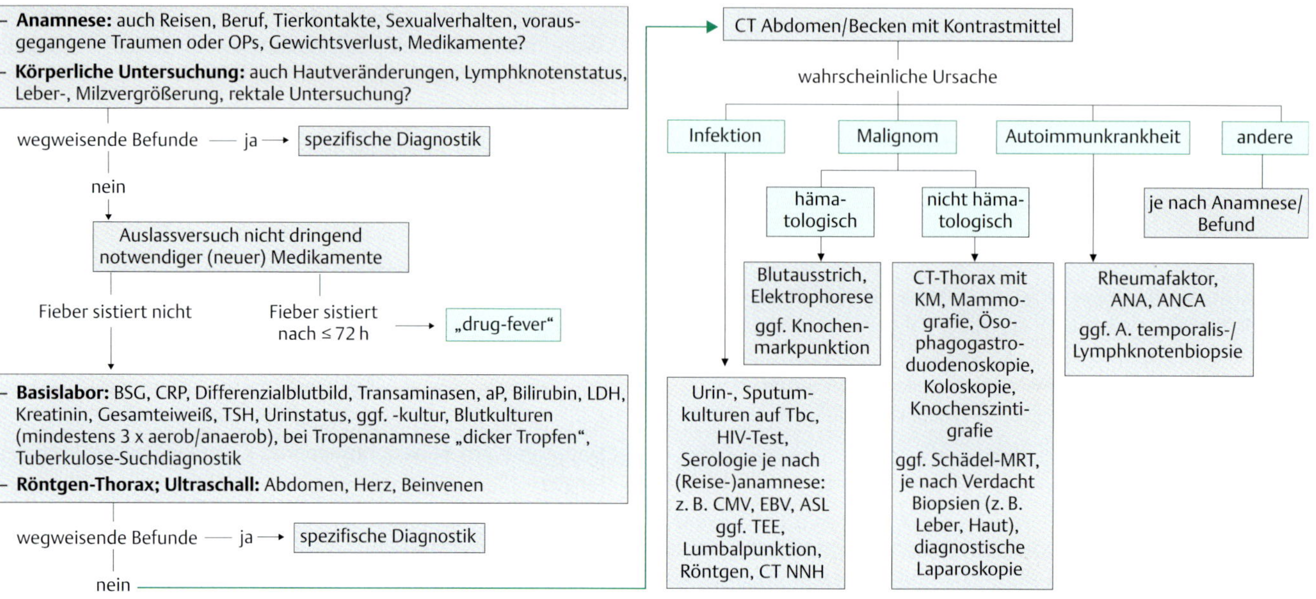

Abb. 3.2 Diagnostisches Vorgehen bei Fieber unklarer Genese (klassische Form). [Quelle: Hahn, Checkliste Innere Medizin, Thieme, 2018]

3.1.5 Mögliche Diagnosen

Tab. 3.1 Ursachen und Differenzialdiagnosen des klassischen FUO.

Begleitsymptom bzw. -umstand	Ursache	Klinik und Diagnostik
Exanthem	infektiöses Exanthem:	
	▪ Röteln	makulopapulöses, mittelfleckiges und nichtkonfluierendes Exanthem, okzipitale und retroaurikale Lymphknotenschwellung; IgM-Titer
	▪ Scharlach	plötzliche Halsschmerzen und Tonsillopharyngitis, Erdbeerzunge, hohes Fieber, zervikale Lymphknotenschwellung, papulös-feinfleckiges, sandpapierartiges Exanthem, periorale Blässe; Rachenabstrich
	▪ Masern	2-gipfelige Fieberkurve mit Exanthemausbruch (großfleckig, konfluierend) erst beim 2. Fieberanstieg, Koplick-Flecken (weiße, kalkspritzerartige Stippchen auf gerötetem Grund)
	▪ Varizellen	makulöses Exanthem mit Vesikeln, Pusteln und Krusten (Sternenhimmelphänomen), Aphthen, Juckreiz; IgM-Titer
	▪ Borreliose	Erythema migrans, später chronische Dermatitis; IgM-Titer, PCR-Nachweis
	nichtinfektiöses Exanthem:	
	▪ Arzneimittelexanthem	Abklingen nach Absetzen des Medikaments
	▪ Kollagenosen/Vaskulitiden	Klinik, Auto-Antikörper
	▪ akute Graft-versus-Host-Reaktion	Auftreten nach Knochenmarktransplantation, Fieber, Arthritis
Kopfschmerzen	Sinusitis	Nasen-/Nebenhöhlendruckschmerz; CT
	Meningitis	Nackensteifigkeit, Purpura bei Sepsis; Liquordiagnostik
Ikterus, Hepatomegalie	Virushepatitis	Serologie
	infektiöse Mononukleose	Pharyngitis, Tonsillitis, LK-Schwellung; IgM-Titer
	Gelbfieber	Auslandsreise; IgM-Titer
	Leptospirose	Anurie/Oligurie, Kopf- und Muskelschmerzen, Organmanifestationen
	Cholezystitis	Schmerzen im rechten Oberbauch; Sonografie

Tab. 3.1 Fortsetzung

Begleitsymptom bzw. -umstand	Ursache	Klinik und Diagnostik
Splenomegalie	Typhus	typischer Fieberverlauf über 4 Wochen, erbsbreiartige Diarrhö ab 2. Woche, Benommenheit, Kopfschmerzen, relative Bradykardie; Erregernachweis
	Brucellose	Gelenk-/Muskelschmerzen, Erregernachweis in Blutkultur
	viszerale Leishmaniose	Auslandsreise, LK-Schwellung, Panzytopenie
	Hodgkin-Lymphom	B-Symptomatik, LK-Schwellung
	infektiöse Mononukleose	Pharyngitis, Tonsillitis, Ikterus, LK-Schwellung; IgM-Titer
Diarrhö	Salmonellenenteritis	Brechdurchfall, Kopfschmerzen; Stuhlkultur
	Amöbenruhr	Bauchschmerzen, blutige Stühle (himbeergeleeartig); Erregernachweis
	Shigellenruhr	wässrige Diarrhö, bei schwerem Verlauf schleimige Durchfälle mit Tenesmen; Stuhlkultur
	Virusenteritis	Virusserologie
Abdominalschmerzen	Peritonitis	harter Bauch, Abwehrspannung, Leukozytose
	Appendizitis	Schmerz im rechten Unterbauch, Leukozytose; Sonografie
	Adnexitis	Portioschiebeschmerz; Sonografie
	familiäres Mittelmeerfieber	periodische Fieberschübe, die 1–3 Tage andauern, Arthralgien, erysipelähnliches Exanthem v. a. an den Beinen, akutes Abdomen, Brustschmerzen, evtl. Hepatosplenomegalie
Thoraxschmerzen, Husten, Dyspnoe	Pneumonie	Auskultation, Röntgen-Thorax
	Tuberkulose	Nachtschweiß; Röntgen-Thorax, PCR
	Perikarditis	Auskultation (Perikardreiben); Echokardiografie
	Sarkoidose	weitere Organbeteiligung, hiläre LK-Schwellung; Röntgen-Thorax, BAL
Lymphknotenschwellung	Hodgkin-Lymphom	B-Symptomatik, Splenomegalie
	infektiöse Mononukleose	Pharyngitis, Tonsillitis, Ikterus, Splenomegalie; IgM-Titer
	Brucellose	Gelenk-/Muskelschmerzen; Erregernachweis in Blutkultur
	Sarkoidose	Husten, Dyspnoe, weitere Organbeteiligung, hiläre LK-Schwellung; Röntgen-Thorax, BAL
Dysurie	Harnwegsinfekt	urethraler Ausfluss, Juckreiz; Erregernachweis
	Zystitis	Pollakisurie, Hämaturie; Erregernachweis
	Pyelonephritis	Flankenschmerz; Erregernachweis, Sonografie
Erkältungssymptome	virale und bakterielle Erkrankungen (Tonsillitis, Pharyngitis, Influenza)	Klinik, Erregernachweis bei bakterieller Infektion, Serologie bei viraler Infektion
Auslandsaufenthalt	Malaria	typischer Fieberverlauf; Blutausstrich
	Reisediarrhö	Durchfall; Stuhlkultur, Serologie
	Typhus	s. o.
	Amöbenruhr	s. o.
	Bilharziose	initial Fieber, Juckreiz, evtl. ZNS-Symptome, Husten, Bauchschmerzen, Eosinophilie; Antikörpernachweis

LK-Schwellung = Lymphknotenschwellung, BAL = bronchoalveoläre Lavage

3.2 Lymphknotenschwellung

Synonym: Lymphadenopathie

Definition: pathologische Vergrößerung eines oder mehrerer Lymphknoten (LK).

3.2.1 Ätiologie

Zahlreiche fieberhafte Infekte verursachen geschwollene Lymphknoten. Die Lymphadenopathie kann **lokalisiert** oder **generalisiert** auftreten, wobei anfangs lokalisierte Schwellungen im Verlauf auch generalisieren können.

Zur **lokalisierten Lymphadenopathie** führen:

- bakterielle Infektionen: z. B. Abszess, Scharlach, Erysipel, Furunkel, Primärstadium bei Syphilis oder Tuberkulose, Lymphogranuloma inguinale, Yersiniose, Katzenkratzkrankheit

- virale Infekte: z. B. Herpes simplex, Röteln, Masern, EBV
- Metastasen.

Insbesondere **virale** Infekte beginnen mit einer lokalen Lymphknotenschwellung, die sich im weiteren Verlauf auf andere Lymphknotenstationen **ausbreitet**. Ebenso möglich ist dies bei der Sarkoidose, Tuberkulose, Brucellose, Listeriose, Schlafkrankheit, bei Hodgkin-Lymphomen und Metastasen.

Eine vorwiegend **generalisierte Lymphknotenschwellung** findet sich bei:

- viralen Infektionen wie Masern, Mumps, Röteln, Varizellen, Influenza, infektiöser Mononukleose, Zytomegalie, HIV-Infektion
- bakteriellen Infektionen wie Tuberkulose, Syphilis, Brucellose, Listeriose
- parasitären Infektionen: Toxoplasmose, Malaria, Schistosomiasis
- Speicherkrankheiten: Morbus Gaucher, Morbus Niemann-Pick
- neoplastischen Erkrankungen: malignen Lymphomen, lymphatischen Leukämien, maligner Histiozytose, Karzinommetastasen
- weiteren: Sarkoidose, Morbus Still, Morbus Felty.

Lerntipp !

Geschwollene Lymphknoten sind ein sehr **häufiges Symptom**. Wichtig ist, dass du dir über die möglichen Ursachen im Klaren bist. Die Kunst besteht v. a. darin, maligne Erkrankungen als Ursache zu filtern bzw. auszuschließen. Diese wichtige **Differenzierung, ob infektiös oder maligne**, wurde auch schon mehrfach vom IMPP geprüft.

3.2.2 Diagnostik

Eine sorgfältige **Anamnese** und die **klinische Untersuchung** sind entscheidend. Von besonderem Interesse sind dabei:

- **Lokalisation**: lokalisiert oder generalisiert?
- **Dauer, Verlauf und Veränderungen** der LK-Schwellung
- **allgemeine Begleitsymptome**:
  - **Fieber** (bei Infektionen)?
  - **Schmerzhaftigkeit** (bakterielle oder virale Infektion)?
  - **B-Symptomatik**?
- **Begleitsymptome** in Abhängigkeit von den **erhobenen Befunden**:
  - bei Lymphknotenschwellung im Bereich des **Kopfes und Halses**: Fragen nach Schnupfen, Husten, Heiserkeit, Hals-, Ohren- oder Zahnschmerzen, Insektenstichen oder Verletzungen
  - **axilläre** Lymphknotenschwellung: Verletzungen, Mammaveränderungen, Impfungen?
  - **inguinale** Lymphknotenschwellung: Verletzungen oder Wunden am Fuß, begleitender Diabetes mellitus, Erkrankungen oder Läsionen im Anogenitalbereich?
  - begleitende entzündliche (gerötete) **Hautveränderungen** (z. B. bei Lymphangitis, lokaler Lymphknotenentzündung)?
- **Grunderkrankungen**: z. B. Diabetes mellitus, HIV-Infektion, maligne Erkrankung?
- **Tierkontakte**?
- **Medikamenteneinnahme**: z. B. Penicilline, Cephalosporine, Allopurinol, Sulfonamide, Captopril?
- **Auslandsreisen?**

Bei der **körperlichen Untersuchung** (S. 15) der Lymphknoten müssen **alle Lymphknotenstationen**, deren **Abflussgebiete** sowie **Milz** (S. 23) und **Leber** (S. 22) palpiert werden.

Praxistipp: Denke daran, unbedingt immer alle Lymphknotenstationen abzutasten (S. 15)!

Für eine **maligne Ursache** sprechen u. a.:

- axilläre oder supraklavikuläre Lymphknotenschwellungen sowie LK dorsal des M. sternocleidomastoideus
- rasches Wachstum, fehlende Rückbildung
- > 2 cm Größe
- derbe Konsistenz
- schlechte Verschieblichkeit
- fehlende Schmerzhaftigkeit
- B-Symptomatik, bekannte Tumorerkrankung, fehlende Infektionszeichen oder Hautwunden, schleichende Beschwerden, höheres Alter.

Merke: Handelt es sich um eine **akute, schmerzhafte Lymphknotenschwellung**, spricht dies eher für eine infektiöse und gegen eine maligne Genese. Eine sich **langsam** entwickelnde und zunehmende **Lymphknotenschwellung**, die **schmerzlos** ist, muss an eine maligne Erkrankung denken lassen.

Vorsicht: Auch chronische Entzündungen können mit den Symptomen einer malignen Erkrankung einhergehen (z. B. B-Symptomatik).

Bei unklarer Diagnose sind weitere Untersuchungen anzuordnen:

- **Laboruntersuchung**: Blutbild mit Differenzialblutbild, BSG, Transaminasen, LDH, Kreatinin, Harnsäure, Cholesterin, Triglyzeride, Glukose, Immunelektrophorese, evtl. ergänzend Serologie (z. B. EBV, Toxoplasmose, Syphilis)
- **bildgebende Verfahren**: Sonografie des Halses und Abdomens, Röntgen-Thorax, CT/MRT von Thorax, Abdomen, Becken, Endoskopie
- **Lymphknotenexstirpation** (Histologie, Immunhistochemie, ggf. Klonalitätsanalysen des B- und T-Zell-Rezeptors), evtl. Knochenmarkbiopsie.

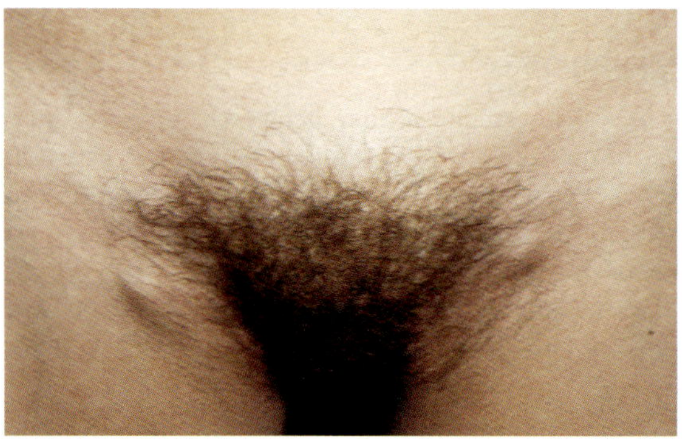

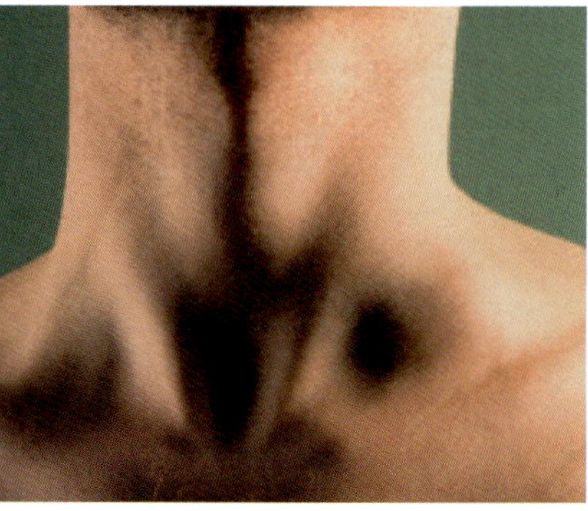

Abb. 3.3 Lymphknotenschwellungen. Schwellung der **Leistenlymphknoten** bei Herpes genitalis (linkes Bild) und **supraklavikulare LK-Schwellung** links bei einem 29-jährigen Patienten (rechtes Bild). Die LK-Lokalisation muss hier an einen malignen Prozess denken lassen. [Quelle linkes Bild: Petersen, Infektionen in der Gynäkologie und Geburtshilfe, Thieme, 2011; Quelle rechtes Bild: Schmidt, Greiner, Nürnberg, Sonografische Differenzialdiagnose, Thieme, 2018]

IMPP-Fakten ✘

!!! Ursachen einer **Lymphknotenschwellung**.
! Als weitere **diagnostische Maßnahme** bei Lymphadenopathie des Halses mit Verdacht auf eine EBV-Infektion kommt die **sonografische** Untersuchung der Halslymphknoten infrage.
! Weitere Diagnostik bei unerklärter LK-Vergrößerung nach Ausschluss der häufigsten Infektionen (z. B. EBV, Toxoplasmose, Tuberkulose) → **offene Biopsie** (Lymphknotenexstirpation) mit anschließender **Histologie** (feingewebliche Untersuchung).
! Diagnostik bei nicht eindeutiger Histologie, Immunhistologie → **Klonalitätsanalyse**.

3.3 B-Symptomatik

Definition: klassische **Symptomtrias**:
- **Fieber** > 38 °C
- **(massiver) Nachtschweiß** (nasse Haare, durchgeschwitzte Kleidung/Bettwäsche) und
- **(ungewollter) Gewichtsverlust** von ≥ 10 % des Körpergewichts innerhalb der letzten 6 Monate.

3.3.1 Ätiologie

Sie tritt typischerweise im Rahmen **maligner Lymphome** auf (v. a. bei Hodgkin-Lymphom). Vorliegen prognostisch ungünstig.

Auch **infektiöse Erkrankungen** wie Tuberkulose oder AIDS können mit einer B-Symptomatik einhergehen.

IMPP-Fakten 

!!! Die **B-Symptomatik** besteht aus Fieber, Nachtschweiß und Gewichtsverlust.

3.4 Ödeme

Definition: pathologische Flüssigkeitsansammlung im interstitiellen Raum.

3.4.1 Pathogenese

Die Mechanismen der Ödementstehung kannst du in der Pathologie (S. 45) nachlesen.

3.4.2 Ätiologie und Einteilung

Die Ödeme können lokalisiert (**Tab. 3.2**) oder generalisiert (**Tab. 3.3**) auftreten.

Merke: Die **Phlebothrombose** ist die häufigste Ursache eines einseitigen Ödems der Extremitäten, die **Rechtsherzinsuffizienz** die häufigste von beidseitigen Ödemen.

Tab. 3.2 Ursachen und wegweisende Befunde von lokalisierten Ödemen.

Ursache	wegweisende Befunde und Diagnostik
Thrombose	Anamnese (akut einsetzend, oft nach vorangegangener Immobilisierung des Beines), Inspektion (livide Hautfarbe, verstärkte Venenzeichnung), Labor (D-Dimere ↑), Duplexsonografie (Thrombosenachweis)
chronisch-venöse Insuffizienz (CVI)	Anamnese (langsam zunehmende Unterschenkelschwellung, vorausgegangene Thrombophlebitiden), Inspektion (Varikosis), Duplexsonografie (Z. n. Thrombose)
Tumor	B-Symptomatik, Bildgebung (Tumornachweis)
Entzündung	Anamnese, Labor (CRP ↑, Leukozyten ↑)
allergische Reaktion	akut auftretend, Flüchtigkeit, Juckreiz, Rötung, Besserung auf Allergenkarenz, Allergentest
statische Belastung	Auftreten nach langem Stehen, Hitze, enges Schuhwerk, Besserung durch Beinhochlagerung
primäres Lymphödem	Verlauf von distal nach proximal, Ausschlussdiagnose
sekundäres Lymphödem	Verlauf von proximal nach distal, Suche nach Infektion, Tumor etc.
Angioödem	anfallsartige Schwellung von Haut und Schleimhäuten (v. a. Lider, Lippen, Hände, Füße), Anamnese (Auslöser), allergische Diagnostik, C_1-INH-Aktivität und -Konzentration

Tab. 3.3 Ursachen und wegweisende Befunde von generalisierten Ödemen.

Ursache	wegweisende Befunde und Diagnostik
Herzinsuffizienz	Nykturie, belastungsabhängige **Dyspnoe,** Auskultation, EKG, Echokardiografie
Niereninsuffizienz	Labor (Serumkreatinin ↑, pathologische Kreatinin-Clearance)
nephrotisches Syndrom	Proteinurie
Lebererkrankungen	Labor (Transaminasen ↑, Quick-Wert ↓), Sonografie (Zirrhose)
enterales Eiweißverlust-Syndrom	Antitrypsin, Albumin im Stuhl
Medikamente	Anamnese
Cushing-Syndrom	Inspektion (Büffelnacken, Stammfettsucht), Labor (pathologischer Dexamethason-Test)
idiopathisch	Ausschlussdiagnose, meist Frauen, periodische starke Gewichtsveränderungen

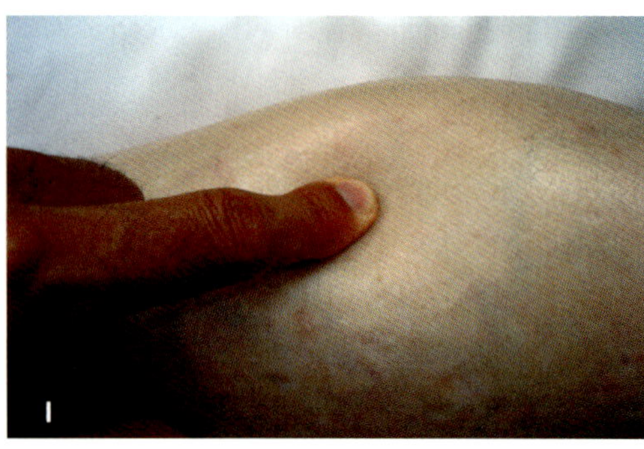

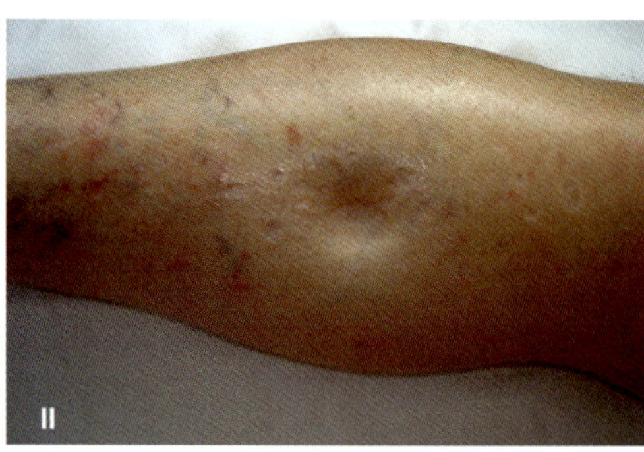

Abb. 3.4 Eindrückbares Ödem am Unterschenkel. [Quelle: Arastéh, Baenkler, Bieber et al., Duale Reihe Innere Medizin, Thieme, 2018]

Tab. 3.4 Diagnostisches Vorgehen bei Ödemen.

Diagnostik	lokalisiert, meist einseitig	generalisiert, beidseitig
Anamnese	Trauma, Operationen, Allergie, Tumorerkrankungen, frühere Thrombosen oder Gerinnungsstörungen	B-Symptomatik, Diarrhö, Gewichtszunahme, Dyspnoe, Nieren- bzw. Lebererkrankungen, Alkohol, Medikamente
Inspektion	Farbe und Temperatur der Extremitäten, Hautveränderungen, Unterschenkelumfang, Zehen mitbetroffen	Lidödeme, Aszites
Palpation	Wegdrückbarkeit, **Stemmer-Zeichen**, proximale Lymphknoten	Wegdrückbarkeit, Untersuchung auf Raumforderungen
Perkussion		Pleuraergüsse, Aszites
Labor	Elektrolyte, CRP, Blutbild, Gerinnung, Urinstatus	Elektrolyte, CRP, Blutbild, Leber- und Nierenwerte, Eiweiß, Gerinnung, Urinstatus
bildgebende Verfahren	je nach Verdachtsdiagnose z. B. Röntgen-Thorax, Duplexsonografie, Sonografie, MRT	je nach Verdachtsdiagnose z. B. Abdomen-Sonografie, EKG, transthorakale Echokardiografie, Röntgen-Thorax, Duplexsonografie, MRT

3.4.3 Symptomatik

Venöse Ödeme sind „**wegdrückbar**“: Wenn sie mit dem Finger eingedrückt werden, bildet sich eine Delle. **Lymphödeme** hingegen fühlen sich teigig-weich an und können mit zunehmendem Bestehen nur noch **schlecht eingedrückt** werden.

Merke: Ein venöses Ödem an den Beinen (Phlebödem) spart meist die Zehen aus, ein Lymphödem schließt sie mit ein.

Kardiale Ödeme, z. B. im Rahmen einer Herzinsuffizienz, sind lageabhängig und werden zuerst an den anhängigen Körperpartien manifest (meist Unterschenkel und Knöchelbereich im Stehen, sakral im Liegen). Sie treten beidseitig auf und sind leicht eindrückbar.

Besonders **Lidödeme**, aber auch periphere Ödeme anderer Lokalisation sollten an eine nephrologische Störung denken lassen.

3.4.4 Diagnostik

Tab. 3.4 fasst das diagnostische Vorgehen bei lokalisierten und generalisierten Ödemen zusammen.

3.4.5 Differenzialdiagnosen

- **Myxödem**
  - **generalisiertes** Myxödem bei Hypothyreose
  - **lokalisiertes prätibiales** Myxödem bei Hyperthyreose
- **Lipödem**.

3.5 Dehydratation und Exsikkose

Definition: Unter **Dehydratation** versteht man verminderte Flüssigkeit im Extrazellulärraum.

Definition: Unter **Exsikkose** (Austrocknung) versteht man einen Flüssigkeits- bzw. Wassermangel im Körper, der das Resultat einer Dehydratation ist.

3.5.1 Ätiologie

- **erhöhte Flüssigkeitsverluste:**
  - **gastrointestinal:** z. B. Erbrechen, Diarrhö
  - **renal:** z. B. akute oder chronische Nierenerkrankungen (eingeschränkte Konzentrationsfähigkeit), Morbus Addison, Diurese (Dauermedikation mit Diuretika, osmotisch bedingte Diurese bei Hyperglykämie), Diabetes insipidus
  - **über die Haut:** z. B. Verbrennungen, Fieber
  - **in den 3. Raum:** z. B. bei Peritonitis, Ileus, Pankreatitis
- **unzureichende Flüssigkeitszufuhr:** meist bei älteren Patienten durch vermindertes Durstempfinden oder kognitive Veränderungen.

Lerntipp !

Die **Ursachen für Dehydratation/Exsikkose** solltest du unbedingt kennen! Übrigens führt eine Harninkontinenz primär nicht zur Exsikkose. Es wird ja nicht zu viel Urin produziert, sondern dieser kann willentlich nicht mehr zurückgehalten werden. Erst wenn die Betroffenen in weiterer Folge, z. B. aus Schamgefühl, weniger trinken, kann der Flüssigkeitshaushalt betroffen sein.

3.5.2 Symptomatik

Die Patienten sind **hypoton** und **tachykard**. Der **Hautturgor** ist **vermindert** (Hautfalten bleiben stehen), die Schleimhäute sind trocken und die Halsvenen kollabiert.

Außerdem finden sich **unspezifische Beschwerden** wie Müdigkeit, Schwäche, Schwindel und Durstgefühl. Die Urinproduktion ist meist eingeschränkt (**Oligurie**).

In schweren Fällen können **zentralnervöse Symptome** wie Benommenheit, Verwirrtheit (häufig bei älteren Patienten) und Krämpfe auftreten.

Merke: Die Dehydratation/Exsikkose ist bei geriatrischen Patienten ein häufiges und gefährliches Problem mit teilweise lebensbedrohlichen Folgen (Dekubitus, Obstipation, orthostatische Dysregulation mit Stürzen, Delir, Niereninsuffizienz, Rhabdomyolyse). Schnelle Diagnostik und Therapie sind zwingend erforderlich.

3.5.3 Diagnostik

Anamnese:
- Symptome: z. B. starkes Durstgefühl, Kreislaufbeschwerden, Gewichtsverlust, zerebrale Symptome
- Trinkmenge, Urinmenge und -farbe
- Vorerkrankungen
- Medikamenteneinnahme (z. B. Diuretika).

Körperliche Untersuchung:
- Haut: trockene Haut und Schleimhäute, **verminderter Hautturgor**, verminderte Venenfüllung
- Blutdruck und Puls: **Hypotonie** und **Tachykardie**
- Messung der Körpertemperatur (Fieber?)
- orientierende neurologische Untersuchung.

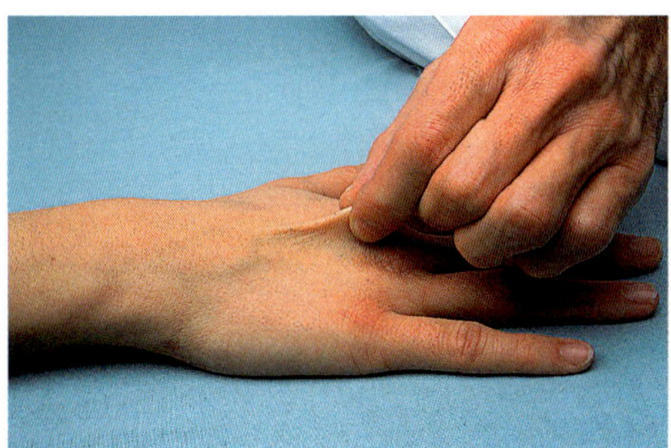

Abb. 3.5 Prüfung des Hautturgors. Bei Exsikkose bleibt die Hautfalte eine Zeit lang stehen. [Quelle: Füeßl, Middeke, Duale Reihe Anamnese und Klinische Untersuchung, Thieme, 2018]

Labor:
- Hämoglobin und Hämatokrit: erhöht
- Serumnatrium und Serumosmolalität:
  - isotone Dehydratation: normal
  - hypotone Dehydratation: vermindert
  - hypertone Dehydratation: erhöht
- Eiweiß und Harnstoff i. S.: erhöht
- Blutglukose (erhöht?)
- Urinstatus.

IMPP-Fakten

! **Auslöser** einer **Exsikkose** sind u. a. Gastroenteritis, Dauermedikation mit Diuretika, Fieber oder erhöhter Blutglukosespiegel bei Diabetes mellitus.

! Bei **exsikkierten Patienten** ist der **Hämatokrit erhöht**.

3.6 Hyperhydratation

Synonyme: Wasserüberschuss, Überwässerung.

Definition: vermehrte Flüssigkeit im Extrazellulärraum.

3.6.1 Einteilung

Das Verhältnis von Serumosmolalität (Na^+) zum Volumen der extra- und intrazellulären Flüssigkeit bestimmt die Art der Hyperhydratation.

Tab. 3.5 Einteilung der Hyperhydratation.

	isotone Hyperhydratation	hypotone Hyperhydratation	hypertone Hyperhydratation
Serumnatriumkonzentration	normal	↓	↑
Hämatokrit	↓		
MCV	normal	↑	↓
Serumproteinkonzentration	↓		
spezifisches Uringewicht	↓	normal	↑

3.6.2 Ätiopathogenese

Eine Hyperhydratation entsteht pathophysiologisch aufgrund:
- vermehrter Natriumretention
- erhöhter Wasserretention
- erhöhter Flüssigkeitszufuhr.

Eine Hyperhydratation kann beispielweise auftreten bei Herz- oder Niereninsuffizienz, Hypoproteinämie (z. B. nephrotisches Syndrom, Hungerödem, Leberzirrhose) oder hormonellen Regulationsstörungen (sekundärer Hyperaldosteronismus, Therapie mit Gluko- oder Mineralkortikoiden, SIADH).

Sie kann auch durch Trinken von Salzwasser oder iatrogen durch inadäquate Zufuhr von Infusionslösungen entstehen.

3.6.3 Symptomatik

Durch die vermehrte Wassereinlagerung kommt es typischerweise zu peripheren **Ödemen** und einer verstärkten Venenfüllung, ggf. auch zu erhöhtem Blutdruck und Tachykardie. Beim SIADH entwickeln sich keine peripheren Ödeme.

In schweren Fällen kann sich ein lebensbedrohliches Lungenödem („Fluid Lung“) bzw. ein Hirnödem entwickeln.

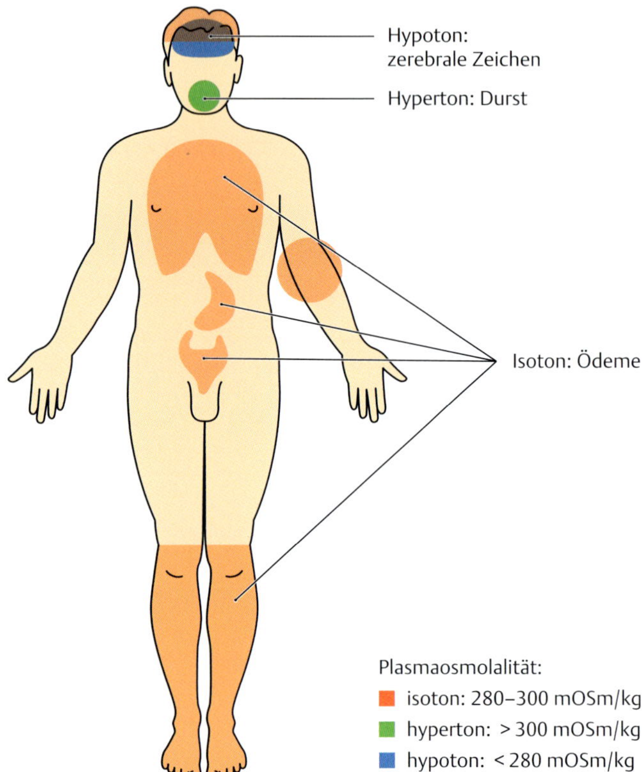

Abb. 3.6 Leitsymptome der Hyperhydratation. [Quelle: Weimann, Biesalski, Bischoff et al., Ernährungs- und Infusionstherapie, Thieme, 2021]

3.6.4 Diagnostik

- Anamnese
- körperliche Untersuchung:
  - Gewichtszunahme, Blutdruckanstieg, evtl. feuchte Rasselgeräusche, venöse Stauungszeichen
- Labordiagnostik:
  - Elektrolyte (v. a. Natrium), Plasma-Osmolarität, Blutbild, Albumin, Kreatinin, Harnstoff, Glukose
  - Urinausscheidung, -Osmolarität und -Natrium
- Sonografie, Röntgen-Thorax (Aszites, Pleuraergüsse).

3.7 Schwitzen

Definition: Abgabe von Schweiß durch die Schweißdrüsen.

Definition: Eine übermäßige, abnorm gesteigerte Schweißbildung nennt man **Hyperhidrose**.

Definition: Ist die Schweißbildung vermindert oder aufgehoben, spricht man von **Anhidrose**.

3.7.1 Ätiologie

Schwitzen ist eine physiologische Reaktion des Körpers auf Wärme, körperliche oder psychische Belastung. Die Schweißproduktion wird durch das sympathische Nervensystem reguliert und dient in erster Linie der Thermoregulation.

Hyperhidrose: Ursachen der **generalisierten** Hyperhidrose:
- Infektionen
- maligne Erkrankungen: B-Symptomatik, z. B. im Rahmen maligner Lymphome (v. a. bei Hodgkin-Lymphom)
- endokrine Störungen: z. B. Hyperthyreose, Phäochromozytom, Akromegalie, Karzinoid-Syndrom; physiologisch bei Menopause
- kardiovaskuläre Erkrankungen: z. B. Hypertonie
- neurologische Störungen: z. B. Parkinson-Krankheit
- Medikamente: z. B. Antidepressiva, ACE-Hemmer, Antiöstrogene
- Entzugserscheinung: z. B. bei Alkohol- oder Opioid-Abusus.

Ursachen der **fokalen** Hyperhidrose:
- **primär** (idiopathisch): primäre fokale Hyperhidrose
- **sekundär** durch zentrale oder periphere Nervenschädigungen (z. B. diabetische Neuropathie).

Praxistipp: **Nachtschweiß** kann durch folgende Erkrankungen bedingt sein:
- maligne Erkrankungen: Lymphome, Leukämien, Karzinome
- Infektionskrankheiten: akut (Influenza, Malaria, Osteomyelitis) oder chronisch (Tuberkulose, AIDS)
- Autoimmunerkrankungen
- endokrine Störungen: Hyperthyreose, Menopause
- Stoffwechselerkrankungen: Diabetes mellitus.

Anhidrose:
- Störungen des zentralen und peripheren Nervensystems: Ausfall oder Schädigung des Sympathikus, Polyneuropathien, Plexusläsionen
- endokrine Störungen: z. B. Hypothyreose, Morbus Addison, Diabetes insipidus
- Hauterkrankungen: z. B. Hautatrophie, Ichthyosen, Miliaria
- schwere Dehydratation
- Medikamente (z. B. Atropin, Scopolamin (S. 84)).

3.7.2 Diagnostik

Anamnese:
- Beginn: Kindesalter, Pubertät, Erwachsenalter?
- Auslöser und Zeitpunkt des Schwitzens: z. B. nachts, nach Belastung, in Zusammenhang mit Essen?
- Lokalisation
- Begleitsymptome: Müdigkeit, Gewichtsverlust, Schmerzen, Fieber, Schüttelfrost, Hyperthyreosezeichen, B-Symptomatik
- Menstruationsanamnese
- Medikamenteneinnahme.

Körperliche Untersuchung:
- Palpation der Lymphknoten
- Messung von Blutdruck und Puls
- Zeichen einer konsumierenden Erkrankung.

Weitere Diagnostik: Abhängig von der Verdachtsdiagnose.

IMPP-Fakten 

! Eine **Hyperhidrose** kann u. a. bei endokrinen Erkrankungen (z. B. Hyperthyreose, Akromegalie, Phäochromozytom), malignen Erkrankungen (z. B. Hodgkin-Lymphom) oder Opioid-Abusus auftreten.

Allgemeine Pathologie

4 Grundlagen

4.1 Grundbegriffe

4.1.1 Gesundheit und Krankheit

Definition: Die WHO definiert **Gesundheit** als einen Zustand des „völligen körperlichen, geistigen und sozialen Wohlbefindens" (**Idealnorm**) und nicht nur als eine reine Abwesenheit von Krankheit oder Gebrechen.

Definition: Der Begriff **Krankheit** beschreibt i. A. die gestörte Funktion eines bzw. mehrerer Organe oder der Psyche, die „den Gesamtorganismus oder einzelne seiner Teile so verändern, dass der betroffene Mensch subjektiv, klinisch oder sozial hilfebedürftig wird".

4.1.2 Ätiologie

Definition: Ätiologie beschreibt die **Ursachen** bzw. die **auslösenden Faktoren** einer Krankheit sowie die Wirkung von Risikofaktoren.

Einteilung:

- **vererbte bzw. genetisch bedingte Störungen:** werden durch die Eltern auf das Kind übertragen (hereditäre Störungen, **Erbkrankheiten**) oder entstehen durch **somatische Mutationen** beim Kind. Sie können monogen oder polygen bedingt sein. Erbkrankheiten können sich vor bzw. kurz nach der Geburt (= **kongenitale Erkrankungen**) oder in späteren Lebensjahren manifestieren.
- **erworbene Störungen:** entstehen als Reaktion des Organismus auf **endogene** oder **exogene** Noxen. Man unterscheidet dabei verschiedene **Grundtypen**.

4.1.3 Pathogenese

Definition: Pathogenese ist die Lehre der **Entstehung** und **Entwicklung** einer Krankheit.

Kausale Pathogenese: Sie beschreibt den **Zusammenhang** zwischen Krankheitsursache und Krankheitsbereitschaft (Disposition) bzw. Widerstandskraft (Resistenz) des Organismus (z. B. begünstigt das metabolische Syndrom die Entstehung einer Arteriosklerose).

Die individuelle **Disposition** ist die Anfälligkeit eines Organismus für eine Krankheit. Sie hängt u. a. von genetischen Faktoren, Alter, Geschlecht und Vorerkrankungen ab.

Die **Resistenz** ist der Widerstand eines Organismus gegen äußere Einflüsse. Sie hängt u. a. entscheidend von der Funktion des angeborenen und erworbenen Immunsystems ab.

Formale Pathogenese: Sie beschreibt den **Ablauf** einer Erkrankung und die damit einhergehenden krankheitsspezifischen Struktur- und/oder Funktionsveränderungen.

4.1.4 Symptom und Syndrom

Definition: **Symptome** sind Zeichen für ein pathologisches Geschehen. Das gleichzeitige Vorliegen verschiedener Symptome, deren Ursache einheitlich, deren Pathogenese aber unterschiedlich oder unbekannt ist, wird als **Syndrom** bezeichnet.

Tab. 4.1 Grundtypen erworbener Störungen

Grundtypen	Beschreibung	Beispiele
adaptive und reaktive Veränderungen	akute und chronische Anpassungsreaktionen des Organismus auf unterschiedliche exo- und endogene Einflüsse	Höhenanpassung: pO_2 ↓ führt akut zur Hyperventilation und chronisch zu einer **Steigerung der Erythropoese**, permanent erhöhter Blutdruck → **hypertensive Herzkrankheit**
neoplastische Entartung	Reicht die Anpassungsreaktion des Organismus nicht aus, um eine Störung zu verhindern oder auszugleichen, können Zellen entarten.	UV-Belastung ↑ → **Hauttumoren**
Schäden durch teratogene Noxen	Teratogene Noxen haben die Fähigkeit, im Embryo kongenitale Fehlbildungen oder Organfehlfunktionen hervorzurufen.	Häufige teratogene Noxen sind chemische Noxen, Virusinfektionen und ionisierende Strahlung.
mikrobielle Infektionen	Entscheidend sind Exposition und Übertragung zwischen Erreger und Wirt, Abwehrfunktion des Wirts und Pathogenität, Virulenz und Resistenz des Erregers.	bakterielle, virale, parasitäre Erkrankungen

Tab. 4.2 **Übersichtsfärbungen**

Färbetyp	Einsatzgebiet	Ergebnis
Hämatoxylin-Eosin (HE)	Standardfärbung für Histologie	▪ **blau** (saure/basophile Strukturen): Zellkern, Ribosomen, endoplasmatisches Retikulum, basophiles Zytoplasma, Kalk, Bakterien ▪ **rot** (basische/azidophile Strukturen): azidophiles Zytoplasma, Bindegewebe, Fibrin
Giemsa	Standardfärbung für Knochenmark und Lymphknoten; in der Zytologie MGG = May-Grünwald-Giemsa-Färbung	▪ **blau:** Zellkerne, Bakterien, basophiles Zytoplasma ▪ **purpurrot:** eosinophiles Zytoplasma, Granula, kollagene Fasern ▪ **violett:** Mastzellen ▪ **grün:** Melanin
Papanicolaou (PAP)	Standardfärbung für Zytologie (Zervixabstrich)	▪ **blau:** Zellkerne, Bakterien ▪ **blaugrün:** Zytoplasma ▪ **rötlich gelb:** keratinhaltiges Zytoplasma, zelluläres Glykogen ▪ **braunrot:** Schleim ▪ **grün:** Kollagen

4.1.5 Krankheitsverlauf

- **akut:** schneller Beginn einer Krankheit und eher **kurze** Dauer
- **chronisch:** langsame Entwicklung und **lange** Dauer
- **Heilung (Restitutio ad integrum):** vollständige Ausheilung ohne bleibenden Defekt
- **Defektheilung:** Ausheilung mit bleibendem Defekt (morphologisch oder funktionell)
- **Rezidiv:** Wiederauftreten des gleichen Symptoms, das entweder durch die Therapie oder spontan verschwunden war
- **Remission:** Nachlassen der Symptome oder Schwund eines Tumors ohne vollständige Genesung.

4.2 Diagnostische Methoden

4.2.1 Intravitale Diagnostik

Bei der intravitalen Diagnostik werden Zellen oder Gewebe analysiert, die einem **lebenden** Patienten entnommen wurden. Zu den wichtigsten Aufgaben und Zielen gehören:

- **Artdiagnose** (neoplastisch, entzündlich, degenerativ)
- **Krebsfrüherkennung**
- **Tumordiagnostik** (Beurteilung der Dignität, des Tumortyps, des Stagings und der Vollständigkeit der Exzision).

Zell- und Gewebeentnahme: zytologische Untersuchungen:

- **Exfoliativzytologie:** Entnahme von spontan abgeschilferten Zellen aus **Körperflüssigkeiten** oder von **mechanisch** abgeschilferten Zellen mittels Bürsten, Spateln oder Spülung. Klinisch von Bedeutung ist insbesondere der Zervixabstrich.
- **Punktionszytologie:** Aspiration (Ansaugen) von Zellen mit einer Punktionsnadel z. B. aus Mamma, Schilddrüse, Lymphknoten, Gelenk oder Knochenmark.

Für **histologische** Untersuchungen werden Gewebeproben entnommen (Biopsien):

- **Nadelbiopsie:** Gewebeentnahme mit Hohlnadel (z. B. Leber)
- **Stanzbiopsie:** z. B. Beckenkammstanze zur Knochenmarkgewinnung
- **Probeexzision:** z. B. endoskopische Zangenbiopsie von Schleimhäuten, Hautbiopsie
- **operative Gewebeentnahme**.

Praxistipp: Intraoperativ entnommenes Material grundsätzlich **immer histologisch** untersuchen.

Färbemethoden: Die wichtigsten Standardfärbungen sind in Tab. 4.2 gelistet. Daneben gibt es noch zahlreiche Spezialfärbungen (Tab. 4.3).

Untersuchungsmethoden:

Makroskopische Beurteilung: Dabei auf Veränderungen hinsichtlich **Größe**, **Gewicht**, **Form**, **Oberfläche**, **Konsistenz** und **Geruch** achten.

Bei Biopsaten muss auf die Randbereiche der Läsion und den Kontakt zu benachbarten Strukturen geachtet werden, da nur aus makroskopisch verdächtigen Arealen entnommene Proben für die histologische Untersuchung diagnostisch relevant sind.

Zytologische Untersuchung: Im Gegensatz zur Histopathologie werden in der Zytologie **einzelne Zellen** oder **Zellverbände** beurteilt. Das gewonnene Material wird auf einem Objektträger fixiert, gefärbt und unter dem Lichtmikroskop beurteilt. Zu den wichtigsten Einsatzgebieten zählen:

- prophylaktisches Tumor-Screening
- Erfassung von Tumorvorstufen
- minimalinvasive Tumordiagnostik
- Therapieverlaufskontrollen.

Histologische Untersuchung: Die mikroskopische Beurteilung von speziell fixierten und gefärbten **Gewebeschnitten** ist heute die zentrale Aufgabe des Pathologen in der **Tumordiagnostik**.

Für die Paraffin-Fixierung werden die Gewebeproben mit Formaldehydlösung fixiert, mit aufsteigender Alkoholreihe entwässert und anschließend über Xylol in einen Paraffinblock eingebettet. Ist dieser ausgehärtet, können Scheiben (2–5 µm) abgeschnitten und auf einen Objektträger aufgezogen werden.

Lerntipp !

Da das IMPP regelmäßig makroskopische und mikroskopische Organbefunde zeigt, solltest du dir an dieser Stelle ein wenig Extrazeit nehmen und deine histologischen Fähigkeiten überprüfen. Du solltest z. B. Lungen- von Lebergewebe oder Nieren- von Uterusgewebe zielsicher unterscheiden können.

Immunhistochemische Untersuchung: Mit ihrer Hilfe werden bestimmte **antigene Strukturen** an der Membran, im Zytoplasma oder im Kern mit spezifischen Antikörpern nachgewiesen.

Immunhistochemische Untersuchungsmethoden werden vorwiegend in der **Tumordiagnostik** (Phänotypisierung) und zur **Identifikation von Virusantigenen** eingesetzt.

Tab. 4.3 **Spezialfärbungen**

Färbetyp	Einsatzgebiet	Ergebnis
van Gieson	Bindegewebe und Knochen	▪ **gelb:** Zytoplasma, Muskulatur ▪ **schwarz:** Zellkerne ▪ **rötlich:** Bindegewebe (z. B. → Stauungsleber), Hyalin
Elastica-van-Gieson	z. B.: Elastofibrom versus Fibrolipom	▪ **gelb:** Zytoplasma, Muskulatur ▪ **rot:** kollagene Fasern, Hyalin ▪ **schwarzbraun:** Zellkerne, elastische Fasern
Versilberungen	ZNS-Färbung (z. B. Fibrillenfärbung bei Alzheimer, Fasernetzwerk beim HCC [Leberkarzinom])	▪ **Golgi-Färbung**: Versilberung einzelner Neurone mit Silbernitrat (schwarz) ▪ **Gomori-Färbung**: Versilberung retikulärer Fasern (schwarz) ▪ **von Kossa-Färbung**: Verkalkungen (schwarz)
Azan	z. B.: Fibrin versus Kollagen	▪ **rot:** Zellkerne, azidophiles Zytoplasma, Fibrin, epitheliales Hyalin ▪ **blau:** Kollagenfasern, retikuläre Fasern, bindegewebiges Hyalin, azidophiles Zytoplasma
Gram	Bakterienfärbung	▪ **blau:** grampositive Bakterien ▪ **rot:** gramnegative Bakterien und Hintergrund
Ziehl-Neelsen	säurefeste Stäbchen (V. a. Tuberkulose, Lepra)	▪ **rot:** säurefeste Stäbchen ▪ **blau:** Zellkerne, nicht säurefeste Bakterien uvm.
Sudan III-Fettfärbung	Nachweis von Lipiden	▪ **rot:** Fettgewebe ▪ **blau:** Zellkerne
Berliner-Blau	Eiseneinlagerungen (v. a. bei Hämochromatose, Siderophagen nach Blutungsabbau)	▪ **blau:** dreiwertige Eisenionen ▪ **rot:** Zellkerne
Kongorot	Amyloidablagerungen	▪ **rot:** Amyloidablagerungen, in Polarisation ▪ **grünblau:** Zellkerne
Naphthol-AS-D-Chloracetat-esterase-Reaktion	Darstellung der Esterase in neutrophilen Granulozyten und Gewebsbasophilen → DD: reife und unreife myeloische Zellen, z. B. CML	▪ Granulozyten: hohe Esteraseaktivität
Periodsäure-Schiff-Reaktion (PAS)	Pilze, Parasiten, Siegelringzellen, Schleim	▪ **magentarot:** Mukopolysaccharide (Glykosaminoglykane, Kohlenhydrate, Glykogen) ▪ **blau:** Zellkerne

Schnellschnittdiagnostik: sofortige Untersuchung intraoperativ entnommenen Gewebes. Das Gewebe wird zunächst schockgefroren und anschließend dünn geschnitten und gefärbt.

Diese Methode ermöglicht die Befundung von Gewebeproben **innerhalb weniger Minuten** und hat entscheidenden **Einfluss** auf das weitere **operative Vorgehen**. Mit dieser Methode werden häufig die Art (Entzündung vs. Tumor) und Dignität eines Prozesses festgestellt sowie Resektionsränder beurteilt.

Praxistipp: Da die diagnostische Aussagekraft einer Schnellschnittuntersuchung der einer regulären histologischen Untersuchung unterlegen ist, muss diese zur **Bestätigung** der Diagnose in jedem Fall **nachgeholt werden**!

Elektronenmikroskopie: Mithilfe der Elektronenmikroskopie können **subzelluläre Strukturen** (Organellen) untersucht werden. Dafür ist eine spezielle Fixierung und Färbung notwendig (Einbettung in Kunstharz; Färbung mit Osmiumtetroxid). Besonders geeignet ist die Elektronenmikroskopie für die Diagnostik von einzelnen neurologischen Erkrankungen, Glomerulonephritiden und Ablagerungen im Rahmen von Stoffwechselerkrankungen und für den Nachweis von Viruseinschlüssen.

Molekularbiologische Techniken: Hauptanwendungsbereiche sind die Diagnostik von **Erbkrankheiten**, die **Tumordiagnostik** und die **Erregeranalyse**.

Zu den Standardmethoden zählen Polymerase-Ketten-Reaktion (PCR) und DNA-Sequenzierung (z. B. Nachweis von Punktmutationen von Onkogenen, Klonalitätsanalysen), In-situ-Hybridisierung (z. B. Translokationen), Fragmentanalyse oder die Hybridisierung mit Mikrochip-Arrays.

4.2.2 Postmortale Diagnostik

Voraussetzung für die **klinische Obduktion** ist eine **natürliche Todesursache**. Zu den wichtigsten Zielen zählen:

- Erfassung der exakten Todesursache und des Grundleidens
- Erforschung pathogenetischer Zusammenhänge
- Nachweis ärztlicher Fehldiagnosen oder Kunstfehler
- Beurteilung von Therapieeffekten.

Bei einer **nichtnatürlichen Todesursache** erfolgt die Obduktion in der Rechtsmedizin (**gerichtliche Obduktion**).

5 Zell- und Gewebepathologie

5.1 Anpassungsreaktionen von Zellen und Geweben

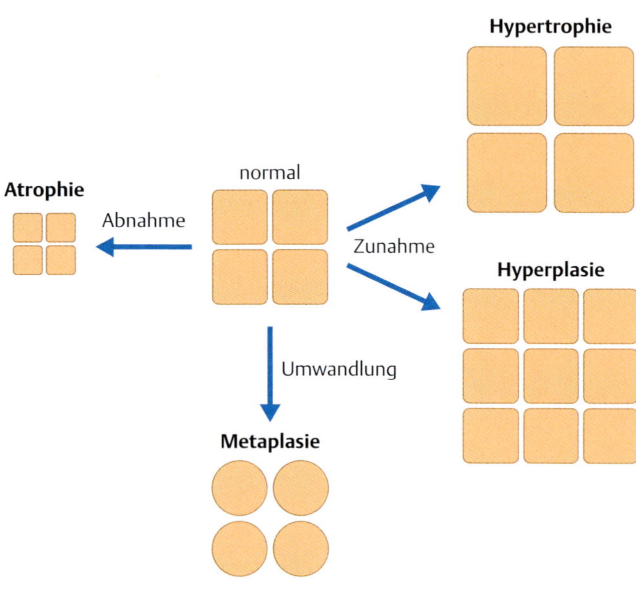

Abb. 5.1 Anpassungsreaktionen.

5.1.1 Atrophie

Definition: erworbene, reversible Rückbildung oder Verkleinerung von Zellen, Organen oder Geweben. Man unterscheidet:
- **einfache Atrophie:** Geweberückbildung durch **Verkleinerung der Zellen**
- **numerische Atrophie:** Geweberückbildung durch **Verminderung der Zellzahl**.

Merke: „Atrophie" nicht verwechseln mit:
- **Agenesie**: fehlende Organanlage
- **Aplasie**: fehlende Organentwicklung
- **Atresie**: ungenügende Entwicklung von Hohlorganen und Körperöffnungen
- **Hypoplasie**: ungenügende Organentwicklung.

Pathogenese: Anpassungsreaktion auf:
- reduzierte nervale oder hormonelle Zellstimulation
- verminderte Anforderung an die Zellleistung
- mangelhafte Blut- und Nährstoffversorgung der Zelle.

Die funktionelle Belastbarkeit atrophischer Zellen ist herabgesetzt.

Morphologie: Makroskopisch ist das betroffene Organ verkleinert, histologisch Abnahme zellulärer Strukturen.

Atrophieformen:

Physiologische Atrophie:
- **Involutionsatrophie:** Rückbildung eines Organs nach Erfüllung seiner Funktion (z. B. Thymus, lymphatisches System und Sexualorgane).
- **Altersatrophie:** Rückbildung als Reaktion auf verminderte Anforderungen im Alter (z. B. Herz, Leber, Knochensubstanz).

Pathologische Atrophie:
- **generalisierte Atrophie** (Inanitionsatrophie): Atrophie bei Kachexie infolge unzureichender Nahrungszufuhr oder -aufnahme, z. B. bei chronischen Hungerzuständen, Tumoren, Malabsorption, Anorexia nervosa.
- **lokalisierte Atrophie:**
  - **Inaktivitätsatrophie:** z. B. Atrophie der Skelettmuskulatur bei längerer Ruhigstellung nach Fraktur
  - **Druckatrophie:** z. B. Atrophie läppchenzentraler Leberzellbälkchen infolge einer Blutstauung
  - **ischämische** (vaskuläre) Atrophie: z. B. Atrophie eines Leberlappens bei Pfortaderverschluss
  - **trophoneurotische** Atrophie: z. B. Atrophie der Muskulatur nach Denervierung.

Der Organismus kann auf den durch Atrophie frei gewordenen Raum mit einer **vikariierenden Vakatwucherung** reagieren: Der Organabbau wird durch eine reaktive Vermehrung des Fett- und Bindegewebes ausgeglichen.

Die vikariierende Vakatwucherung findet besonders häufig in labilen Geweben statt, z. B. im involutierten Thymus. Auch in exokrinen Drüsen und in atrophierter Muskulatur können die untergegangenen Parenchymzellen durch Fettgewebswucherung ersetzt werden.

5.1.2 Hypertrophie

Definition: reversible Organ- bzw. Gewebevergrößerung, die auf einer Zunahme des Zellvolumens beruht. Die Zellzahl bleibt unverändert.

Pathogenese: Durch eine erhöhte funktionelle Beanspruchung oder gesteigerte hormonelle bzw. nervale Stimulation werden **anabole** Mechanismen **aktiviert** (z. B. vermehrte Expression von

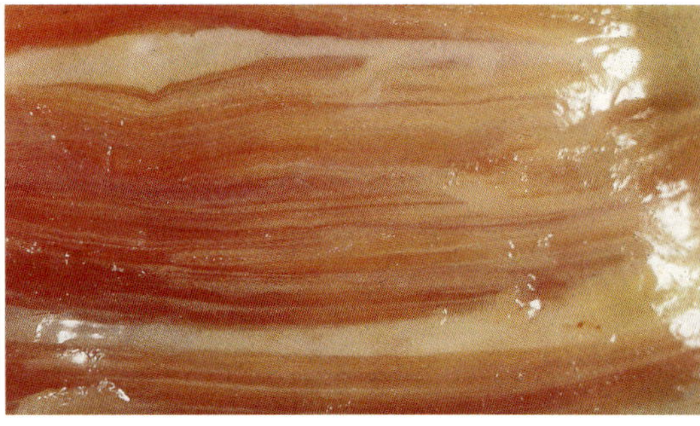

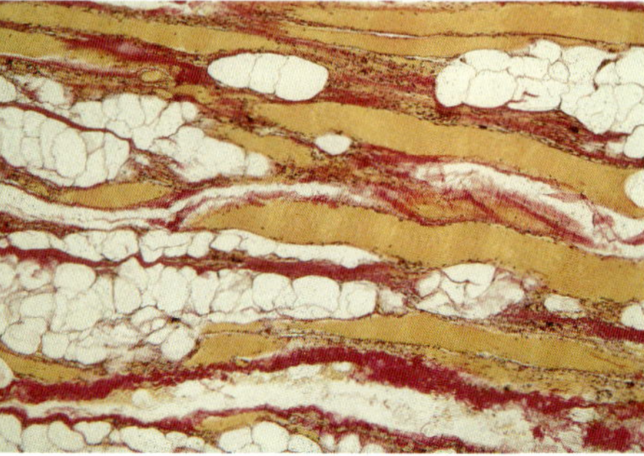

Abb. 5.2 Inaktivitätsatrophie der Wadenmuskulatur. Makroskopischer (links) und mikroskopischer (rechts) Befund einer numerischen Atrophie der Wadenmuskulatur mit Vakatfettwucherung. Im histologischen Schnitt stellen sich die atrophischen Muskelfasern gelb, Kollagenfasern rot und Fettgewebe weiß dar (Vergr. 1:75). [Quelle: Riede, Uniklinik Freiburg]

embryonalen oder Strukturgenen) und **katabole** Prozesse (z. B. autophagischer Zellumbau, intrazelluläre Proteolyse) **gedrosselt**.

Morphologie: Makroskopisch erscheint das Organ vergrößert. Histologisches Korrelat sind große, polyploide Zellen mit überdurchschnittlich vielen Zellorganellen.

Hypertrophieformen:

- **kompensatorische Hypertrophie:** Sie entsteht durch Anpassung an eine gesteigerte Belastung. Beispiele sind die **Herzmuskelhypertrophie** durch eine vermehrte Druck- und Volumenbelastung (z. B. bei arterieller Hypertonie) oder die **Skelettmuskelhypertrophie** (z. B. bei Krafttraining).
- **hormonelle Hypertrophie:** vermehrte hormonelle Stimulation führt zu einem gesteigerten Gewebewachstum (z. B. gesteigertes Uteruswachstum infolge des Östrogeneinflusses während der Schwangerschaft).

5.1.3 Hyperplasie

Definition: Organvergrößerung durch Vermehrung der Parenchymzellen. Die Zellgröße bleibt dabei unverändert.

Merke: Achtung, nicht verwechseln:
- **Hypertrophie:** Vergrößerung des Zell**volumens**
- **Hyperplasie:** Erhöhung der Zell**zahl**.

Pathogenese: Anpassungsreaktion auf erhöhte funktionelle Beanspruchung bzw. vermehrte hormonelle und nervale Stimulation. Durch eine **erhöhte Mitoserate** proliferieren die Stammzellen, der Abbau reifer Zellen ist vermindert. Anders als bei der neoplastischen Zellzunahme kann sich eine Hyperplasie jedoch bei Wegfall des auslösenden Stimulus zurückbilden.

Morphologie: Makroskopisch ist das Organ vergrößert, histologisch zeigen sich viele eher kleine Zellen.

Hyperplasieformen:

- **regeneratorische Hyperplasie:** struktureller und funktioneller Ausgleich eines Gewebeschadens in regenerationsfähigen Geweben, z. B. Knochenmarkhyperplasie bei hämolytischer Anämie oder nach Blutverlusten
- **hormonelle Hyperplasie:** z. B. Endometriumhyperplasie infolge Östrogeneinflusses während der Schwangerschaft
- **dysendokrinologische Hyperplasie:** Mangelzustände, ein gestörter Feedback-Mechanismus oder ein gesteigertes Hormonangebot führen zu einer Hyperplasie endokriner Organe, z. B. Struma bei Iodmangel mit erhöhter TSH-Sekretion.
- **Überlastungshyperplasie:** Hyperplasie eines bereits hypertrophierten Organs bei ständiger funktioneller Überlastung, z. B. Herzmuskelhyperplasie des hypertrophierten Herzmuskels mit einem Gewicht > 500 g.

5.1.4 Metaplasie

Definition: die i. d. R. reversible Umwandlung eines ausdifferenzierten Gewebes eines bestimmten Typs in ein ausdifferenziertes Gewebe eines anderen Typs.

Pathogenese: **Chronische Reizung** führt zum Ersatz der ursprünglichen Zellen durch neue Zellen, die gegenüber dem einwirkenden Reiz widerstandsfähiger, aber funktionell minderwertig sind. Metaplasien sind i. d. R. **reversibel**, was sich aber in der Praxis nicht widerspiegelt, da der Stimulus häufig nicht ausreichend behandelt werden kann.

Metaplasieformen:

Plattenepithelmetaplasie:

- **Bronchialschleimhaut:** Bei chronischer Reizung, z. B. durch Rauchen, wandelt sich das physiologische Flimmerepithel in Plattenepithel um.
- **Zervixschleimhaut:** Umwandlung des mehrreihigen Zylinder- in mehrschichtiges Plattenepithel bei chronischer Zervizitis. Die Metaplasie entwickelt sich v. a. im Bereich der Transformationszone, an der diese 2 Zellarten ineinander übergehen.
- **Harnwege:** Umwandlung des Übergangsepithels in mehrschichtiges oder verhorntes Plattenepithel (Xerosis vesicae) bei chronischer Urozystitis oder chronischer Katheterlage.

Drüsige Metaplasie im Verdauungstrakt: Metaplasien infolge geänderter Milieubedingungen, z. B. durch Übertreten von Verdauungssäften in Teilabschnitte des Verdauungstraktes, die nicht für diese Sekrete ausgelegt sind.

- **Ösophagus:** Ersatz des Plattenepithels im terminalen Ösophagus durch ein spezialisiertes Zylinderepithel bei chronischem Reflux, sog. **Barrett-Syndrom** des ösophagokardialen Übergangs (Präkanzerose für das Adenokarzinom).
- **Magen:** Umwandlung der Magenschleimhaut in Dünndarmepithel mit Becherzellen, Paneth-Körnerzellen und Enterozyten bei chronischer atrophischer Gastritis (**intestinale Metaplasie**).

Bindegewebsmetaplasie: Bindegewebsverknöcherung bei chronischer Beanspruchung oder Entzündungen, z. B. Atherosklerose bei Hypertonie oder Myositis ossificans.

Merke: Bei länger bestehenden Entzündungen können sich im metaplastischen Gewebe dysplastische Veränderungen und präkanzeröse Läsionen entwickeln → **malignes Entartungsrisiko** ↑.

IMPP-Fakten 

! Die **Hypertrophie** beruht auf einer Vermehrung des **Zell-** oder **Organvolumens**.
! Die **Hyperplasie** beruht auf einer Erhöhung der **Zellzahl**.

5.2 Reversible Zellschädigung und Dystrophie

5.2.1 Hydropische Zellschwellung

Definition: trübe, dystrophe und reversible Zellschwellung infolge intrazellulären Wassereinstroms.

Ätiopathogenese: Bei Energiemangel (z. B. bei **Hypoxie**) oder **toxischen Membranschäden** versagt die **Na^+/K^+-Pumpe** und ein osmotisches Ungleichgewicht entsteht: Extrazellulär steigt die Kaliumkonzentration, intrazellulär die Natriumkonzentration. Der intrazelluläre Natriumanstieg bewirkt einen verstärkten Wassereinstrom in die Zelle, sodass diese anschwillt.

Auch **Flüssigkeits-** und **Elektrolytstörungen** im Extrazellulärraum können eine hydropische Zellschwellung verursachen.

Morphologie: Makroskopisch ist das Organ vergrößert und besitzt eine teigige Konsistenz. Histologisch sind die Zellen und Organellen vergrößert und wirken glasig blass.

5.2.2 Zellverfettung

Definition: Bei einer Zellverfettung finden sich im Zytoplasma von normalerweise nicht fetthaltigen Zellen lichtmikroskopisch sichtbare Fette (meist Neutralfette).

Ätiopathogenese: Mechanismen:
- **vermehrtes Angebot** an die Zelle
  - Überernährung
  - gesteigerte Lipolyse (Diabetes mellitus, Hyperkortisolismus, Alkoholexzesse)
- **verzögerter Abtransport** aus der Zelle
  - Hypoproteinämie (z. B. nach langem Fasten, chronischer Mangelernährung)
- **gestörter Zellstoffwechsel** (verminderte Fettsäureoxidation)
  - chronische Hypoxie
  - chemische Zellgifte (z. B. α-Amanitin)
  - bakterielle Gifte (z. B. Diphtherietoxin).

Je stärker die Zelle am Fettstoffwechsel beteiligt ist, desto leichter entwickelt sich eine Verfettung. Daher wird eine Zellverfettung v. a. in **Leber**, **Niere**, **Herz**- und **Skelettmuskulatur** beobachtet.

Morphologie: Makroskopisch sind die betroffenen Organe vergrößert, die Schnittfläche des Parenchyms hat einen gelblichen Farbton. Lichtmikroskopisch erscheinen die verfetteten Areale als leere Aussparungen im Präparat (Fettvakuolen).
- **Leber:** Bei hypoxischer Genese findet sich eine läppchenzentrale Verfettung („Prinzip der letzten Wiese"), bei Hyperlipidämie eine periportale Verfettung („Siebeffekt"), bei toxischer Genese eine diffuse Verfettung.
- **Niere:** Lipoidnephrose mit herdförmiger Verfettung der Tubulusepithelien.
- **Herz:** Die Verfettung betrifft v. a. den venösen Kapillarschenkel („Prinzip der letzten Wiese"), was dem Herzen makroskopisch den Aspekt einer „Tigerung" verleiht.

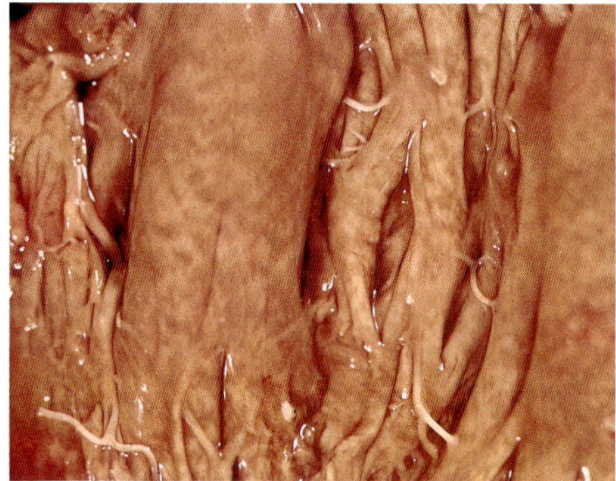

Abb. 5.3 **Myokardtigerung.** „Tigerung" des Herzmuskels durch chronischen Sauerstoffmangel (Hypoxie). [Quelle: Riede, Uniklinik Freiburg]

Von der Zellverfettung **abzugrenzen** sind:
- **Lipomatose:** Hyperplasie des Fettgewebes, z. B. Lipomatosis cordis (Herzverfettung) mit interstitieller, subepikardialer Vermehrung des Fettgewebes bei Hyperalimentation
- „**Schaumzellen**" bzw. **Lipophagen** (S. 48).

5.2.3 Intrazelluläres Hyalin

Definition: Überbegriff für verschiedene glasig homogene Strukturen, die v. a. aus Proteinen bestehen und sich leicht mit Eosin anfärben lassen. Hyalin kann sich sowohl intrazellulär als auch extrazellulär (S. 46) ablagern.

Formen und Ätiologie:
- **Mallory-Bodies** (Mallory-Hyalin): PAS-positive hyaline Ablagerungen in Leberzellen durch Ansammlung von Intermediärfilamenten bei alkoholbedingter Fettleber.
- **Councilman-Körperchen:** kleine, eosinophile, runde hyaline Körperchen, die apoptotische Hepatozyten darstellen und im Rahmen von Virushepatitiden oder Gelbfieberinfektionen entstehen.
- **Russell-Körperchen:** Einlagerung kristalliner Immunglobuline in funktionell beanspruchten (→ chronische Entzündungen) oder neoplastisch veränderten Plasmazellen (→ Plasmozytom) als Ausdruck einer gesteigerten Sekretionsleistung.
- **Asteroid-Körperchen:** Hyalin in Langhans-Riesenzellen bei Sarkoidose.
- **Proteinnephrose:** hyaline Tropfen in Tubulusepithelien bei Proteinurie mit verstärkter Eiweißrückresorption.
- **hyaline Mikrothromben:** bestehen aus zerfallenen Thrombozyten und Fibrin. Man findet sie in Kapillaren, z. B. als Folge der Hyperkoagulabilität bei Schock.

5.2.4 Dystrophie

„Dystrophie" beschreibt ein Missverhältnis zwischen Stoffwechsellage und Zytoplasmastrukturen. Der Begriff ist ungenau und heute eigentlich **veraltet**, da man inzwischen exakt bestimmen kann, welche Art der Zellschädigung vorliegt. Da er im klinischen Alltag aber nach wie vor fest verankert ist, sollen hier kurz die wichtigsten Formen besprochen werden:
- **Leberdystrophie**: Nach fulminanten Hepatitiden oder α-Amanitinvergiftung kommt es zu einer ausgedehnten Zellverfettung und nekrotisierendem Parenchymverlust (= gelbe Leberdystrophie).
- **Hungerdystrophie** (Synonyme: Mangeldystrophie, Marasmus): Unterernährung mit Proteinmangel. Der verminderte kolloidosmotische Druck führt zu Ödem- und Aszitesbildung.
- **Speicherungsdystrophien des ZNS**: Virale, toxische oder metabolische Noxen führen zu einer schwammigen Parenchymauflockerung (spongiforme Dystrophie), zur Bildung kleiner Vakuolen oder zu einer kompletten Lückenbildung im Gehirn.
- **Muskeldystrophien**: fortschreitende Muskelschwäche durch Defekte in der Muskelzellmembran.
- **Leukodystrophie** (Synonym: Lipodystrophie): Entmarkung der Groß- und Kleinhirnmarklager mit Einlagerung von Lipiden.

5.3 Pigmentablagerungen

5.3.1 Endogene Pigmente

Melanin: dunkelbraunes Pigment, das bei Sonnenlichtexposition unter dem Einfluss des Melanozyten-stimulierenden Hormons (MSH) in Melanozyten gebildet wird und für die **Hautpigmentierung** verantwortlich ist.

Eine **lokalisierte** Melaninablagerung der Haut beobachtet man z. B. in Leberflecken, Melanomen oder dem Chloasma uterinum, **generalisiert** findet sie sich z. B. beim Morbus Addison.

Lipopigmente: **Lipofuszin** ist ein autophagisches, gelblich-bräunliches Pigment, das im Alter im Rahmen lipidoxidativer Prozesse als nicht weiter abbaubares Abfallprodukt von Lipoiden entsteht (= **Alterungs-** oder **Abnützungspigmente**). Es wird v. a. in Herz, Leber und Nervenzellen abgelagert und verleiht den betroffenen Organen makroskopisch eine braune Verfärbung („**braune Atrophie**").

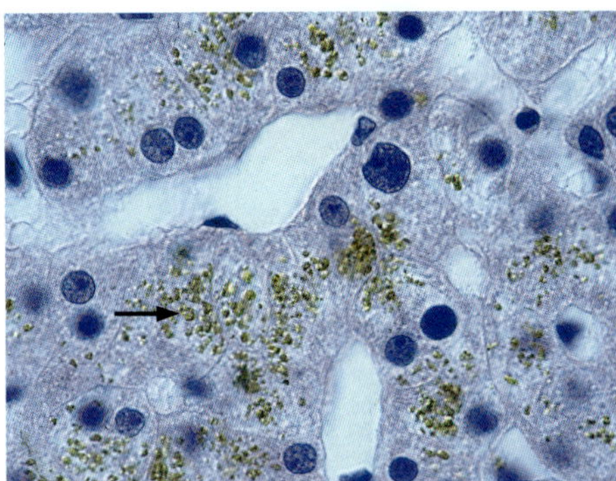

Abb. 5.4 **Lipofuszin.** Lipofuszinablagerung in Hepatozyten (HE, Vergr. 1:400). [Quelle: Riede, Uniklinik Freiburg]

Hämoglobinabbauprodukte: **Hämosiderin** ist ein eisenhaltiges (Fe^{3+}) Pigment, das nativ eine gelbbraune Farbe hat. Es lagert sich bei **Eisenüberlastung** (z. B. Hämochromatose, wiederholte Transfusionen, Hämolyse) in den Parenchymzellen von Leber, Galle, Pankreas, Haut, Milz und Myokard ab. Bei Patienten mit Linksherzinsuffizienz lässt es sich in den **Herzfehlerzellen** (= Alveolarmakrophagen, die Erythrozyten aufgenommen und phagozytiert haben) in der Lunge nachweisen.

Hämatoidin (= indirektes Bilirubin) ist ein eisenfreies rotbraunes Pigment, das im Inneren einer Blutung anfällt.

Bilirubin ist ein eisenfreies, gelbes Abbauprodukt des Hämoglobins. Bei einem erhöhten Bilirubinanfall (hämolytische Anämie, Lebererkrankungen, Cholestase) kommt es zu einer Pigmentablagerung in **Haut** und **Skleren**, die sich gelblich färben (**Ikterus**). Bei durchlässiger Blut-Hirn-Schranke wird es in Nervenzellen abgelagert, auf die es toxisch wirkt.

Kupfer: Kupferhaltiges Pigment kann sich bei krankhaftem Überangebot (z. B. **Morbus Wilson**) in den Lysosomen anreichern, meist gemeinsam mit Lipofuszin. Häufig betroffen sind **Leber** (atrophische Zirrhose), **Kornea** (Kayser-Fleischer-Ring), **Niere** (Tubulusschädigung) und **Nervenzellen**. Kupfer kann im Gegensatz zu Eisen die Blut-Hirn-Schranke überwinden.

5.3.2 Exogene Pigmente

Kohlenstaub- und Rußpartikel (anthrakotische Pigmente): führen zur tiefschwarzen Pigmentierung des Lungengewebes. Sie sind abhängig vom Ausmaß der Luftverschmutzung bei allen Menschen nachweisbar und besitzen keinen Krankheitswert (= einfache Anthrakose). Pathologisch wirken die massive Inhalation von Kohlenstaub (Bergbau) oder Ruß (Verbrennungsanlagen) bzw. die chronische Exposition gegenüber Zigarettenrauch, die zum Erkrankungsbild der **Anthrakose** führen.

Quarzstaub (Silikate): graues Pigment, das inhalativ aufgenommen wird und bei Arbeitern im Bergbau und in der Keramikindustrie zur **Silikose** führt.

5.4 Zelltod

5.4.1 Apoptose

Definition: kontrolliertes Absterben von Zellen, das genetisch festgelegt ist und durch das Alter einer Zelle oder durch Signale von außerhalb der Zelle ausgelöst werden kann (**programmierter Zelltod**).

Die Apoptose tritt physiologisch besonders in Geweben mit hoher Proliferationsrate (Knochenmark, Darmepithel) auf. Weitere Beispiele sind die periodische Abstoßung des Endometriums oder die Selektion von T-Zellen im Thymus.

Mithilfe der Apoptose kann sich das Gewebe an unterschiedliche Belastungen anpassen und überflüssige (Überreste der Embryogenese) oder beschädigte Zellen eliminieren.

Auslöser: Die Apoptose wird durch ein eigenes, zellinternes Programm ausgelöst, das durch verschiedene Signale gestartet werden kann:

- **Alter der Zelle** (bestimmte Anzahl mitotischer Teilungen)
- **Signale von außerhalb** der Zelle
- **Defekte** wie z. B. eine gefährliche Spontanmutation
- **exogene** oder **endogene Noxen** (z. B. Hypoxie, Virusinfektion).

Die Zelle zerstört sich dabei selbst ohne Konsequenzen für ihre Nachbarzellen oder den Gesamtorganismus. Eine entzündliche Reaktion erfolgt nicht.

Morphologie: Morphologisch läuft sie in folgenden Stadien ab:

- Unter Einwirkung aktivierter Endonukleasen **verklumpt** das **Chromatin** entlang der Kernmembranen
- Kernschrumpfung (**Karyopyknose**) und -auflösung (**Karyolyse**)
- Auflösung der Zellorganellen
- Auflösung der Zellkontakte, Zelle verlässt den Zellverband
- **Zellschrumpfung** (durch Wasserverlust)
- Zellkern- (**Karyorrhexis**) und Zellverfall (**Zell-Fragmentierung**) mit Bildung von **Apoptosekörperchen**
- **Phagozytose** der Apoptosekörperchen durch Makrophagen ohne begleitende Entzündungsreaktion.

5.4.2 Nekrose

Definition: „erzwungenes" Absterben von Zellen infolge einer irreversiblen Stoffwechselstörung, die durch eine fortgesetzte, nicht mehr kompensierbare Einwirkung exo- oder endogener Noxen ausgelöst wird (**provozierter Zelltod**).
Die Nekrose ist **immer** ein **pathologischer** Vorgang.

Morphologie: Typische morphologische Veränderungen sind:

- **Zellschwellung**
- Kernwandhyperchromasie mit Verklumpung des Chromatins
- Eosinophilie des Zytoplasmas durch vermehrte Bindung von Eosin an degenerierte zytoplasmatische Proteine („Hyalin")
- Kernschrumpfung (**Karyopyknose**)
- vollständige Zerstörung des Zellkerns (**Karyolyse**)
- Auseinanderbrechen des Zellkerns (**Karyorrhexis**)
- **Zerstörung der Plasmamembran.**

Neutrophile Granulozyten und Makrophagen wandern in das nekrotische Gewebe ein, induzieren dort eine **Entzündungsreaktion** (S. 47) und führen zur Bildung von Granulationsgewebe bzw. zu Vernarbungen. Durch Membranruptur werden lysosomale Enzyme freigesetzt, die auch **Nachbarzellen** in die entzündliche Reaktion mit einbeziehen.

Merke: Im Gegensatz zur Apoptose geht die Nekrose mit einer **Entzündungsreaktion** einher.

Nekrosetypen:

Koagulationsnekrose: Klassische Auslöser sind akute Ischämien, Verbrennungen, Stromeinwirkung oder ätzende Chemikalien (Säuren), die zu einer Störung des oxidativen Stoffwechsels führen. Durch Umstellung auf anaerobe Glykolyse entwickelt sich eine Gewebeazidose, die zur **Denaturierung der Proteine** führt. Das Gewebe stirbt ab und wandelt sich in eine **trockene gelbliche Masse** um. Die Gewebestruktur bleibt weitgehend erhalten.

Morphologisch erscheint das nekrotische Gewebe lehmgelb und geschwollen und wird durch einen dunkelroten Rand vom umgebenden Gewebe abgegrenzt (= Demarkationslinie). Eine Koagulationsnekrose entwickelt sich typischerweise in **proteinreichen** Geweben wie **Leber, Niere, Herz** und **Milz**.

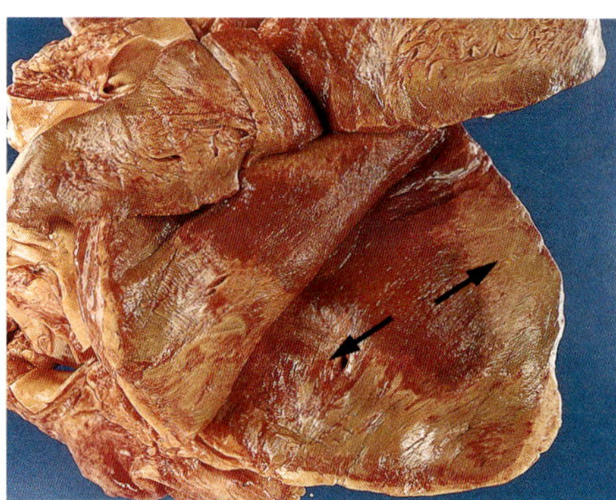

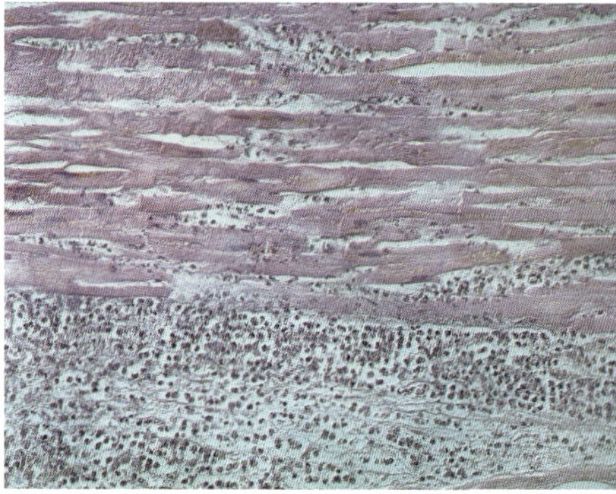

Abb. 5.5 **Koagulationsnekrose.** Koagulationsnekrose bei **frischem Myokardinfarkt**. Makroskopie (oben): lehmgelbes nekrotisches Gewebe. Histologie (unten): eosinophiles, kernloses Infarktgebiet; demarkierende Entzündungsreaktion mit neutrophilen Granulozyten am Rande der Nekrose. [Quelle oberes Bild: Riede, Uniklinik Freiburg; Quelle unteres Bild: Riede, Werner, Schaefer, Allgemeine und spezielle Pathologie, Thieme, 2004.]

Kolliquationsnekrose: Bei der Kolliquationsnekrose schwellen die Zellen zu Beginn an und lösen sich dann unter dem Einfluss proteolytischer Enzyme oder von Laugeneinwirkung rasch auf. Makroskopisch nimmt das nekrotische Gewebe eine **matschige, schmierige** Konsistenz an, im Verlauf verflüssigen sich die Nekrosen, nach Resorption der Flüssigkeit entwickeln sich große Gewebedefekte.

Eine Kolliquationsnekrose entwickelt sich typischerweise in **proteinarmen**, lipidreichen Organen (z. B. **ZNS**), in Geweben, die eine hohe Anzahl von Proteasen enthalten (z. B. **Pankreas**, Abszesse), oder nach **Laugenverätzungen**.

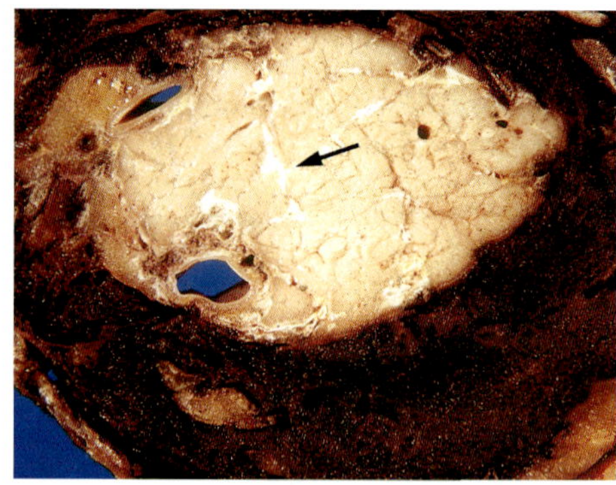

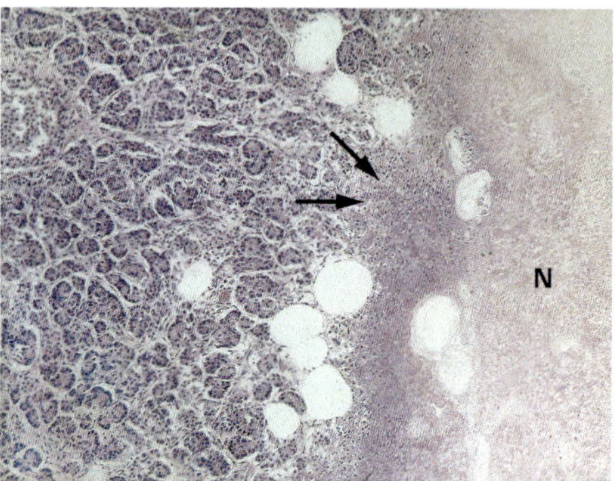

Abb. 5.6 **Kolliquationsnekrose.** Kolliquationsnekrose bei **akuter Pankreatitis.** Makroskopie (**oben**): milchig verquollenes Pankreasgewebe mit zahlreichen weißen Verkalkungen (Pfeil). Histologie (**unten**): Die Pfeile kennzeichnen den Übergang von nicht geschädigtem Gewebe zur Pankreasnekrose (N). [Quelle oberes Bild: Riede, Uniklinik Freiburg; Quelle unteres Bild: Riede, Werner, Schaefer, Allgemeine und spezielle Pathologie, Thieme, 2004.]

Sonderformen der Nekrose:

Sonderformen der Koagulationsnekrose:

- **käsige Nekrose:** massiver Zerfall von Gewebe, sodass das nekrotische Gewebe sehr **lipidreich** ist und schwer proteolysiert werden kann.
  - **Morphologie:** trockenes, käsig-bröckelndes Nekroseareal, histologisch eosinophiles granuläres bis fibrilläres Material
  - **Auslöser:** Infektionen mit Mycobacterium tuberculosis (zentral verkäsend!), Tularämie und Syphilis
- **fibrinoide Nekrose** (Kollagennekrose): nekrotischer Untergang von Kollagenfasern und Durchtränkung des nekrotischen Areals mit fibrinogenreichem Plasma, das Fibrinogen gerinnt zu Fibrin (→ homogene eosinophile Färbung). Das fragmentierte Kollagen und das Fibrin fallen in die Gruppe des extrazellulären Hyalins (S. 46).
  - **Morphologie:** homogene eosinophile Nekrose
  - **Auslöser:** typisch für chronisch-entzündliche Prozesse: Autoimmunerkrankungen, z. B. Panarteriitis nodosa, rheumatoide Arthritis; auch bei Magen-Darm-Ulzera
- **trockene gangränöse Nekrose:** Koagulationsnekrose und Austrocknung des nekrotischen Gewebes infolge von Ischämie; durch Mumifizierung werden eine Autolyse und eine bakterielle Superinfektion mit Gewebezersetzung verhindert.
  - **Morphologie:** trockenes schwärzliches Areal
  - **Auslöser:** diabetische Gangrän, pAVK
- **hämorrhagische Nekrose:** Sie entsteht durch Bluteinstrom in das nekrotische Gewebe über Kollateralgefäße oder durch Blutrückstau.
  - **Morphologie:** dunkelrot gefärbtes Nekroseareal
  - **Auslöser:**
    arterieller Verschluss bei vorhandenen Parallelkreisläufen:

Hypoxie in Parallelkreisläufen → Einblutung in das nekrotische Areal (z. B. Lungeninfarkt bei Lungenarterienembolie); **venöser Verschluss**: Rückstau und Einblutung (z. B. Niereninfarkt bei Nierenvenenthrombose).

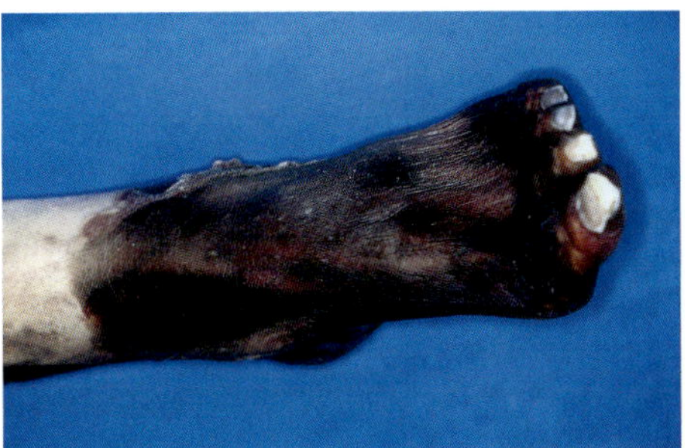

Abb. 5.7 **Trockene Gangrän.** [Quelle: Riede, Uniklinik Freiburg]

Sonderformen der Kolliquationsnekrose:

- **enzymatische Fettgewebsnekrose:** Kolliquationsnekrose, die durch Einwirkung von Lipasen entsteht (lipolytische Nekrose).
  - **Morphologie:** Ablagerung von Kalkspritzern in Pankreas und Retroperitonealraum
  - **Auslöser:** akute Pankreatitis → Freisetzung von Lipasen → Triglyceridhydrolyse → frei werdende Fettsäuren binden an Kalzium → Kalkspritzer, die sich ablagern
- **einfache Fettgewebsnekrose:** Kolliquationsnekrose, die bei Hypoxie oder posttraumatisch entsteht.
  - **Morphologie:** häufig Abgrenzung des nekrotischen Areals durch eine Bindegewebskapsel; Demarkierung der Nekrose durch Schaum- und Touton-Riesenzellen (S. 49)
  - **Auslöser:** Hypoxie oder Traumata (z. B. Prellung) → Freisetzung von Fetten → Phagozytose durch Makrophagen → Umwandlung in mehrkernige Schaumzellen (Touton-Riesenzellen); durch Verschleppung von Fetttropfen über die Blutbahn → Fettembolie
- **feuchte gangränöse Nekrose:** Superinfektion einer trockenen Gangrän mit Fäulnisbakterien
  - **Morphologie:** stinkende, grünlich schwarze Verfärbung
  - **Auslöser:** diabetische Gangrän, pAVK.

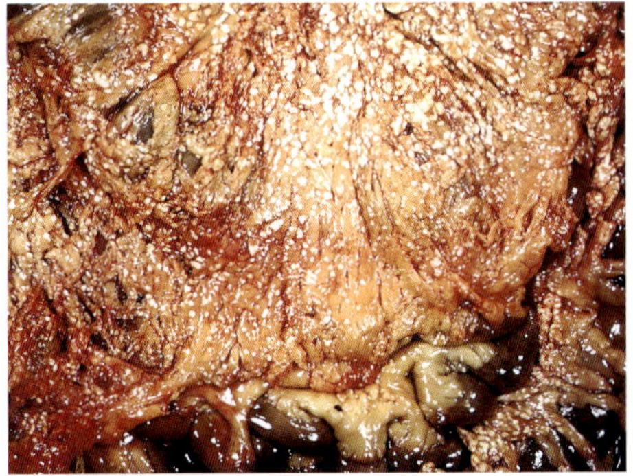

Abb. 5.8 **Fettgewebsnekrose.** Enzymatische (lipolytische) Fettgewebsnekrose mit Kalkspritzablagerung bei **akuter Pankreatitis**. [Quelle: Riede, Uniklinik Freiburg]

Schicksal und Folgen von Nekrosen: zunächst **reaktive Entzündung**. Dabei wandern Granulozyten und Makrophagen in das nekrotische Gewebe ein und tragen es ab. Anschließend können verschiedene Regenerationsprozesse stattfinden:

- **vollkommene Regeneration** (**Restitutio ad integrum** (S. 52)) Nach Abräumung des nekrotischen Materials sprossen vom Rand aus gesunde Zellen in das ehemalige nekrotische Areal ein.
- **unvollkommene Regeneration** (**Defektheilung** (S. 52)): Nach Abräumung des Areals wird das nekrotische Material durch Bindegewebe ersetzt (Narbenbildung).
- **Zystenbildung:** bei Gewebeauflösung (v. a. bei Kolliquationsnekrosen).

IMPP-Fakten 

! Typisch für eine **feuchte Gangrän** ist der **Fäulnisgeruch**, der durch die Zersetzung des Gewebes mit Fäulnisbakterien entsteht.

5.5 Extrazelluläre Veränderungen

5.5.1 Ödeme und Ergüsse

Definition: Ein **Ödem** ist eine pathologische Flüssigkeitsansammlung im Extrazellulärraum (Interstitium).

Definition: Ein **Anasarka** ist eine Unterform des Ödems, bei der sich die Flüssigkeit diffus im Unterhautfettgewebe ansammelt.

Definition: Als **Erguss** bezeichnet man eine pathologische Flüssigkeitsansammlung in einer präformierten Körperhöhle.

Pathogenese:

Störungen der Kapillarpermeabilität: Schädigungen des Endothels erhöhen die Permeabilität der Gefäße. Die Arteriolen, Kapillaren und Venolen erweitern sich (**Dilatation**). Es kommt zur Hyperperfusion und gleichzeitig tritt Flüssigkeit ins Gewebe über. Durch das geschädigte Endothel kann die Flüssigkeit nicht mehr rückresorbiert werden, es entsteht ein Ödem.

Beispiele:

- entzündliche Gelenkerkrankungen (z. B. rheumatoide Arthritis)
- lokalisiert auftretendes, manchmal massives Ödem im Rahmen einer allergischen Reaktion
- traumatische Ergüsse (z. B. Gelenk- und Pleuraergüsse)
- gestörte Blut-Hirn-Schranke.

Änderung des hydrostatischen Drucks: Durch den erhöhten hydrostatischen Druck wird Flüssigkeit ins Gewebe gepresst oder kann nicht adäquat in den Gefäßen zurückgehalten werden.

Beispiele:

- **kardiale Ödeme:** Linksherzinsuffizienz führt zum Lungenödem, Rechtsherzinsuffizienz zu peripheren Ödemen.
- **renale Ödeme:** treten grundsätzlich symmetrisch auf und neigen zur Generalisation. Ursachen sind Niereninsuffizienz oder eine schwer verlaufende akute Glomerulonephritis.
- **traumatische Ödeme:** entstehen durch Zerreißen kleiner Lymph- und Blutgefäße. Typisch ist die Lokalisation an der Stelle des Traumas.

Änderung des onkotischen Drucks: Sinkt der onkotische Druck (z. B. durch Proteinmangel), kann Flüssigkeit nicht mehr in die Gefäße bzw. in die Zellen aufgenommen werden und sammelt sich im Extrazellulärraum (häufig im Bauch) an.

Beispiele:

- Hungerödem bei Unterernährung
- Ödem bei enteralem Eiweißverlust-Syndrom
- Ödem bei Leberzirrhose (verminderte Proteinsynthese)

- Ödem bei Niereninsuffizienz (Proteinverlust beim nephrotischen Syndrom).

Störungen des Lymphabflusses:
- **primäre Lymphödeme:** durch genetische Fehlentwicklung des Lymphsystems
- **sekundäre Lymphödeme:** z. B. nach Lymphknotenresektion bei malignem Befall, als Erstmanifestation einer malignen Erkrankung mit Lymphknotenbefall, bei Parasitenbefall.

Einteilung von Ergüssen: Abhängig von der Ergussqualität bzw. -ursache unterscheidet man zwischen **Exsudat** und **Transsudat**.

Tab. 5.1 Unterscheidung zwischen Transsudat und Exsudat

	Transsudat = Stauungserguss	**Exsudat = Reizerguss**
spezifisches Gewicht	< 1016	≥ 1016
Proteingehalt	< 30 g/l	> 30 g/l
spezifische Bestandteile	zellarm	Fibrin, Erythrozyten, kernhaltige Zellen, Chylus
Aussehen	klar	meist trüb
Ursache	nicht entzündlich z. B. Leberzirrhose, Herzinsuffizienz, nephrotisches Syndrom	entzündlich z. B. maligne Erkrankung (häufig blutiges Exsudat), Pankreatitis, Pneumonie

5.5.2 Veränderungen der Matrix

Überschießende Kollagensynthese (Fibrose): durch verschiedene erworbene **Gewebeschädigungen**, z. B. Lungenfibrose nach Pneumonie. Der Kollagenüberschuss verursacht generalisierten **Umbau des Bindegewebes**, wobei verschiedene Erscheinungsformen der **Gewebeverhärtung** auftreten können:
- **Sklerose**: Verhärtung des Gewebes durch vermehrten Kollagengehalt, z. B. Atherosklerose
- **Narbe:** lokaler Ersatz des nekrotischen Gewebes durch Kollagen der Fibroblasten im Rahmen der Defektheilung, z. B. Narbenkeloid der Haut
- **Schwiele:** lokale Bindegewebsvermehrung, z. B. Perikardschwiele nach Perikarditis
- **Induration:** lokale oder diffuse Gewebeverhärtung durch Zunahme des Bindegewebes, z. B. Lungeninduration nach Lungenödem.

Störungen des Bindegewebsstoffwechsels: können die **Synthese** und **Vernetzung** des Kollagens, Fibrillins und Elastins betreffen. Es gibt kongenitale (z. B. Osteogenesis imperfecta, Ehlers-Danlos-Syndrom, Marfan-Syndrom) und erworbene (z. B. Skorbut) Matrixdefekte.

5.5.3 Extrazelluläre Ablagerungen

Mukoide Degeneration: Besonders an Stellen mit hoher mechanischer Beanspruchung kann das Bindegewebe eine unspezifische Reaktion auf Belastung zeigen (mukoide Degeneration bei „Verschleiß"), z. B. an den Menisken und Bandscheiben.

Es bilden sich **atypische Proteoglykane**, die Wasser binden und das Gewebe anschwellen lassen. Die Interzellulärsubstanz wird schleimig und die Folge ist eine mechanische Schwächung des Gewebes mit erhöhter Rupturgefahr. Im Bindegewebe können sich über diesem Prozess Ganglien bilden.

Lipidablagerungen: Einlagerungen von Lipiden in das Elastin der Gefäßwände bei Atherosklerose.

Extrazelluläres Hyalin: Beispiele sind:
- **pulmonale hyaline Membranen:** durch Umwandlung von Fibrinausfällungen bei Neugeborenen mit Atemnot-Syndrom
- **bindegewebiges Hyalin:** Chronische Entzündungen führen zu einem Kollagenfaserfilz in serösen Häuten, z. B. Pleura (Schwarte, Plaques), Leberkapsel, Synovialis, Gallenblase („Porzellangallenblase") und Milz („Zuckergussmilz").
- **vaskuläres Hyalin:** Ablagerungen von Basalmembranbestandteilen zwischen Intima und Media in Gefäßwänden (Gefäßhyalinose, Unterform der Atherosklerose)
- **epitheliales Hyalin:** Ansammlungen von Sekret in Drüsen (z. B. in Schilddrüsenfollikeln)
- **intravasale hyaline Thromben:** bei Schockzuständen mit verminderter Perfusion in der Endstrombahn, setzen sich aus zerfallenen Thrombozyten und Fibrin zusammen
- **Amyloid.**

Amyloid:

Definition: Proteinkomponente, die sich infolge einer Konformationsänderung von „normalen" Proteinen bildet und sich als **unlösliche fibrilläre Struktur im Extrazellulärraum** ablagert. Amyloidablagerungen sind immer **pathologisch** und stören die Funktion der Zellen und Organe. Besonders häufig sind Gefäßwände in Herz, Niere, ZNS, Leber, Knochenmark, Lunge, Dickdarm und Haut betroffen. Die dabei entstehenden Krankheiten werden **Amyloidosen** genannt.

Charakteristisch sind folgende Eigenschaften:
- **Glykoprotein**charakter
- **Fibrillen**struktur
- **β-Faltblatt**struktur
- Resistenz gegen Proteasen
- histochemische Affinität zu **Kongorot** und Umschlag in **Grün im polarisierten Licht**.

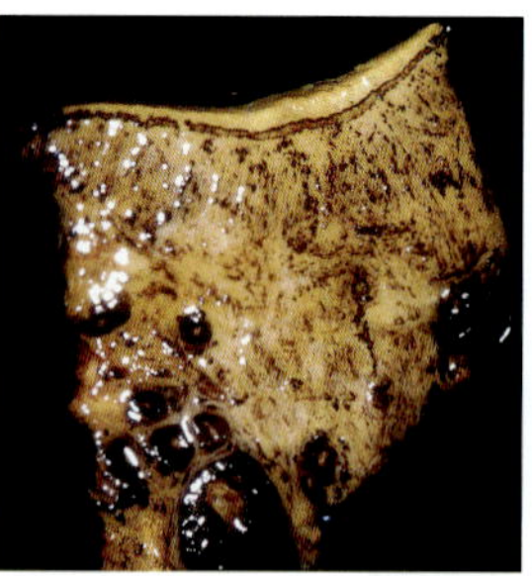
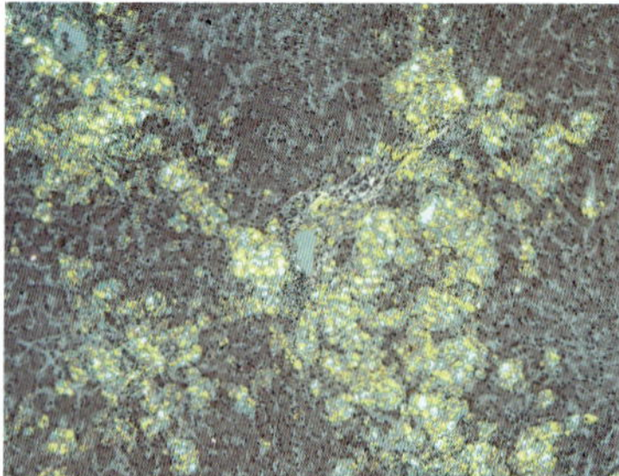

Abb. 5.9 **Amyloidablagerungen.** Makroskopischer Aspekt einer **Zungenamyloidose** (links). Histologie einer **Leberamyloidose** (rechts): grünes Aufleuchten des Amyloids im polarisierten Licht (**Kongorotfärbung**). [Quelle links: Riede, Werner, Schaefer, Allgemeine und spezielle Pathologie, Thieme 2004; rechts: Riede, Uniklinik Freiburg]

IMPP-Fakten 

! **Kardiale Ödeme** entstehen durch eine Erhöhung des hydrostatischen Drucks in den Kapillaren.

6 Entzündung und Zellersatz

6.1 Allgemeine entzündliche Reaktion

Definition: vitale Abwehrreaktion des Organismus auf eine lokale Schädigung des Gewebes. Sie hat zum Ziel, die auslösenden exo- oder endogenen Noxen zu eliminieren und den ursprünglichen Gewebezustand wiederherzustellen.

Zu den allgemeinen Entzündungskriterien zählen:
- Freisetzung von **Entzündungsmediatoren**
- Mikrozirkulationsstörungen mit **Vasodilatation** (Hyperämie) und gesteigerter **Kapillarpermeabilität** (Ödem)
- Einwanderung von **neutrophilen Granulozyten** und **Makrophagen** in den Entzündungsherd
- **Fibroblastenproliferation.**

6.1.1 Einteilung

Entzündungen können nach folgenden Kriterien eingeteilt werden:
- nach dem **zeitlichen Verlauf**
- nach der **Ätiologie**: infektiös, traumatisch, autoimmunologisch, Stoffwechselprodukte, Hypoxie/Ischämie, mechanisch, thermisch, chemisch, biologisch etc.
- nach der **Histologie**: exsudativ, lymphozytär, nekrotisierend, granulierend, granulomatös.

6.1.2 Entzündungssymptome

Lokale Symptome: Kardinalsymptome der **akuten Entzündung** sind:
- **Rubor** (Rötung)
- **Calor** (Erwärmung)
- **Tumor** (Schwellung)
- **Dolor** (Schmerz)
- **Functio laesa** (eingeschränkte Funktion).

Systemische Symptome: entstehen bei ausgeprägten Entzündungsreaktionen durch freigesetzte Mediatoren und gesteigerte Durchblutung. Klassische Reaktionen sind:
- **Fieber**: Durch Ausschüttung von Zytokinen (IL-6, IL-8, TNF-α, Interferon-α) und Freisetzung von PGE2 und PGF2α.
- **Tachykardie**: durch erhöhte Belastung (Fieber)
- **Veränderungen im Blut:**
  - **Leukozytose** (bei bakteriellen Infektionen v. a. neutrophile Granulozyten, bei parasitären Infektionen oder Allergien eher eosinophile Granulozyten, bei viralem Geschehen Lymphozyten)
  - **Erhöhung von Akute-Phase-Proteinen** (v. a. CRP, α-Globuline, Fibrinogen)
  - **Infektanämie** (v. a. bei chronischen Entzündungen und malignen Prozessen).

Sehr selten kommt es auch zur Bradykardie, z. B. bei Typhus, Leptospirose und Brucellose. Es handelt sich um eine **relative Bradykardie** (im Verhältnis zur Temperatur zu niedrige Herzfrequenz), nicht zu verwechseln mit kardial bedingten Bradykardien.

6.1.3 Entzündungsausbreitung

Ausbreitungswege:
- **lymphogen:** über die Lymphbahn
- **hämatogen:** über den Blutweg
- **per liquorem:** mit dem/im Liquor
- **kanalikulär:** über ableitende Gangsysteme (z. B. Gallenwege)
- **kavitär:** über präformierte Höhlen (z. B. Bauchhöhle)
- **neurogen:** entlang der Nerven (z. B. Varicella-Zoster-Viren)
- **per continuitatem:** kontinuierliche Ausbreitung entlang anatomischer Strukturen
- **per contiguitatem:** übergreifend durch Berührung von Strukturen.

Fördernde Faktoren: v. a. **bakterielle Enzyme**, die Bindegewebsstrukturen auflösen können (z. B. Hyaluronidase, Kollagenase, Fibrinolysin und Streptokinase).

Hemmende Faktoren:
- lokale anatomische Faktoren wie **Organkapseln** oder **Bindegewebssepten**
- in das Entzündungsgebiet einströmendes **Fibrinogen**, das zu einem **Fibrinnetz** polymerisiert und das entzündete Gewebe praktisch „verklebt"

Tab. 6.1 Zeitlicher Verlauf von Entzündungen

	Beginn	Verlauf	Beispiele
perakut	plötzlich	fulminant, häufig innerhalb von 48 h letal	Epiglottitis acutissima, fulminante Hepatitis
akut	plötzlich	heftig, meist innerhalb von 2–14 Tagen vollständige Ausheilung	Konjunktivitis
subakut/subchronisch	schleichend	mild, Dauer ca. 2–4 Wochen, Ausheilung möglich	Endocarditis lenta
chronisch			
• primär chronisch	schleichend	zunehmende bzw. schubweise auftretende Symptomatik; Dauer > 4 Wochen; i. d. R. keine vollständige Ausheilung	chronische Polyarthritis
• sekundär chronisch	nach einer akuten Entzündung	meist keine Ausheilung	chronische Tbc, exogen-allergische Alveolitis
rezidivierend	schubweise	Akute Schübe wechseln mit symptomfreien Intervallen (Remissionen).	chronisch-entzündliche Darmerkrankungen

- die von Koagulase-positiven Bakterien (z. B. Staphylococcus aureus) gebildete **Koagulase**, die eine **Abszedierung** fördert und somit die Infektion lokal begrenzt hält.

Lokalisierte Entzündungen: sind auf ein bestimmtes Areal begrenzt, das häufig im Bereich der **Eintrittspforte** der auslösenden Noxe liegt. Die Ausbreitung wird durch anatomische Strukturen wie Organkapseln oder Bindegewebssepten und das im Rahmen des Entzündungsprozesses gebildete Fibrinnetz gehemmt.

Generalisierte Entzündungen:

Septikopyämie: hämatogene Streuung von **Erregern** im Rahmen einer Entzündung mit der Bildung von **metastatischen „Tochterentzündungsherden"**. Diese können Ausgangspunkt einer septischen Streuung sein. Besonders häufig betroffen sind Gehirn, Lungen und Niere. In den Geweben lassen sich kleine Eiterherde nachweisen.

Sepsis: komplexe systemische Entzündungsreaktion, die von lokalen Entzündungsherden (Sepsisherde, z. B. Erysipel) ausgeht, von denen **Erreger** in die Blutbahn eingeschwemmt werden. Infolge einer **inadäquaten, fehlregulierten Körperantwort** auf die Infektion kommt es zu einer lebensbedrohlichen **Organdysfunktion**. Risikofaktoren sind hohe Erregervirulenz, hohe Pathogenität der Endotoxine und eine Abwehrschwäche des Organismus. Im Extremfall kann es zu einem septischen Schock mit Multiorganversagen und einer Verbrauchskoagulopathie kommen.

Bakteriämie: Von der Sepsis und Septikopyämie grenzt sich die Bakteriämie ab, bei der zeitweilig **Erreger im Blut** vorhanden sind, wobei es aber zu **keiner** systemischen Entzündungsreaktion kommt.

6.1.4 Entzündungszellen

Neutrophile Granulozyten:
- vorherrschende Zellkomponente der **akuten bakteriellen Infektion**
- werden chemotaktisch zu Infektionsherden rekrutiert
- produzieren Mediatoren zur Vasodilatation, Permeabilitätssteigerung der Gefäßwände und Thrombozytenaggregation
- produzieren Proteasen und bakterizide Substanzen (toxische Sauerstoffradikale, Lysozym)
- phagozytieren eingedrungene Bakterien (→ Mikrophagen) und gehen dabei apoptotisch zugrunde
- zerfallene Neutrophile bilden gemeinsam mit dem nekrotischen Gewebe den **Eiter**.

Eosinophile Granulozyten:
- häufig in der Schleimhaut (Darmmukosa, Atemwege)
- Ihre Granula enthalten basische und kationische Proteine zur
  - Zerstörung von Parasiten und Helminthen und zur
  - Histaminausschüttung aus Mastzellen und basophilen Granulozyten.
- beteiligt v. a. an **Hypersensitivitätsreaktion Typ I** und bei **Parasiten**- bzw. **Wurmbefall.**

Basophile Granulozyten:
- befinden sich im Blut
- schütten Histamin und Heparin aus
- spielen gemeinsam mit den Mastzellen eine entscheidende Rolle bei der **allergischen Typ-I-Reaktion**.

Thrombozyten:
- aggregieren bei der Blutgerinnung
- produzieren Prostanoide, Kinine und Wachstumsfaktoren für Fibroblasten, glatte Muskelzellen und Endothelien.

Lymphozyten:
- bilden Zytokine
- Eine Lymphozytose findet sich v. a. bei **akuten viralen Infekten** sowie **chronischen Entzündungen**.

Plasmazellen:
- entstehen aus B-Lymphozyten
- produzieren **Antikörper** (Immunglobuline).

Gewebezellen:
- **Gewebsmastzellen** können Histamin und Heparin ausschütten und durch das Komplementsystem aktiviert werden. Sie können sich amöboid fortbewegen und kommen aus dem Oberflächengewebe.
- **Endothelzellen** besitzen Adhäsionsmoleküle (z. B. Integrine, Selektine), die für die Leukozytenrekrutierung wichtig sind. Außerdem produzieren sie Entzündungsmediatoren (z. B. IL-1, Prostaglandine, NO), die zur Vasodilatation und Permeabilitätssteigerung führen.
- **Fibroblasten** werden nach einer Entzündung durch Mediatoren zu Gewebeumbau und Faserbildung angeregt.

Monozyten-Makrophagen-System: Monozyten stammen aus dem Knochenmark und zirkulieren im Blut (Blutmakrophagen). Nach etwa 2 Tagen wandern sie in das Gewebe ein und werden dann als **Makrophagen** bezeichnet (= sessile Makrophagen).

Je nach Zielgewebe differenziert man bei den Makrophagen zwischen: **Mikrogliazellen** (Nervengewebe), **Osteoklasten** (Knochengewebe), **Deckzellen** (Synovia), **Histiozyten** (Bindegewebe), **Alveolarmakrophagen** bzw. „Herzfehlerzellen" (Lunge) und **Kupffer-Sternzellen** (Leber).

Zu den entscheidenden Aufgaben der Makrophagen gehören die **Phagozytose**, die **Antigenpräsentation** sowie die **Freisetzung** von lysosomalen Enzymen, Chemotaxinen, lymphozyten- und granulozytenaktivierenden Zytokinen (IL-1 und TNF-α) und Wachstumsfaktoren für Fibroblasten. Abhängig vom phagozytierten Material wandeln sich die Makrophagen in unterschiedliche Zelltypen um:
- **Lipophagen:** entstehen durch **Phagozytose von Fetten**. Charakteristisch ist ihr schaumiges Aussehen. Nach der Herkunft der Fette unterscheidet man **Xanthomzellen** (z. B. Fettgewebsnekrosen (S. 45), Xanthome) und **Fettkörnchenzellen** (z. B. Neuritis nervi optici).
- **Epitheloidzellen:** entstehen durch **Phagozytose nicht abbaubaren Materials**. Sie sind auf die Synthese und Sekretion von Proteasen, Elastasen, Kollagenasen und Zytokinen wie IL-1 und TNF-α spezialisiert. Sie bilden einen epithelähnlichen Zellwall, durch den der Entzündungsherd abgeriegelt wird.
- **Riesenzellen:** Viele Makrophagen bzw. Epitheloidzellen können im Verlauf zu Zellverbänden fusionieren, die sich vornehmlich in Granulomen (S. 51) finden. Riesenzellen sind häufig mit bestimmten Erkrankungen assoziiert:
  - **Langhans-Riesenzellen:** entstehen durch Fusion von Epitheloidzellen. Die peripher lokalisierten Zellkerne bilden einen Ring, im Zytoplasma findet man gelegentlich Zellsequester in Form sog. **„asteroid bodies"** (sternförmige Zytoskelettanteile) oder **Schaumann-Körperchen** (muschelförmig verkalkte Zytoplasmaanteile).
    Vorkommen bei Lues, Lepra, Toxoplasmose, Tuberkulose, Sarkoidose oder Morbus Crohn.

- **Fremdkörper-Riesenzellen:** entstehen durch Fusion vieler Makrophagen im Rahmen der Phagozytose endogener (z. B. Urat- oder Cholesterinkristalle) und exogener (z. B. Insektenstachel) Fremdmaterialien. Typisch sind die unregelmäßig im Zytoplasma verstreuten Kerne.
- **Touton-Riesenzellen:** entstehen aus Makrophagen, die größere Mengen **Fett** enthalten. Sie finden sich v. a. bei Xanthomen und Xanthelasmen.

IMPP-Fakten 

!! **Akute-Phase-Proteine** sind CRP, α_1- und α_2-Globuline, Interleukin, Fibrinogen, Komplement und Ferritin. Sie sind im Rahmen einer Akute-Phase-Reaktion erhöht.

6.2 Akute Entzündung

6.2.1 Ablauf einer akuten Entzündungsreaktion

- **Alteration:** Veränderung des Gewebes in Abhängigkeit von der Noxe
- Beeinflussung der **Mikrozirkulation** an der terminalen Endstrombahn der Entzündung:
  - 1. Phase (fakultativ): **Arteriolenkonstriktion** in Sekunden bis Minuten
  - 2. Phase (obligat): **Vasodilatation** der Arteriolen, Kapillaren und Venolen
  - 3. Phase (obligat): **Venolenkonstriktion**
- **Permeabilitätssteigerung** der Gefäße und Gewebe durch Mediatoren wie Histamin, Leukotriene, NO
- **Zellmigration ins Gewebe:** Granulozyten/Makrophagen/Mastzellen adhärieren an Endothelzellen und wandern aus dem Gefäß ins Gewebe ein. Sie werden von Chemotaxinen an die Entzündungsstelle gelockt. Signalmoleküle sind Komplementfaktoren (C3a und C5a), Leukotriene, Lymphokine, Endotoxine, bakterielle Spaltprodukte etc.
- **Phagozytose** der Erreger und befallenen Zellen durch Makrophagen
- Die eingewanderten Zellen schütten weitere Mediatoren aus und beeinflussen das lokale Gewebe und den Organismus und/oder locken weitere Zellen an.
- **Regeneration** (S. 52) des Gewebes.

Merke: 3 grundlegende Elemente der **akuten Entzündung:**
- Mikrozirkulationsstörung
- Permeabilitätssteigerung der Gefäßwände
- Leukozytenmigration mit Chemotaxis und Phagozytose.

6.2.2 Akute exsudative Entzündung

Bei der exsudativen Entzündung tritt charakteristischerweise ein **entzündliches Exsudat** aus. Nach dessen Zusammensetzung unterscheidet man verschiedene Unterformen.

Seröse Entzündung: Es tritt fibrinfreies Serum aus, das reich an Eiweiß, Albumin und Globulin ist. Ursachen sind häufig Überempfindlichkeitsreaktionen oder Gewebeschäden unter Beteiligung von Mastzellendegranulation (Histamin → Vasodilatation). Meistens sind **Schleimhäute** des Gastrointestinaltraktes, **Haut** oder **seröse Gewebe** betroffen. Beispiel: Urtikaria.

Serös-schleimige Entzündung (serös-katarrhalische Entzündung): Das Exsudat besteht nicht nur aus Serum, sondern enthält auch Epithelreste von Schleimhäuten und vermehrt produzierten Schleim. Diese Entzündungsform tritt nur im **Respirations**- und **Gastrointestinaltrakt** auf. Beispiel: Rhinitis catarrhalis.

Fibrinöse Entzündung: Bei starker Schädigung des Endothels seröser Häute oder Schleimhäute tritt eine **fibrinogenhaltige**, dem Blutplasma ähnliche **Flüssigkeit** in das Gewebe über. Das Fibrinogen polymerisiert außerhalb der Gefäße und es entsteht ein **Fibrinnetz**, das der Entzündungsausbreitung entgegenwirkt. Bei Leukozytenmangel (z. B. unter antibiotischer Therapie) wird das Fibrinnetz nicht abgebaut, sondern durch Granulationsgewebe organisiert.

Klassische **Auslöser** sind:
- chemische und infektiös-toxische Noxen
- traumatische oder ischämische Gewebeschädigung
- toxische Stoffwechselprodukte (z. B. Urämie)
- immunologische Faktoren (Autoimmunerkrankungen).

Typisch für die fibrinösen Entzündungen im **Schleimhautbereich** ist die Bildung zäher, schwer ablösbarer **„Pseudomembranen"**, die aus Fibrin und nekrotischem Material bestehen. Nach der Tiefe des Epithelschadens unterscheidet man:
- **pseudomembranöse, nicht nekrotisierende Entzündung**: Basalmembran intakt → Reepithelialisierung entlang der intakten Basalmembran und Restitutio ad integrum, z. B. bei der Grippetracheitis
- **pseudomembranöse, nekrotisierende Entzündung**: Basalmembran geschädigt → Abheilung unter Narbenbildung, z. B. bei Diphtherie oder pseudomembranöser Kolitis.

Klassische fibrinöse Entzündungen im Bereich der **serösen Häute** sind:
- fibrinöse **Pleuritis** (z. B. Tbc, virale oder bakterielle Infektionen, fortgeleitete Pneumonie, Urämie, Kollagenosen)
- fibrinöse **Perikarditis** mit Zottenherz (z. B. Kollagenosen, Urämie, Herzinfarkt, Z. n. herzchirurgischen Eingriffen)
- fibrinöse **Peritonitis** (z. B. Kollagenosen, Tbc, Urämie).

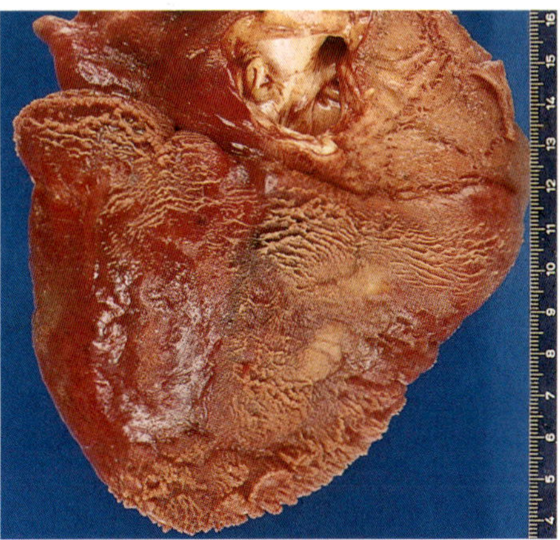

Abb. 6.1 Fibrinöse Entzündung: fibrinöse Perikarditis. [Quelle: Riede, Uniklinik Freiburg]

Bei fibrinösen Entzündungen der serösen Häute kann es zu flächenhaften und strangförmigen **bindegewebigen Verwachsungen** (Briden) oder **Schwartenbildung** (z. B. Panzerherz, Pleuraschwarte) zwischen parietalem und viszeralem Blatt kommen, die zum Funktionsverlust des Organs führen können.

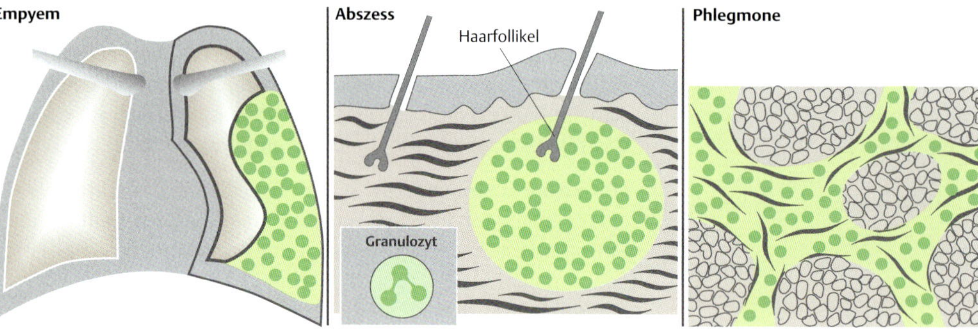

Abb. 6.2 Formen der eitrigen Entzündung. Nach dem Ausbreitungsmuster unterscheidet man Empyem (z. B. Pleuraempyem), Abszess (z. B. Furunkel) und Phlegmone (z. B. Subkutanphlegmone). [Quelle: Riede, Werner, Schaefer, Allgemeine und spezielle Pathologie, Thieme, 2004.]

Fibrinös-eitrige Entzündung: Wandern im Verlauf einer fibrinösen Entzündung **neutrophile Granulozyten** ein, die dann zerfallen, entwickelt sich eine fibrinös-eitrige Entzündung. Meist liegt eine **akute bakterielle Infektion** zugrunde. Das klassische Beispiel ist die Lobärpneumonie im Stadium der grauen und gelben Hepatisation.

Eitrige Entzündung: Das Exsudat einer eitrigen Entzündung enthält **massenhaft neutrophile Granulozyten** und **Zelltrümmer**. Durch Freisetzung lytischer Enzyme kommt es zu einer **Gewebeeinschmelzung**. Eiter imponiert makroskopisch als gelblich-grünliche, rahmige Flüssigkeit.

Eitrige Entzündungen werden durch **pyogene Bakterien** ausgelöst (am häufigsten Streptokokken und Staphylokokken). Betroffen sind v. a. die Haut und die Atemwege.

Typisch ist die **Dreischichtung** des Eiterherds:

- **zentrale Nekrosezone:** proteolytischer Einschmelzungsherd mit lipidreichem Detritus (→ gelber Eiter)
- **Eiterzone:** Ansammlung von neutrophilen Granulozyten um den zentralen Nekrosekern
- **Hyperämiezone:** perifokales Ödem durch ein seröses Exsudat.

Nach dem **Ausbreitungsmuster** unterscheidet man:

- **Empyem**: eitrige Entzündung in einem **vorbestehenden Hohlraum** bzw. einer Körperhöhle. Es entsteht meist durch Fortleiten einer eitrigen Organentzündung in den benachbarten Körperhohlraum.
  Beispiele: Pleuraempyem (Pyothorax), Gelenkempyem (Pyathros), Ventrikelempyem (Pyozephalus).
- **Abszess**: lokalisierte Eiteransammlung in einem durch **Gewebeeinschmelzung** entstandenen und somit **nicht** vorbestehenden Hohlraum. Er wird meist durch Staphylokokken verursacht.
  Beispiele: Leber-, Lungen- oder Nierenabszess, Schweißdrüsenabszess, Furunkel oder Karbunkel.
- **Phlegmone**: **diffuse**, sich flächenhaft im interstitiellen **Bindegewebe** ausbreitende Entzündung, wobei das Bindegewebe durch ein seröses bzw. serös-fibrinöses Exsudat aufgelockert ist. Ursache sind meist β-hämolysierende Streptokokken. Diese produzieren das Enzym Hyaluronidase, welches das Gewebe auflöst und so eine rasche Erregerausbreitung zur Folge hat.
  Beispiele: Erysipel, Phlegmone, phlegmonöse Appendizitis oder Cholezystitis.

Lerntipp !

Abszess – St**a**phylokokken
Phl**e**gmone – Str**e**ptokokken

Hämorrhagische Entzündung: Bei massiver Schädigung von Blutgefäßen können außer Plasma auch Erythrozyten in das Gewebe übertreten. Histologisch lassen sich hämorrhagische Entzündungen daher leicht durch die **Anwesenheit von Erythrozyten** im Exsudat nachweisen.

Auslöser sind bakterielle Exo- oder Endotoxine, zytopathische Viren oder eine immunologisch oder enzymatisch bedingte Gefäßwandschädigung. Die Abheilung erfolgt über eine granulierende Entzündung (S. 51) mit Bildung von Narbengewebe.

Klassische Beispiele sind:

- **hämorrhagische Grippepneumonie:** Influenzaviren können Blutkapillaren zerstören, sodass es zum Einstrom von Blut in die Alveolen kommt. Die Lungenbläschen kollabieren und/oder organisieren sich hyalin um. In weiterer Folge ist der Gasaustausch extrem beeinträchtigt (→ Tod durch Lungenversagen innerhalb von wenigen Tagen).
- virale hämorrhagische Fieber
- Goodpasture-Syndrom
- Milzbrand
- hämorrhagische Kolitis und hämolytisch-urämisches Syndrom.

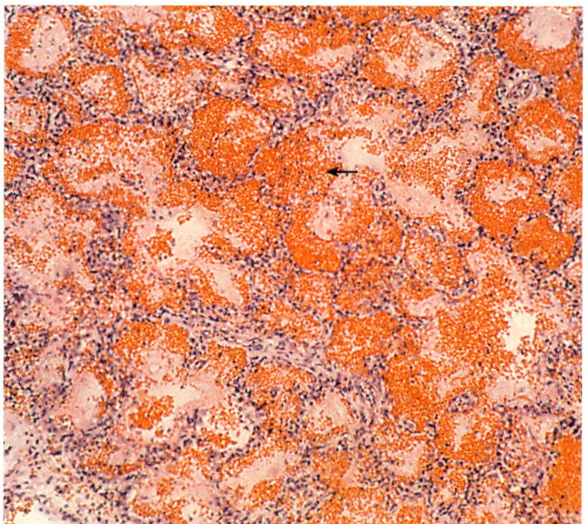

Abb. 6.3 Hämorrhagische Entzündung: hämorrhagische Grippepneumonie. In den Alveolen finden sich zahlreiche Erythrozyten. [Quelle: Riede, Uniklinik Freiburg]

6.2.3 Akute nekrotisierende Entzündung

Nekrotisierende Entzündungen entstehen unter Bedingungen, die es dem Körper nicht ermöglichen, eine normale exsudative Entzündungsreaktion zu entwickeln.

Mögliche **Ursachen** sind z. B.

- lokale Durchblutungsstörungen (z. B. Thrombose)
- Entzündungszellmangel oder -funktionsstörung (z. B. angeborene oder erworbene Agranulozytose, Immunsuppression)
- hoch toxische Zellgifte.

Man unterscheidet verschiedene **Formen:**

- **ulzerierende Entzündung:** entsteht durch Abstoßung herdförmiger Schleimhautnekrosen an den Oberflächen von Haut und Schleimhäuten. Der Defekt reicht mindestens bis in die Submukosa und wird von einem Fibrinexsudat bedeckt (z. B. Gastroduodenalulkus, Druckulkus beim Dekubitus).

- **abszedierende Entzündung:** Ein Abszess entsteht, wenn das nekrotische Gewebe durch proteolytische Enzyme pyogener Keime (v. a. Staphylokokken) eingeschmolzen wird.
- **gangräneszierende Entzündung:** Bei einer Superinfektion mit Fäulnisbakterien wird das Gewebe jauchig zersetzt. Eine Gangrän findet sich häufig bei Diabetes.

6.2.4 Akute lymphozytäre Entzündungen

Kennzeichen ist ein **lympozytäres Infiltrat** im betroffenen Organ oder Gewebe. Pathogenetisch liegt eine **Hypersensitivitätsreaktion Typ IV** (T-Zell-vermittelte Zytotoxizität) zugrunde, die zu einer Apoptose der Zellen führt. Beispiele sind Virusinfektionen sowie immunologisch vermittelte Entzündungen bei Autoimmunerkrankungen, Transplantatabstoßung und der Graft-versus-Host-Erkrankung.

6.3 Chronische Entzündung und Folgereaktionen

6.3.1 Granulierende Entzündung

Werden im Verlauf einer Entzündungsreaktion Abbauprodukte und Bakterien phagozytiert, so können Makrophagen und Thrombozyten Wachstumsfaktoren ausschütten, die zur neuen Kapillareinsprossung und fibroblastischen Umgestaltung des aufgeräumten Entzündungsareals führen. Dieses Ersatzgewebe wird **Granulationsgewebe** genannt. Es ist zell- und kapillarreich.

Nach Entzündungsursache unterscheidet man folgende Unterformen:

- **Nekrose und Ulkus:** charakteristische Dreischichtung:
  - **Resorptionszone:** grenzt direkt an die zentrale Nekrose und besteht v. a. aus resorbierenden Makrophagen und Granulozyten
  - **Reparationszone:** mit Kapillareinsprossung und Fibroblasten (→ Entstehung des Granulationsgewebes)
  - **Bindegewebszone:** bildet die äußerste Zone; hier reift Granulationsgewebe zu einem faserreichen Bindegewebe aus (Narbe)
- **Hämatom:** Das Hämatom wird durch das Granulationsgewebe organisiert. Der zeitliche Verlauf des Hämoglobinabbaus lässt sich makroskopisch anhand einer charakteristischen Verfärbung erkennen: blaulila (Hämoglobin) → gelbgrün (Hämatoidin) → Entfärbung (Abtransport des Hämatoidins).
- **Thrombose:** Besonders die Kapillareinsprossung kann durch Verbindung vieler kleiner Gefäße zum ursprünglichen Gefäßvolumen die Perfusionswege teilweise wieder eröffnen. Häufig verbleiben im rekanalisierten Gefäßlumen Narbenstränge, die von einer Gefäßwand zu anderen ziehen (Strickleiterphänomen).

6.3.2 Granulomatöse Entzündung

Ihr wichtigstes Charakteristikum sind die über 1 mm großen **Knötchen (Granulom)** im Gewebe, die – abhängig vom Granulomtyp – aus Makrophagen und ihren Abkömmlingen, Lymphozyten, Plasmazellen, Granulozyten und Fibroblasten bestehen. Abhängig von der Toxizität der auslösenden Noxe bilden sich 2 histologisch unterschiedliche Granulomtypen: Epitheloidzellgranulome und histiozytäre Granulome.

Epitheloidzellgranulome: Sie entstehen durch relativ **toxische** Noxen. Sie sind scharf begrenzt und histologisch durch die Anwesenheit von **Epitheloidzellen** (Makrophagenabkömmlinge) gekennzeichnet. Abhängig von der Ätiologie verändern sich die Epitheloidzellen durch Leukozyteninfiltration und/oder Nekrosebildung:

- **verkäsende Granulome:** nekrotische Zersetzung der Granulome durch eine zellgebundene Immunreaktion, die sich gegen Bestandteile der Entzündungsauslöser richtet.
- **abszedierende Granulome:** Bei Infektion mit bestimmten Erregern wandern neutrophile Granulozyten in das Granulom ein, die eine abszedierende histiozytäre Entzündungsreaktion auslösen.

Kleinherdige Epitheloidzellansammlungen (sarcoid-like lesions):

- **Morphologie:** umschriebene Gruppe weniger, kleiner Epitheloidzellen, **keine** Nekrose!
- **Vorkommen:** Toxoplasmose, Hodgkin- und Non-Hodgkin-Lymphome, im Abflussgebiet von Tumoren als Begleitreaktion.

Epitheloidzellgranulom vom Sarkoidose-Typ:

- **Morphologie:** von innen nach außen:
  - herdförmige Ansammlung von Epitheloidzellen, ggf. mit Langhans-Riesenzellen (S. 48) (häufig mit **Asteroid-** und **Schaumann-Körperchen**); **keine** zentrale Nekrose!
  - peripherer Lymphozytenwall
  - mantelförmige Umrandung durch Fibroblasten.
- **Vorkommen:** Sarkoidose, Morbus Crohn, primär biliäre Cholangitis, Toxoplasmose, Berylliose.

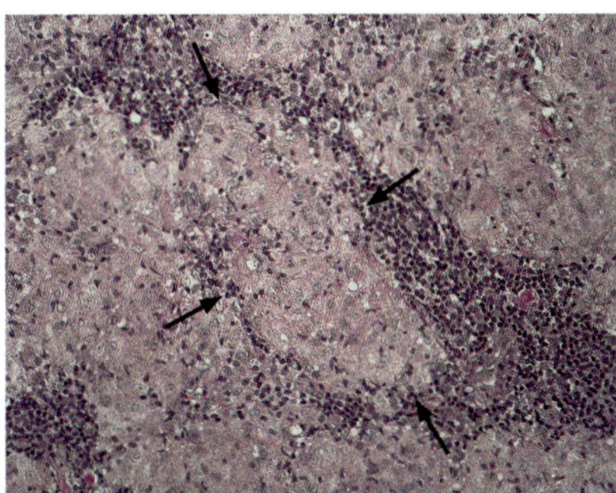

Abb. 6.4 Sarkoidose-Typ (Histologie). Epitheloidzellige Sarkoidosegranulome (Pfeile; HE, Vergr. 1 : 200). [Quelle: Riede, Werner, Schaefer, Allgemeine und spezielle Pathologie, Thieme, 2004.]

Epitheloidzellgranulom vom Tuberkulose-Typ:

- **Morphologie:** Aufbau entspricht dem Sarkoidose-Typ, zeigt aber eine zentrale zellfreie **verkäsende Nekrose**.
- **Vorkommen:** Tuberkulose, tuberkuloide Lepra, Syphilis.

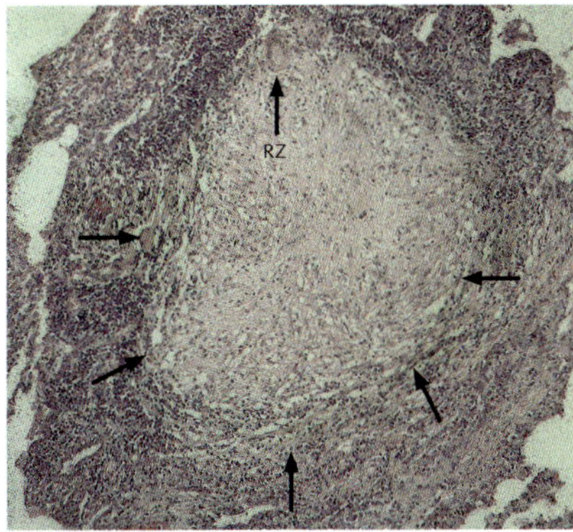

Abb. 6.5 Tuberkulose-Typ (Histologie). Epitheloidzellgranulom vom Tuberkulose-Typ mit zentral verkäsender Nekrose (RZ = geordnete Riesenzelle; HE, Vergr. 1:100). [Quelle: Riede, Werner, Schaefer, Allgemeine und spezielle Pathologie, Thieme, 2004.]

Epitheloidzellgranulom vom Pseudotuberkulose-Typ:
- **Morphologie:** Zentral **abszedierende** Einschmelzung mit neutrophilen Granulozyten, peripherer Wall aus Histiozyten, die sich z. T. in Epitheloidzellen umwandeln.
- **Vorkommen:** Lymphadenitis mesenterialis (Yersinia pseudotubercularis), Katzenkratzkrankheit, Tularämie, Lymphogranuloma venereum, Kokzidioidomykose, chronische Bilharziose.

Histiozytäre Granulome: Histiozytäre Granulome werden durch **wenig toxische** Noxen (z. B. Urate, immunkomplexumhülltes Kollagen) ausgelöst. Sie imponieren als unscharf begrenzte, knötchenförmige Ansammlungen und enthalten v. a. **phagozytierende Histiozyten**.

Rheumatisches Granulom:
- Synonym: Aschoff-Knötchen
- **Morphologie:** zentrale fibrinoide Kollagenfasernekrose, umgeben von **Anitschkow-Zellen** (Sonderform der Histiozyten mit raupen- oder eulenaugenähnlichem Nukleolus), einem spärlichen lymphoplasmazellulären Infiltrat und Riesenzellen mit basophilem Plasma (Aschoff-Zellen).
- **Vorkommen:** rheumatische Myokarditis im Rahmen des rheumatischen Fiebers.

Rheumatoides Granulom:
- Synonyme: Rheumaknoten, Rheumagranulom
- **Morphologie:** zentrale fibrinoide Kollagenfasernekrose, umgeben von einem Wall aus palisadenartig angeordneten Histiozyten (ggf. vereinzelt Riesenzellen) und einem Randsaum aus T-Lymphozyten und Plasmazellen
- **Vorkommen:** rheumatoide Arthritis, Granuloma anulare.

Fremdkörpergranulom:
- **Morphologie:** Zentraler Fremdkörper, der von mehrkernigen Fremdkörper-Riesenzellen (S. 49), eingewanderten Makrophagen, einem lymphozytären Infiltrat, einsprossenden Kapillaren und Fibroblasten umringt wird.
- **Vorkommen:**
  - **endogene** Fremdkörper: z. B. Cholesterin-, Harnsäurekristalle, Hornlamellen
  - **exogene** Fremdkörper: z. B. Plastik, Nahtmaterial, Insektenstachel.

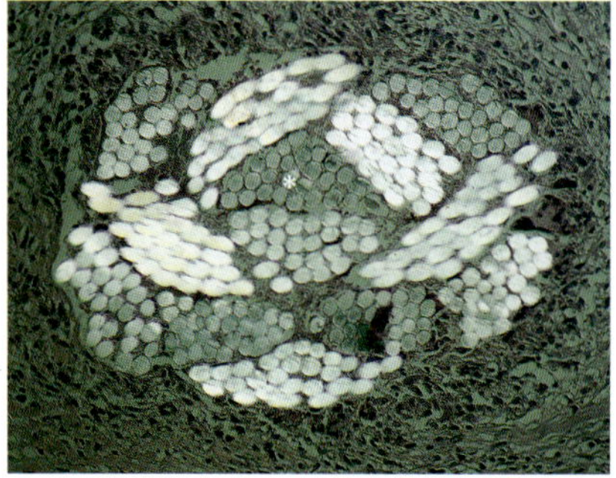

Abb. 6.6 Fremdkörpergranulom (Histologie). Fadengranulom mit hell aufleuchtenden Fadenanschnitten (*, Operationsnahtmaterial), die von mehrkernigen Riesenzellen umsäumt werden (HE, Vergr. 1 : 150). [Quelle: Riede, Werner, Schaefer, Allgemeine und spezielle Pathologie, Thieme, 2004.]

6.3.3 Chronische lymphozytäre Entzündung

Chronische lymphozytäre Entzündungen sind oft Folge einer **Autoimmunreaktion**. Die betroffenen Gewebe/Organe werden **lymphozytär infiltriert** und es kommt zu progredienter Parenchymdestruktion und Vernarbung. Beispiele sind das Sjögren-Syndrom und die Hashimoto-Thyreoiditis.

6.3.4 Folgereaktionen und Residuen

Heilung (Restitutio ad integrum): vollständige funktionelle und strukturelle Wiederherstellung des ursprünglichen Gewebezustands. Das ist nur dann möglich, wenn der entzündliche Defekt in einem regenerationsfähigen Gewebe lokalisiert ist.

Schritte der Heilung:
- Noxenelimination
- Auflösung des entzündlichen Exsudats
- Ersatz der zugrunde gegangenen Zellen.

Defektheilung (Reparation): findet immer dann statt, wenn das entzündliche Exsudat nicht vollständig abgeräumt werden kann, ein größerer Gewebedefekt vorliegt oder der Defekt nicht regenerationsfähiges Gewebe betrifft. Bei der Reparation wird das organspezifische Gewebe durch Bindegewebe ersetzt. Zu den möglichen Residuen gehören:
- **Gewebezerstörungen:** Kann der Körper den Entzündungsprozess nicht eindämmen, kommt es zu Gewebeverlust mit Abszessbildung, Perforation oder Blutung.
- **Narbenbildung:** Wird das geschädigte Gewebe durch kollagenes Bindegewebe ersetzt, zeigt die entstehende Narbe eine deutlich geringere Elastizität und Belastungsfähigkeit als das ursprüngliche Gewebe. Es kann zur Schrumpfung, zu Kontrakturen oder zu Strangbildungen im Organ kommen. Siehe auch Wundheilung (S. 53).
- **Gefügedilatation:** Geht der Gewebeverlust mit einem starken Elastizitätsverlust einher, kann es bei mechanischer Belastung zur Ausbuchtung des entzündeten Areals kommen (z. B. Aneurysmabildung nach Myokarditis).
- **Fistelbildung:** Vor allem Abszesse neigen dazu, sich über die Bildung eines Ganges nach außen oder innen zu entleeren (Keimverschleppung, typisch bei Morbus Crohn).

6.4 Zellersatz

6.4.1 Physiologische und pathologische Regeneration

Unter Regeneration versteht man den Ersatz zugrunde gegangener Zellen und die Wiederherstellung eines Gewebes. Je nachdem, ob der Zellersatz unter physiologischen oder pathologischen Bedingungen stattfindet, unterscheidet man:
- **physiologische Regeneration:** Vorgang, bei dem Zellen oder Gewebe, die im Rahmen des **normalen Verschleißes** zugrunde gegangen sind, durch ein gleichwertiges Gewebe ersetzt werden.
- **pathologische Regeneration:** Vorgang, beim dem Zellen oder Gewebe, die durch eine **Zellschädigung** zugrunde gegangen sind, ersetzt werden. Dabei kann es entweder zur **Restitutio ad integrum** (S. 52) oder zur **Defektheilung** (S. 52) kommen.

6.4.2 Regenerationsfähigkeit der Gewebe

- **labiles Gewebe** (Wechselgewebe): besitzt die Fähigkeit zur schnellen Proliferation bei hoher Zellteilungsrate. Defekte werden schnell beseitigt und **heilen vollständig** aus. Beispiele sind das hämatopoetische System, die Schleimhäute und die Epidermis.
- **stabiles Gewebe** (Dauergewebe): besteht aus differenzierten Zellen, die potenziell teilungsfähig sind. Solange das bindegewebige Stützgerüst intakt bleibt, können Defekte durch Zellteilung ausgeglichen werden und **vollständig ausheilen**. Beispiele sind die Leber, renale Tubulusepithelien, die glatte Muskulatur und das Bindegewebe.

- **permanentes Gewebe** (Ruhegewebe): besteht aus Zellen, die sich nicht mehr teilen können. Jeder Zelluntergang führt zur **Defektheilung** mit Narbenbildung und ggf. Funktionsverlust. Beispiele sind die Skelett- und Herzmuskulatur sowie Nervenzellen.

6.4.3 Wundheilung

Formen der Wundheilung: Die **primäre Wundheilung** (per primam intentionem) erfolgt bei **kleinen** Wunden mit glatten, gut adaptierbaren Wundrändern ohne Infektion. Da nur eine geringe Gewebereparatur notwendig ist, verlaufen die verschiedenen Phasen der Wundheilung (S. 53) rasch. Insgesamt wird nur wenig Granulationsgewebe gebildet, die entstehende Narbe ist häufig kaum sichtbar (= Idealform).

Die **sekundäre Wundheilung** (per secundam intentionem) erfolgt bei **größeren** Defekten mit weit auseinanderklaffenden Wundrändern und Wundinfektion. Der Wundverschluss erfolgt durch Ausbildung eines Granulations- und (kosmetisch und funktionell störenden) Narbengewebes.

Ablauf der Wundheilung: Die Wundheilung verläuft in 4 aufeinanderfolgenden Phasen:

Tab. 6.2 Phasen der Wundheilung

Phase	Charakteristika
exsudative Phase	**Austritt von Blut und Lymphe** und provisorischer Wundverschluss durch **Gerinnungsaktivierung** (Bildung von Fibringerinnseln), Abpressung eines serös-fibrinösen Exsudats mit Säuberung des Wundgrunds
resorptive Phase	Einwanderung von **Granulozyten** (nach 6 h) und **Makrophagen** (nach 12 h), Phagozytose und proteolytischer Abbau des nekrotischen Materials
proliferative Phase	ab ca. 3. Tag Bildung von hellrotem **Granulationsgewebe** durch Einsprossen von Kapillaren, Fibroblastenproliferation und Produktion von Proteoglykanen und Kollagenfasern; Migration von Keratinozyten; durch Umwandlung von Fibroblasten in Myofibroblasten beginnt die Wundkontraktion
reparative Phase	Ersatz des Granulations- durch **faserreiches**, aber schlecht durchblutetes **Narbengewebe**

Störfaktoren der Wundheilung: Neben Art und Lokalisation, Tiefe und Ausdehnung der Wunde sind insbesondere eine gute Durchblutung des umliegenden Gewebes und eine geringe Verschmutzung durch Fremdkörper Grundvoraussetzung für eine regelrechte (primäre) Wundheilung.

Lokale Störfaktoren:
- Wundinfektionen, Nekrosen, Hohlraumbildung, Durchblutungsstörungen, Fremdmaterialien im Wundbereich, weit klaffende Wundränder, mangelnde Ruhigstellung der Wunde.

Systemische Störfaktoren:
- vermindertes „Rohstoffangebot“: konsumierende Erkrankungen, höheres Lebensalter, schlechter Ernährungszustand, Eiweiß- und Vitamin-C-Mangel
- medikamentöse oder krankheitsbedingte Immunsuppression: z. B. Steroideinnahme, HIV, maligne Lymphome
- Sauerstoffmangel: z. B. diabetische, arterielle oder venöse Durchblutungsstörungen, Anämie, respiratorische Insuffizienz.

Komplikationen der Wundheilung:
- **Narbenbildung:** Im Gegensatz zu normaler Epidermis enthält die neue Epidermis keine Melanozyten oder Hautanhangsgebilde. Das Narbengewebe ist deshalb weiß, nicht behaart und enthält weder Schweiß- noch Talgdrüsen.
- **Instabilität:** Sie kann im frühen Stadium der Heilung und Narbenbildung bei mangelnder Ruhigstellung entstehen (**Wunddehiszenz**).
- **hypertrophe Narben, Keloide** (Narben, die in umgebendes, gesundes Gewebe wuchern): Sie entstehen durch **gesteigerte Kollagensynthese** (Ursache unklar).
- **Narbenkontrakturen:** Sie entstehen durch Kontraktion der Myofibroblasten und können insbesondere im Gelenkbereich Probleme verursachen.
- **Narbenneuralgien:** druckschmerzhafte, überempfindliche Bereiche in der Umgebung von Narben
- **Weitere Komplikationen** sind:
  - Wundinfektion
  - Serom-, Hämatom- oder Granulombildung
  - Granuloma pyogenicum (überschießende Bildung eines leicht blutenden kapillarreichen Granulationsgewebes)
  - verzögerte Wundheilung und Übergang in eine chronische Wunde.

6.4.4 Wundheilung peripherer Nerven

Die periphere Nervenheilung erfolgt nach dem **Waller-Degenerationsprinzip**: Durch das Trauma wird das Axon unterbrochen, der distale Axonstumpf geht gemeinsam mit seiner Markscheide zugrunde (**Waller-Degeneration**) und wird phagozytiert (**Waller-Phagozytose**).

Nach etwa 2 Wochen bilden übrig gebliebene Schwann-Zellen neue Myelinscheiden. Aus dem proximalen Nervenfaserstumpf sprossen Axone aus, die die neu entstandenen Myelinscheiden als „Leitstruktur“ (**Hanken-Büngner-Band**) nutzen, sodass sie das Zielorgan wieder erreichen können und die Funktion des Nervs vollständig wiederhergestellt werden kann.

Finden die aussprossenden Axone keinen Anschluss an die ursprüngliche Nervenscheide, bilden sie gemeinsam mit dem Narbengewebe schmerzhafte Knoten (**Narbenneurome**).

6.4.5 Frakturheilung

Definition: Eine **Fraktur** ist die vollständige oder unvollständige Kontinuitätstrennung eines Knochengewebes.

Formen und Ablauf:
- **primäre Frakturheilung** (= Kontaktheilung): Bei sich berührenden oder eng aneinanderliegenden Frakturenden (Distanz **< 1 mm**) kommt es durch Einsprossung von Osteonen zur Ausheilung (keine Kallusbildung).
- **sekundäre Frakturheilung:** Sie findet bei einem Frakturspalt **> 1 mm** statt. Sie verläuft in 4 Stadien.

Komplikationen:
- überschießende Kallusbildung (Callus luxurians)
- Pseudarthrose (Fehlgelenk)
- Osteomyelitis.

Tab. 6.3 Phasen der sekundären Frakturheilung

Phase	Zeitraum	Charakteristika
Frakturhämatom	1. Tag	**Blutaustritt** zwischen den Knochenenden
bindegewebiger Kallus	2.–8. Tag	Einsprossung eines **kapillarreichen Mesenchyms** in das Frakturhämatom und **Fibroblastenproliferation**, dadurch Ausbildung eines vorläufigen, bindegewebigen Kallus zwischen den Frakturenden (bindegewebiges Verbindungsstück)
knöcherner Kallus	1.–4. Woche	Umwandlung **der Fibroblasten in Osteoblasten**, die durch Verkalkung einen provisorischen, knöchernen Kallus (**Faserknochen**) bilden.
lamellärer Knochen	4.–6. Woche	Durch zunehmende mechanische Biege-, Zug- und Druckbeanspruchung wird der Faserknochen durch den endgültigen, **stabilen lamellären Knochen** ersetzt.

6.4.6 Defektheilung in der Leber

Die Leber gehört zu den stabilen Geweben. Ist die Organstruktur erhalten, ist eine **Restitutio ad integrum** möglich. Bei einer Zerstörung der Organarchitektur kommt es zur **Defektheilung**.

Bei **subletalen Noxen** finden sich in Abhängigkeit von der auslösenden Noxe:
- Milchglaszellen (Hyperplasie des endoplasmatischen Retikulums durch Barbiturate und Viren)
- Leberzellverfettung und -hydrops
- Mallory-Bodies (bei Alkoholabusus) oder
- Councilman-Körperchen (bei Virushepatitiden).

Letale Noxen führen direkt zum Zelltod ohne Zellersatz. Das nekrotische Gewebe wird durch Bindegewebe (ausgehend von den Ito-Zellen) ersetzt, es entsteht das klassische Bild der Leberfibrose oder der **Leberzirrhose**.

6.4.7 Defektheilung in der Niere

Die einzelnen Bestandteile der Niere unterscheiden sich hinsichtlich ihrer Regenerationsfähigkeit. **Tubulusepithelien** gehören zum **stabilen Gewebe**, Einzelzellnekrosen können vollständig regenerieren, ausgedehnte Nekrosen und chronische Schädigungen führen zur Vernarbung. **Glomerula** zählen zum **permanenten Gewebe**, sodass eine Schädigung immer zur Defektheilung mit bindegewebigem Ersatz führt.

IMPP-Fakten

! In der **proliferativen Phase** der Wundheilung kommt es zu einer Migration von **Keratinozyten**.

Allgemeine klinische Chemie

7 Grundlagen

7.1 Untersuchungsmaterialien und Messgrößen

7.1.1 Untersuchungsmaterialien

In der klinischen Chemie werden häufig folgende Materialien untersucht:
- venöses Blut (meist als Serum oder Plasma (S. 55))
- Kapillarblut
- Spontan- und Sammelurin (S. 56)
- Liquor (S. 56)
- Punktionsflüssigkeiten.

7.1.2 Messgrößen

Anforderungen an Messgrößen: Mindestanforderungen (nach DIN EN ISO 15 189):
- eindeutige Benennung (Material, Herkunft)
- Angabe des Messwertes mit einer Einheit
- Angabe der Analysemethode
- Beziehung auf einen Referenzwert.

Einheiten von Messgrößen: Nach Möglichkeit soll das Internationale Einheitensystem (SI = Système Internationale d'Unités) angewendet werden. **Tab. 7.1** gibt einen Überblick über die verschiedenen SI-Einheiten. In der Praxis werden allerdings oft noch die eigentlich nicht mehr gültigen, aber früher gebräuchlichen Einheiten verwendet.

Zu einem Laborwert müssen immer die **Einheit** und das **Referenzintervall** angegeben werden.

Lerntipp !

Die Grundlagen der klinischen Chemie sind zum großen Teil nicht prüfungsrelevant. Die wichtigen Punkte, die charakteristisch sind für einzelne Krankheitsbilder, werden bei diesen ausführlich besprochen und sind dort auch entsprechend als prüfungsrelevant gekennzeichnet.

Tab. 7.1 Einheiten von Messgrößen

Analyt/Messgröße	SI-Einheit	Bemerkung
Analyte mit definierter Molekülmasse	mol/l, mmol/l, µmol/l	Keine Prozentangaben, da der 100 %-Wert oft nicht genau definiert werden kann.
Analyte ohne definierte Molekülmasse	g/l, mg/l, µg/l, auch g/kg	Angaben bezogen auf dl sind erlaubt. Keine Prozentangaben (s. o.)
Enzyme	1 µmol/min = 1 U 1 mol/s = 1 katal	Angegeben wird der Umsatz (Substratmenge/Zeiteinheit). Angabe der Messtemperatur wichtig (in der Regel 37 °C)
korpuskuläre Teilchen	Teilchen/l	
Arzneimittelkonzentrationen	mg/l	Obwohl es sich um Analyten mit definierter Molekülmasse handelt, ist es sinnvoll, die Angaben in Masseneinheiten zu machen.
willkürliche Einheiten	U/l, E/l, Inhibitory Units/l usw.	Cave: Unterschiedliche Definitionen verschiedener Hersteller können zu großen Unterschieden in den Testergebnissen führen.

7.2 Probengewinnung, -transport, -aufbewahrung und Probenvorbereitung im Labor

7.2.1 Probengewinnung

Blutentnahme:

Venöses Blut: Die routinemäßige Blutentnahme sollte **morgens** erfolgen, da viele Messgrößen eine mehr oder weniger ausgeprägte tageszeitliche Schwankung aufweisen.

> **Praxistipp:** Vor der Blutentnahme sollte der Patient mindestens 15 Minuten ruhig sitzen oder (besser) liegen, da in aufrechter Körperlage ein Anstieg vieler Messgrößen zu erwarten ist.

Änderungen in der Körperlage und Venenstauung führen zu einem **Konzentrationsanstieg** von Blutzellen, Lipoproteinpartikeln und großen Eiweißmolekülen um 10 % und mehr. Verlaufsuntersuchungen sollten möglichst immer zur gleichen Zeit vorgenommen werden. Für die meisten Laboruntersuchungen muss der Patient nicht nüchtern sein.

> **Praxistipp:** Die Stauung vor der venösen Blutentnahme sollte nicht länger als 2 Minuten dauern, da sich die gelösten Teilchen im Blut und in der Gewebsflüssigkeit umverteilen können. Zudem sollte der Staudruck nicht mehr als 40 mmHg betragen (venöser Rückfluss).

Die Proben sollten immer in einer **festgelegten Reihenfolge** abgenommen werden. So sollte Blut für **Blutkulturen** als Erstes abgenommen werden, da hier die Sterilitätsanforderungen am höchsten sind. Proben für **Blutgerinnungsuntersuchungen** (Citratblut) dürfen hingegen nie als Erstes abgenommen werden, da in der ersten Probe teilaktivierte Gerinnungsfaktoren durch Einschwemmung von Gewebsthrombokinase vorliegen können. Kontaminationen mit Heparin und EDTA müssen strikt vermieden werden. Sollen nur Blutgerinnungsparameter gemessen werden, ist es deshalb erforderlich, ein Vorlaufröhrchen (z. B. Serum, mindesten 10 ml) abzunehmen und ggf. zu verwerfen.

Weiterhin zu beachten: Probenröhrchen mit flüssigen **Antikoagulanzien** (Tab. 7.2) müssen immer bis zur Markierung gefüllt und sofort sorgfältig unter Vermeidung von Schaumbildung gemischt werden. Andere Röhrchen können unter Beachtung der erforderlichen Probenmenge (aus dem Leistungsverzeichnis des Labors ersichtlich) ggf. auch nur teilweise gefüllt werden. Wo möglich, wird Plasma dem Serum vorgezogen.

Tab. 7.2 Häufig verwendete Antikoagulanzien und ihre Anwendungsgebiete

Antikoagulans	Einsatzgebiet	Farbcodierung*
ohne (mit Gerinnungsaktivator)	Klinische Chemie, Immunologie, Transfusionsserologie	rot oder weiß oder braun
K_2- oder K_3-EDTA	Hämatologie	lila oder rot
Na-Citrat 1 + 9 (0,109 oder 0,125 mol/l)	Gerinnung	hellblau oder grün
Na-Citrat 1 + 4 (0,109 mol/l)	BSG	schwarz oder violett
Li-Heparinat	Klinische Chemie	grün oder orange
Na-Fluorid	Glucose, Lactat	grau oder gelb

* Die an zweiter Stelle genannten Farbcodierungen sind teilweise in Deutschland noch in Gebrauch; die erstgenannten sind international üblich.
(Quelle: Kohse, Taschenlehrbuch Klinische Chemie und Hämatologie, Thieme, 2019)

Kapillarblut: Das Kapillarblut wird zur **Blutzucker**- und zur **Blutgasanalyse** eingesetzt bzw. bei Kleinkindern abgenommen. Die Entnahme erfolgt in der Regel am Finger durch Punktion mit einer Einmallanzette oder mit einer Punktionshilfe. Alternative Punktionsorte sind Ferse (Kleinkind) oder Ohr (Blutgasanalyse). Der erste Blutstropfen wird mit einem Tupfer aufgenommen und verworfen, dann wird das Blut mittels Kapillare abgenommen.

Arterienblut: wird z. B. im Rahmen einer Blutgasanalyse verwendet. Zur Gewinnung wird die Arterie (meist. A. radialis oder A. femoralis) mit einer Spritze oder einer Blutgaskapillare punktiert.

Serum: Zur Gewinnung wird Vollblut abgenommen. Nach kurzer Zeit setzt die Gerinnung ein, es kann jedoch mehr als eine halbe Stunde dauern, bis das Blut vollständig geronnen ist. Die Serumgewinnung erfolgt durch Zentrifugation bei ca. 3 000 g für 15 Minuten. Separationshilfen wie z. B. Trenngele erleichtern die Serumgewinnung.

Plasma: Zur Gewinnung wird bei der Blutentnahme ein gerinnungshemmender Stoff (**Antikoagulans**) benötigt. Als Antikoagulans werden Lithium- oder Ammoniumsalze des Heparins verwendet. Für hämatologische Untersuchungen ist EDTA und für hämostaseologische Untersuchungen Citrat erforderlich. Für die Stabilisierung der Blutglucose wird in speziellen Röhrchen Citrat plus Fluorid verwendet. Das Antikoagulans muss bereits im Abnahmeröhrchen vorgelegt werden.

Gewinnung von Urin:

Spontanurin: Für die meisten Urinuntersuchungen genügt **Spontanurin** (**Mittelstrahlurin** zur Vermeidung von Kontaminationen).

Für die Teststreifen- und Sedimentuntersuchung (Urinstatus) eignet sich besonders der erste Morgenurin, da dieser meistens hochkonzentriert ist und damit pathologische Bestandteile leichter nachweisbar sind. Für die Proteinanalytik im Harn wird aus Standardisierungsgründen der 2. Morgenurin empfohlen.

Um quantitative Ergebnisse aus Spontanurin zu erhalten, wird als Bezugsgröße die Kreatininkonzentration im Urin benötigt. Daher erfolgt z. B. die Angabe der Proteinausscheidung in mg Protein pro g Kreatinin.

Sammelurin: Vor allem für Messgrößen, die diskontinuierlich ausgeschieden werden, ist die Sammlung von Urin unverzichtbar. Oft wird **24-Stunden-Urin** gesammelt. Für die Bestimmung der Kreatinin-Clearance reicht jedoch eine 10-stündige Sammlung aus.

Wichtig ist, dass die Sammelzeit exakt festgehalten und die Sammlung vollständig durchgeführt wird.

Der aufgefangene Urin muss gründlich gemischt und eine Probe von 10–50 ml, je nach gewünschter Untersuchung, unter Angabe von Gesamtvolumen und Sammelzeit ins Labor geschickt werden. Sollen lichtempfindliche Substanzen, z. B. Porphyrine, untersucht werden, müssen lichtundurchlässige Sammel- und Probengefäße verwendet werden.

Muss der Sammelurin zur Stabilisierung der zu untersuchenden Substanzen mit Salzsäure angesäuert werden, so gibt das Pflegepersonal eine entsprechende Salzsäuremenge (meist 20 ml) zur ersten Urinfraktion im Sammelgefäß. Grundsätzlich ist Urin kühl und lichtgeschützt aufzubewahren.

Gewinnung von Liquor cerebrospinalis: Die Gewinnung von Liquor erfolgt in der Regel durch eine **Lumbalpunktion** zwischen den Lendenwirbeln L3 und L4. Der Liquor muss nach der Punktion innerhalb von 1 Stunde laborchemisch und mikroskopisch (Zellzählung) untersucht werden. Sofern erforderlich, muss auch das Zytopräparat innerhalb dieser Zeit angefertigt werden, weil sonst die Leukozyten nicht mehr differenziert werden können.

Der Liquor sollte möglichst in mehreren getrennten Einzelportionen aufgefangen werden, insbesondere bei blutigem Liquor. Das Entnahmevolumen bei einem Erwachsenen sollte 5–10 ml nicht überschreiten.

Weitere Untersuchungsproben:

Punktionsflüssigkeiten: Weitere Punktionsflüssigkeiten sind u. a. Pleuraflüssigkeit, Aszites, Perikardflüssigkeit, Gelenkflüssigkeiten und Zystenpunktate.

Verdauungssäfte und Stuhlproben: Bei der Sammlung von Magensaft, Duodenumsaft oder Stuhl ist auf eine Festlegung des Sammelzeitraums und die Vollständigkeit des Materials zu achten.

Speichel: Zur Bestimmung mancher Hormone.

Haare: z. B. zur Drogenanalytik oder zum Nachweis chronischer Vergiftungen.

7.2.2 Probentransport und Aufbewahrung

Untersuchungsproben keinesfalls vor Ort (z. B. auf der Station) lagern. **Transportzeiten** generell **so kurz wie möglich** halten. Hämolyse (von Erythrozyten und besonders Thrombozyten) unbedingt vermeiden. Besonders auf die **geeignete Temperatur** (Kühlung) achten:

- geeignete Temperatur für einen Transport von bis zu einigen Stunden: 15–25 °C.
- Für längeren Transport kann auch Kühlung auf 4 °C (nicht Vollblutproben!) oder Tieffrieren erforderlich sein.
- Trockeneis erlaubt einen Probentransport bei −70 °C.

Da eine ganze Reihe von Messgrößen **Lichtempfindlichkeiten** zeigen, sollten die Proben nicht dem Tageslicht ausgesetzt werden.

Konservierende Maßnahmen sind besonders bei Urin erforderlich: Ansäuern verhindert den Abbau von Porphyrinen oder die Ausfällung von Calciumsalzen. EDTA ist zur Komplexierung von Spurenelementen nötig und der Zusatz bakteriostatischer Mittel, um den proteolytischen Abbau von Proteinen und die Verstoffwechslung von Aminosäuren zu vermindern.

Wegen der Verdunstungsgefahr muss darauf geachtet werden, dass die Laborproben nicht für längere Zeit unverschlossen bleiben.

7.2.3 Probenvorbereitung

Zentrifugation: Vollblut wird durch Zentrifugation in Erythrozyten und Plasma bzw. Serum getrennt.

Standardmäßig wird das Vollblut bei 2000 g 15 Minuten zentrifugiert. Bei Notfallproben kann diese Zeit bei höherer Drehzahl auf ca. 5 Minuten verkürzt werden. Die Zentrifugation kann mit Primärröhrchen aus Kunststoff unproblematisch durchgeführt werden. Wird ein Aliquot des Vollbluts in ein Eppendorf-Gefäß überführt, kann sogar innerhalb einer Minute bei 10 000 g Plasma oder Serum gewonnen werden.

Enteiweißung: Entfernung von Proteinen und proteingebundenen Substanzen aus dem Plasma oder Serum. Dies erreicht man durch Präzipitation der Proteine als unlösliche Salze z. B. mit Trichloressigsäure, möglichst beim pH des isoelektrischen Punktes.

7.3 Einflussgrößen und Störfaktoren

7.3.1 Endogene Einflussgrößen

Geschlechtsabhängige und genetische Einflüsse: Bei Männern und Frauen finden sich Unterschiede bei Erythrozytenzahl, Hb-Wert, Cholesterinwert, γGT, CK, Eisen, Kreatinin und Harnsäure. Sehr deutliche Unterschiede finden sich bei den Sexualhormonen und einer Reihe weiterer Hormone.

Altersabhängige Einflüsse: Begleitend zur Geburt kommt es aufgrund eines raschen Abbaus des fetalen Hämoglobins (HbF) zum Bilirubinanstieg beim Neugeborenen. Während kindlicher Wachstumsschübe steigt die alkalische Knochenphosphatase an. Aber auch im Alter kommt es zu vielfältigen Veränderungen, z. B. zur Verminderung der Kreatinin-Clearance als Folge einer physiologisch nachlassenden Nierenfunktion. Diese Beispiele demonstrieren die Notwendigkeit **altersabhängiger Referenzintervalle**.

Bedeutung von Biorhythmen: Eine ganze Reihe von Messgrößen unterliegt regelmäßig wiederkehrenden Schwankungen. Dabei handelt es sich meist um einen 24-Stunden-Rhythmus (zirkadianer Rhythmus). Solche Schwankungen sind vor allem bei Wachstumshormon, Cortisol und Eisen zu finden. In diesen Fällen müssen Minimal- und Maximalwerte getrennt untersucht werden. Mit mehreren Messungen über den Tag hinweg lässt sich feststellen, ob ein Wert zirkadianen Schwankungen unterliegt.

Veränderungen in der Schwangerschaft: Typische Verlaufsparameter für die Schwangerschaft sind HCG, Estriol und AFP. Typische Verläufe zeigen auch Progesteron, Prolactin und Oxytocin. Des Weiteren kommt es aufgrund vermehrter Bildung von Plazenta-AP zum Anstieg der alkalischen Phosphatase, zur Abnahme des Hämatokrits und Serumeisens und zum Abfall von Gesamtprotein und Magnesium. Vorübergehende Anstiege finden sich bei Cholesterin und Triglyceriden. Im Kohlenhydratstoffwechsel kann es leicht zu einer hyperglykämischen Stoffwechsellage (Gestationsdiabetes) kommen.

7.3.2 Exogene Einflussgrößen

Ernährungseinflüsse: Bei einer verstärkten **Proteinzufuhr** kommt es zum Anstieg von Harnstoff und Kreatinin. Eine verstärkte **Fettzufuhr** hat einen raschen Anstieg von Triglyceriden und eine mittelfristige Cholesterinerhöhung zur Folge. Eine erhöhte **Kohlenhydratzufuhr** führt (kurzfristig) zu einem Anstieg der Blutglucose. Durch übermäßige **Alkoholzufuhr** kommt es zum Anstieg von γGT, Transaminasen, MCV, Carbohydrate-deficient Transferrin (CDT) und Ethylglucuronid (ETG) sowie zur Abnahme von Folsäure und Magnesium.

Beim **Fasten** hingegen kommt es zu einem Abfall von Proteinen bei gleichzeitig vorübergehendem Kreatininanstieg aufgrund der katabolen Stoffwechsellage. Temporär steigen auch die Transaminasen und die Harnsäure an.

Klimatische und geografische Gegebenheiten: Die Erythrozytenzahl ist ein typisches Beispiel. Mit zunehmender Höhenlage findet, stimuliert durch das Hormon Erythropoetin, ein Anstieg der Erythrozytenzahl statt.

Rauchen: Rauchen bewirkt einen Anstieg des CO-Hämoglobins und des karzinoembryonalen Antigens (CEA). Passivrauchen erhöht das CO-Hb nicht, aber wie bei Rauchern finden sich leichte IgE-Erhöhungen. Laboranalytisch kann Rauchen durch Cotininmessung im Urin (Nikotinmetabolit) oder Nikotinmessung in den Haaren nachgewiesen werden.

Muskelmasse und Körpergewicht: Je mehr Muskelmasse, desto mehr Kreatinin, Lactatdehydrogenase und Kreatinkinase sind nachweisbar. Ein erhöhtes Körpergewicht führt zu erhöhten Werten von Cholesterin, Triglyceriden, Gesamtprotein und zum Blutzuckeranstieg (vor allem postprandial).

Körperliche Aktivität bzw. Inaktivität: Nach körperlicher Belastung kann es zum Anstieg muskulärer Marker (Kreatininkinase, Lactatdehydrogenase) kommen. Außerdem nimmt bei körperlicher Anstrengung physiologischerweise das Intravasalvolumen ab, wodurch es zum Anstieg von Zellen, Proteinen und an Makromoleküle gebundenen Substanzen (z. B. Bilirubin) kommt. Zudem steigt das HDL-Cholesterin an.

Längere Bettruhe (Immobilisation) führt hingegen zur Abnahme der Blutmenge insgesamt und aufgrund des Abbaus der Muskulatur zu einem Absinken von Kreatinin und Kreatinkinase.

Vorsicht: Bei verminderter Muskelmasse kann das Kreatinin im Serum trotz verminderter Nierenfunktion falsch normal erscheinen und die GFR falsch berechnet werden.

Psychische oder stressbedingte Veränderungen: Katecholamine sowie Cortisol steigen in Stresssituationen deutlich an.

Iatrogene Einflüsse: Nach i. m.-Injektionen lässt sich ein Anstieg der Kreatinkinase beobachten. Die vorübergehend erhöhten Werte normalisieren sich innerhalb einiger Tage entsprechend der Halbwertszeit von CK-MM (ca. 20 Stunden). Die rektale Prostatauntersuchung führt zu einem PSA-Anstieg aufgrund mechanisch stimulierter vermehrter Sekretion. Daher muss die Blutentnahme immer vor der körperlichen Untersuchung erfolgen.

Einflüsse von Medikamenten: Wichtige Beispiele sind:

- Zytostatika: Anstieg der Harnsäure aufgrund der Zellnekrose, Thrombopenie
- Narkotika: Anstieg der γGT
- Aminoglykoside: Anstieg der renalen Proteinausscheidung
- Sulfonamide: Abfall der Blutglucose
- orale Antikoagulanzien: Erhöhung des INR-Werts (erwünscht). Sie verringern aber auch die Aktivität z. B. von Protein C und Protein S (unerwünscht).

7.3.3 Störfaktoren

Zu Störfaktoren zählen **Veränderungen der Messgröße** bei Probenentnahme (S. 55), Transport (S. 56), Probenverteilung, Interferenzen bei der Messung (z. B. durch Medikamenteneinflüsse) und Effekte der Probenlagerung.

Störfaktoren können zu einer deutlichen Abweichung des Wertes einer Messgröße im Analysenresultat vom tatsächlichen In-vivo-Wert führen. Durch spezielle Probenvorbereitung oder Wahl einer geeigneten Analysemethode können viele Störfaktoren eliminiert werden. Gelingt dies nicht, kann die Analyse ggf. nicht durchgeführt werden. Die Befundangabe lautet dann: „Analysenverfahren gestört."

Blutproben: Bei der Entnahme von Blutproben sind Körperlage, Lokalisation der Entnahmestelle, Dauer der Stauung und Tageszeit der Probenentnahme zu beachten. Da die Probengewinnung meist nicht durch das Laborpersonal erfolgt, müssen bei der Untersuchungsanforderung hierzu Angaben gemacht werden, die später in den Befund übernommen werden. Ebenso muss ggf. ein auffälliges Aussehen des Untersuchungsmaterials auf dem Befund vermerkt werden.

Hämolyse: Durch Hämolyse sind alle Messgrößen beeinflusst, die intrazellulär eine höhere Konzentration als im Blutplasma besitzen. Die meisten Hämolysen sind präanalytisch bedingt, eine In-vivo-Hämolyse ist selten. Hämoglobin kann bis in den UV-Bereich hinein Licht absorbieren, dadurch kommt es bei einer Reihe von Messgrößen zu falsch hohen Werten.

Ikterus: Erhöhtes Bilirubin in der Probe führt zu ähnlichen Interferenzen wie freies Hämoglobin. Während Hämolysen meist in vitro entstehen, ist der Ikterus ein In-vivo-Vorgang.

Lipämie: Erhöhte Fette (insbesondere Triglyceride) in der Blutprobe (nach Nahrungsaufnahme oder Infusion von Lipidlösungen bzw. bei Fettstoffwechselerkrankungen) können eine starke Trübung bewirken. Dies stört turbidimetrische Messverfahren, aber auch sonstige fotometrische Verfahren.

Andere Proben: Zum Beispiel Liquor oder Punktionsflüssigkeiten: Aussehen und Farbe sind festzuhalten und mögliche Auswirkungen auf die Messungen zu berücksichtigen.

7.3.4 Referenzintervalle und Entscheidungsgrenzen

Referenzintervalle: dienen dem Vergleich eines einzelnen klinisch-chemischen Messwertes mit Werten einer „gesunden" Referenzgruppe. Sie werden ermittelt, indem Proben einer Gruppe von Probanden, bei denen es keinen Anhalt für ein auffälliges bzw. pathologisches Verhalten der untersuchten Messgröße gibt, analysiert werden.

Kann der Analyt im Krankheitsfall erhöht oder erniedrigt sein, werden als **untere** und **obere Referenzbereichsgrenzen** die 2,5 %-Perzentile und die 97,5 %-Perzentile festgelegt. Spielen dagegen nur erhöhte Werte im Krankheitsfall eine Rolle, dann wird die **95 %-Perzentile** als Grenze festgesetzt.

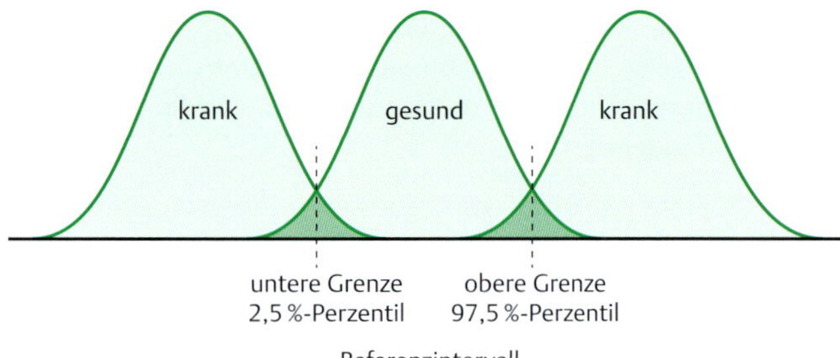

Abb. 7.1 **Referenzintervall.** Die Referenzbereichsgrenzen wurden so festgelegt, dass 95 % der Messwerte gesunder Probanden innerhalb des Referenzintervalls liegen.

Entscheidungsgrenzen: gewinnen anstelle von Referenzbereichen zunehmend an Bedeutung. Sie geben den Wert an, bis zu dem ein physiologischer bzw. negativer Befund und ab dem ein pathologischer bzw. positiver Befund vorliegt. Sie sind häufig nicht eindeutig festgelegt, sondern von der Fragestellung und den genauen Umständen abhängig.

Bei Substanzen, die physiologischerweise nicht im Urin vorhanden sind, wie Drogen oder Medikamente, kann die Entscheidungsgrenze (positiver Befund) mit der Nachweisgrenze gleichgesetzt werden. Aus rechtlichen Gründen wird hier allerdings oft eine **bestimmte Toleranzgrenze** (oberhalb der Nachweisgrenze) als Entscheidungsgrenze festgelegt, die als **Cut-off-Wert** bezeichnet wird.

Bei Substanzen, die bereits physiologisch im Urin vorhanden sind, wie z. B. Glucose, muss die Entscheidungsgrenze hingegen oberhalb des Normalbereichs liegen.

7.4 Befunderstellung und Interpretation

7.4.1 Analytische Beurteilung (= technische Validation)

Beurteilung der Analysemethoden: Wichtige Punkte, die auch in der Methodenbeschreibung enthalten sein sollten, sind:

- **Präzision**: Lässt sich die Analyse mit genügender Genauigkeit wiederholen und das Ergebnis dabei reproduzieren?
- **Richtigkeit und Vergleichbarkeit**: Die Richtigkeit einer Methode zu prüfen und zu beschreiben, erfordert Referenzmaterialien und/oder Referenzmethoden. Zudem muss die Analysemethode vergleichbar sein, z. B. mit anderen Methoden oder Ergebnissen aus anderen Laboren.
- **Spezifität**: Hier müssen auch Störeinflüsse von Medikamenten und Kreuzreaktionen mit ähnlichen Substanzen berücksichtigt werden.
- **Sensitivität**: Sie gibt die Nachweisgrenze an. Die Sensitivität ist besonders wichtig bei der Bestimmung von Spurenelementen, Hormonen etc.
- **Praktikabilität und Kosten**

Beurteilung der Analyseergebnisse:

- **Präzision**: Die Streuung der Messwerte muss gleich oder geringer sein als die der Referenzintervalle. Als Faustregel gilt, dass Laborwerte eine Tag-zu-Tag-Schwankung von 10 % haben dürfen. Für viele Messgrößen hat die Bundesärztekammer in ihren Richtlinien (RiliBÄK) zur Qualitätssicherung die maximal erlaubte Abweichung vom wahren Wert (Unpräzision + Unrichtigkeit) festgelegt.
- **Plausibilitätskontrolle**: Sie wird unterteilt in Extremwertkontrolle, Trendkontrolle und Konstellationskontrolle. In der Praxis wird in der Regel nur die Extremwertkontrolle vom Laborpersonal ausgeführt. Die Plausibilitätskontrolle wird vom behandelnden Arzt bei der medizinischen Beurteilung der Analyseergebnisse vorgenommen (s. u.).
- **Moving-Average-Kontrolle**: Hier wird kontinuierlich der Mittelwert der letzten 30 Patienten verfolgt. Ein starker Anstieg oder Abfall des Mittelwertes deutet auf einen möglichen Analysefehler hin (z. B. durch Dekalibration).

Extremwertkontrolle: Extremwerte sind Werte, die außerhalb festgelegter Grenzen liegen und von der Labor-EDV als Sofortmeldung dargestellt werden. Die Grenzen können dort festgelegt werden, wo die Über- oder Unterschreitung eines definierten Grenzwertes Gefahr für den Patienten bedeuten kann, der Wert mit dem Leben nicht vereinbar ist (z. B. Kalium > 9 mmol/l) oder wo ein Wert statistisch sehr unwahrscheinlich wird (außerhalb des 99 %-Bereiches aller Patienten).

Merke: Extremwerte müssen direkt nach der technischen Validation weitergegeben werden!

7.4.2 Medizinische Validation

- **Transversalbeurteilung**: Vergleich mit Referenzwerten bzw. Referenzintervallen oder entsprechenden Grenzwerten.
- **Longitudinalbeurteilung (Trendkontrolle)**: Vergleich der Analysewerte mit vorherigen Werten desselben Patienten. Krankheitsverlauf und Therapiekontrolle werden ausschließlich longitudinal beurteilt.
- **Plausibilitätskontrolle**: Überprüft die „Glaubwürdigkeit" der Analyseergebnisse. Sie ist eine Einzelwertprüfung und dient als Alarmsystem, um zu verhindern, dass Befunde übermittelt werden, die analytisch akzeptabel sein mögen, aber mit der klinischen Fragestellung unvereinbar sind oder in eine falsche Richtung führen. Zwei Kontrollen werden hier in der Regel vom Arzt durchgeführt:
  - **Extremwertkontrolle**: wie bei der technischen Validation
  - **Konstellationskontrolle**: prüft, ob die Laborergebnisse „zusammenpassen". Zum Beispiel müssen bei Leberschädigungen sowohl AST als auch ALT und GGT erhöht sein. Es würde nicht passen, wenn nur eines der Enzyme erhöht wäre.
- **Interpretation des Befunds**: erfolgt im Zusammenhang mit allen patientenbezogenen Daten (Anamnese, Laborbefunde, Diagnose, Krankheitsverlauf und Therapie).

7.4.3 Maßnahmen bei nicht validen Befunden

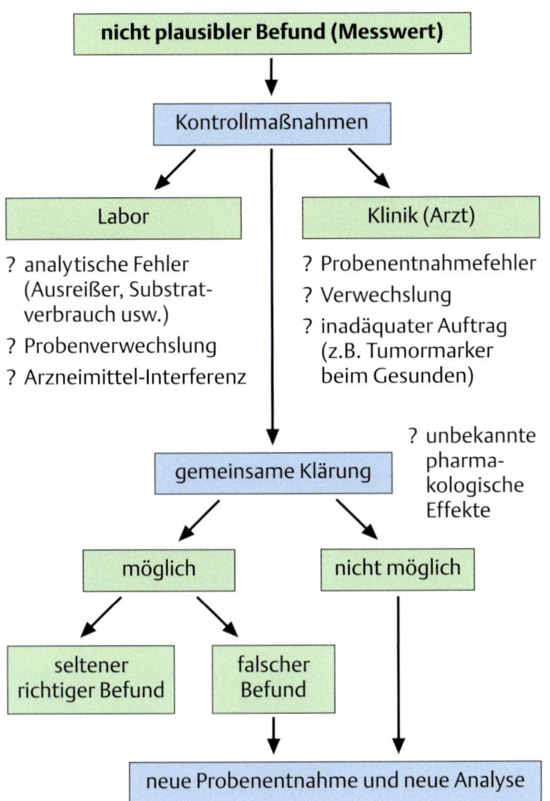

Abb. 7.2 Maßnahmen bei Feststellung eines nicht plausiblen Messwerts. [Quelle: Hallbach, Klinische Chemie und Hämatologie, Thieme, 2019]

7.5 Qualitätssicherung

7.5.1 Richtlinie zur Qualitätssicherung (RiliBÄK)

Die RiliBÄK unterscheidet in der Qualitätssicherung der Laboruntersuchungen nicht zwischen Arztpraxis und Labor.

Interne Qualitätssicherung: Intervall der Kontrollmessungen, richtet sich zum einen nach den Vorgaben der RiliBÄK (Teil B), zum anderen nach den Herstellerangaben. Verbindlich ist jeweils die strengere Vorgabe. Jede Kontrollmessung muss nach der Arbeitsanweisung erfolgen und schriftlich dokumentiert werden.

Zudem müssen **zusätzliche Kontrollmessungen** dokumentiert werden, wenn das Gerät neu gestartet, kalibriert, repariert oder gewartet wird. Auch bei Wechsel der Reagenzcharge muss eine Kontrollmessung erfolgen.

Die Kontrollmessung wird mit einer **Kontrollprobe** durchgeführt, welche einer Patientenprobe ähnelt, ein bekanntes Ergebnis enthält und sich von der Kalibrierprobe unterscheidet. Das Ergebnis der Kontrollmessung muss innerhalb eines bestimmten zuverlässigen Konzentrationsintervalls liegen, welches nach der RiliBÄK geregelt ist.

Externe Qualitätssicherung: Die regelmäßige Teilnahme an sogenannten **Ringversuchen** ist verpflichtend. Nach Anmeldung zu einem Ringversuch bei einer der **Ringversuchsorganisationen** erhält jedes teilnehmende Labor (meist 2) Kontrollproben zur Bestimmung. Die Ergebnisse werden der Ringversuchsorganisation zurückgespielt und dort mit dem Zielwert verglichen, der von einem speziellen Labor ermittelt wurde.

Ziele der Qualitätskontrollen: Kontrolle zufälliger und systematischer Fehler, Kontrolle jeder Analysenserie auch bei Notfallanalysen, sofortige Auswertung der Kontrollmessungen und die Anwendbarkeit in allen Laboratorien.

7.5.2 Fehler und Fehlermanagement

Fehler in der labormedizinischen Analytik: Durch die fortschreitende Automatisierung von Laboruntersuchungen sowie die Einführung von Laborinformationssystemen hat sich die Qualität stark verbessert. Dennoch gibt es, wenn auch in geringer Anzahl, typische Fehler. Diese werden nach dem Zeitpunkt des Auftretens eingeteilt in präanalytische, intraanalytische und postanalytische Fehler. Dabei unterteilt man zudem in zufällige und systematische Fehler sowie Ausreißer.

Definition: **Zufällige Fehler** sind solche, die durch einen **zufälligen Prozess** (z. B. Hintergrundrauschen) während der Messung entstehen. Sie beeinflussen die **Präzision** einer Messung und addieren sich im Sinne der Fehlerfortpflanzung.

Definition: **Systematische Fehler** entstehen durch **fehlerhafte Anwendung des Systems** und **nicht korrekte Durchführung** einer Messung (z. B. falsche Kalibrierung, Verunreinigungen). Sie beeinflussen die Richtigkeit der Messung und äußern sich oft in einer Verschiebung der Messwerte.

Definition: Einzelwerte, die weit **außerhalb der üblichen Messung** liegen, werden als **statistische Ausreißer** bezeichnet.

Fehlermanagement: Hauptaufgabe ist die Vermeidung von Fehlern. Dem sollte in jedem Labor ein Laborqualitätsmanagementsystem zugrunde liegen. Dieses besteht aus:

- dem **Qualitätsmanagementhandbuch** (QHM)
- den **Verfahrensanweisungen** (VA) und
- den **Standardarbeitsanweisungen** (SAA, auch SOP für engl. standard operating procedure).

Das **QHM** enthält alle wichtigen Daten über die Organisationsstruktur, das Personal sowie die Räumlichkeiten und Ausrüstung.

In den **VAs** werden alle gültigen Vorschriften des Labors festgehalten. Dazu gehören z. B. das Vorgehen bei der Einarbeitung neuer Mitarbeiter, das Verhalten in Notfallsituationen, die Behandlung von Beschwerden und die Bewertung von Lieferanten.

Die **SAAs** beschreiben ausführlich den Sinn und Zweck jeder einzelnen Laboruntersuchung, die benötigten Materialien, Einflussgrößen und Störfaktoren, die Methoden und letztendlich die medizinische Bewertung mit Referenzintervallen und Literaturhinweisen.

7.5.3 Standards zur Qualitätssicherung

Zuordnung zum Patienten und zur Untersuchungsprobe: Die Ergebnismitteilung muss eine eindeutige Zuordnung zum Patienten (Name, Fallnummer, Auftragsnummer), zur Art und Beschaffenheit der Untersuchungsprobe (**Primärprobe**) und zum Untersucher (Absender der Ergebnismitteilung) ermöglichen. Des Weiteren wird von Labor-EDV-Systemen der Zeitpunkt des Probeneingangs ins Labor festgehalten und schließlich der Zeitpunkt der Ergebnisübermittlung.

Angaben zur Analysenprobe und zum Messergebnis: Die **Art** der analytischen Probe, z. B. Serum, Plasma oder Hämolysat, muss angegeben werden, wobei übliche Abkürzungen verwendet werden dürfen. Die **Beschaffenheit** der Analysenprobe sollte zusätzlich beschrieben werden. Auffälligkeiten sind genau anzugeben. Hierzu gehören visuell erkennbare Eigenschaften der Analysenprobe, z. B. Rotfärbung (Hämolyse) bei Serum oder Plasma. Bei Urin sollten Angaben zu Geruch, Färbung und Trübung gemacht werden.

Das eigentliche Untersuchungsresultat wird in Form der Messgröße angegeben. Dabei muss der Analyt völlig eindeutig benannt werden. Abkürzungen müssen üblich, allgemein bekannt und möglichst unmissverständlich sein.

Messstandards und Maßeinheiten: Wenn Messverfahren nicht absolut messen, werden Messstandards und Standardlösungen zur Berechnung des Ergebnisses benötigt. **Primärstandards** sind chemische Substanzen höchster Reinheit, die bei Referenzinstituten (z. B. WHO) verfügbar sind. **Sekundärstandards** werden unter Bezugnahme auf einen Primärstandard mit Analysemethoden bekannter Präzision gewonnen.

Merke: Von Standards abzugrenzen sind **Kontrollproben**, die nicht der Berechnung, sondern ausschließlich der Überprüfung der Analysemethode dienen.

IFCC (International Federation of Clinical Chemistry and Laboratory Medicine) und IUPAC (International Union for Pure and Applied Chemistry) haben gemeinsam das **NPU-System** (nomenclature properties units) entwickelt, das die Mitteilung von Befunden bezüglich Messgrößen und Einheiten (**Tab. 7.1**) standardisiert.

8 Analyseverfahren

8.1 Optische Messverfahren

8.1.1 Messtechnik der Fotometrie

Die Absorption bzw. das Absorptionsspektrum einer Substanz werden durch Vergleich der Intensitäten des einfallenden und des von der Substanz durchgelassenen (nicht absorbierten, austretenden) Lichts mithilfe von Fotometern gemessen.

8.1.2 Absorptionsfotometrie

Bei der Absorptionsfotometrie wird gemessen, wie viel Licht von einer gelösten Substanz absorbiert wird. Zur Messung wird die Lösung mit Licht einer definierten Wellenlänge bestrahlt und die Intensität des durchtretenden Lichts gemessen. Hierzu wird Licht jener Wellenlängenbereiche benutzt, die besonders stark und möglichst spezifisch von der zu bestimmenden Substanz absorbiert werden. Häufig besteht bei der Absorptionsfotometrie ein linearer Zusammenhang zwischen dem Messsignal und der Konzentration der Substanz, der sich aus dem **Lambert-Beer-Gesetz** herleitet. Vereinfacht gilt:

$$\text{Absorption} = \text{Faktor } (x) \times \text{Konzentration } (c)$$

Direkte Absorptionsfotometrie: Substanzen, die selbst entweder farbig sind oder im UV-Bereich eine deutliche Absorption zeigen, können durch direkte Fotometrie bestimmt werden. Bilirubin und Cytochrom c sind Beispiele für farbige Substanzen, die im sichtbaren Bereich absorbieren. Harnsäure und Barbiturate absorbieren im UV-Bereich.

Indirekte Fotometrie: Substanzen, die **keine eigene Absorption** zeigen, werden mit indirekter Fotometrie bestimmt. Dabei schaltet man der eigentlichen fotometrischen Messung eine chemische Reaktion vor, in der ein fotometrisch messbares Produkt entsteht (**Indikator- bzw. Messreaktion**). Aufgrund der bekannten Stöchiometrie der Reaktion kann die Konzentration der gesuchten Substanz bestimmt werden.

Zahlreiche solcher Substanzen (z. B. Glucose, Pyruvat, Lactat, Ethanol) lassen sich mit den **Coenzymen** (besser Cosubstraten) NADH bzw. NADPH enzymatisch umsetzen. NADH (bzw. NADPH) hat bei 340 nm ein zusätzliches Absorptionsmaximum, welches bei NAD^+ (bzw. $NADP^+$) nicht vorhanden ist. Die Konzentration von NADH (NADPH) wird bei 340 nm vor und nach der enzymatischen Umsetzung gemessen. Aus der Abnahme (bzw. Zunahme) der Absorption des NADH (NADPH) lässt sich dessen Konzentration und damit auch die des Substrats berechnen.

8.1.3 Absorptionsspektroskopie

Beim Durchstrahlen einer Substanz mit polychromatischem (weißem) Licht werden Photonen bestimmter Wellenlängen von der Substanz absorbiert. Das elektromagnetische Spektrum, das beim Durchstrahlen der Substanz entsteht, ist deren **Absorptionsspektrum**. Da die absorbierten Photonen im durchfallenden Licht fehlen, weist das Absorptionsspektrum an diesen Stellen substanzspezifische dunkle bzw. schwarze Bereiche auf.

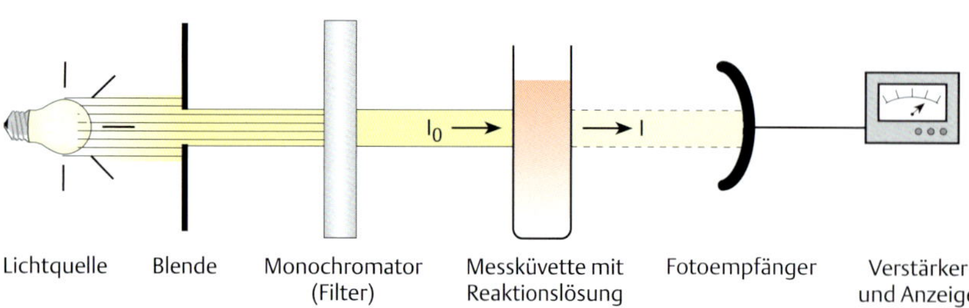

Abb. 8.1 Aufbau eines Fotometers. Das Licht trifft im Fotometer auf eine Blende, die nur einen Teil passieren lässt. Das durchtretende Licht fällt dann auf den Monochromator, der Licht einer speziellen Wellenlänge isoliert. Der Fotoempfänger misst die Intensität des Lichts, das nicht von der Probe absorbiert wird. I_0 = Intensität des eintretenden Lichts, I = Intensität des austretenden Lichts. [Quelle: Kohse, Taschenlehrbuch Klinische Chemie und Hämatologie, Thieme, 2019.]

Absorptionsspektren können zur **Identifizierung von unbekannten Substanzen** herangezogen werden. Hierzu wird die Intensität der Absorption in Abhängigkeit von der Wellenlänge ermittelt. Von besonderer Wichtigkeit sind dabei:

- der Kurvenverlauf
- die Maxima
- die Wendepunkte.

Im Allgemeinen wird das Spektrum der unbekannten Substanz im Vergleich zu Standardsubstanzen aufgenommen. Da das Vorliegen mehrerer absorbierender Substanzen in einer Probe zu einem Mischspektrum führt, muss in den meisten Fällen die zu analysierende Substanz zuerst mithilfe von Trennverfahren (z. B. HPLC) von Begleitsubstanzen getrennt werden.

Fluoreszenzspektroskopie: Diese nutzt die Eigenschaft einiger Moleküle, **Licht zu absorbieren** und mit einer definierten, längeren Wellenlänge **wieder abzustrahlen** (Fluoreszenzlicht). Sie ist ein sehr empfindliches Messverfahren.

Mit einem **Fluorimeter** können die Intensität und ggf. Wellenlängenverteilung (Fluoreszenzspektrum) des emittierten Lichts bestimmt werden. Mit der Anregungswellenlänge (**Primärstrahlung**) wird Licht z. B. von einem Laser eingestrahlt. In der Küvette werden die Moleküle des Analyten angeregt und die **Sekundärstrahlung** (Fluoreszenzlicht) wird im rechten Winkel zum eingestrahlten Licht gemessen.

8.2 Teststreifendiagnostik

In der klinischen Chemie wird mithilfe **trägergebundener Reagenzien** eine Vielzahl von Analysen durchgeführt. Die Reagenzträger selbst sind trocken, die wässrige Phase, in der die chemische Reaktion abläuft, stammt aus der Probe (Urin, Blut).

8.2.1 Teststreifen

Die Reagenzträger (Teststreifen) haben einen mehrschichtigen Aufbau. Dieser stabilisiert die Reagenzien (Puffer, Substrate, Cosubstrate und ggf. Enzyme als Hilfsreagenzien) und ermöglicht, dass aufeinanderfolgende Reaktionsschritte durch die Diffusion von Probe und Reaktionsprodukt in die tieferen Schichten getrennt stattfinden können.

Mithilfe von Teststreifen sind sowohl eine patientennahe Sofortdiagnostik als auch Patientenselbstkontrollen ohne großen Aufwand möglich.

8.2.2 Sensortechnik

Eine moderne Weiterentwicklung sind **Biosensoren**. Diese benötigen nur eine minimale Probenmenge (Mikroliterbereich). Die Reaktionszone (**Enzymmatrix**) ist mithilfe eines Polymers auf einer Platinelektrode immobilisiert und mit einer Silikonschicht verkapselt. Durch eine kleine Öffnung stehen das Enzym und die Elektrode mit der Messlösung in Kontakt. Die Probe (z. B. Blutplasma) diffundiert in die Enzymmatrix und bei Anwesenheit des Analyten wird H_2O_2 erzeugt. Dieses wird an der Platinelektrode elektrochemisch umgesetzt und der **Stromfluss** erfasst.

8.3 Elektrochemische Verfahren

8.3.1 Potenziometrie

Zur Konzentrationsbestimmung wird der Zusammenhang zwischen der Konzentration eines Stoffes und seinem elektrochemischen Potenzial genutzt.

Zur Messung des elektrochemischen Potenzials werden eine Referenzelektrode (mit bekannten Potenzial) und eine Messelektrode benötigt, deren Potenzial von der Konzentration des zu bestimmenden Ions (z. B. H^+ bei der Bestimmung des pH-Wertes) abhängig ist. Die beiden Elektroden sind elektrisch leitend über ein Voltmeter verbunden und werden in dieselbe Lösung eingetaucht.

pH-Meter: Zur Bestimmung des pH-Wertes wird als Messelektrode meist eine **Glaselektrode** verwendet. Eine häufig verwendete Referenzelektrode ist die Silber-Silberchlorid-Elektrode. Zur praktischeren Anwendung sind beide Elektroden häufig zu einer sog. Einstab-Messkette zusammengefasst, in der beide Elektroden in einem Gehäuse verbaut sind.

An der Glasmembran der Messelektrode findet eine Halbzellenreaktion statt. Durch diese bildet sich ein elektrisches Potenzial (Membranpotenzial) aus. Das Membranpotenzial ist abhängig vom Unterschied der H^+-Konzentrationen innen und außen. Durch die Differenz der Potenziale der Mess- und der Referenzelektrode entsteht eine Spannung, die den pH-Wert der Lösung abbildet.

Messung des CO_2-Partialdrucks (pCO_2): Die Messung des pCO_2 erfolgt über eine pH-Messung, wobei die Glaselektrode mit einer Kunststoffmembran überzogen ist, die nur für CO_2 und Ammoniak permeabel ist. Zwischen dieser Membran und der Glasmembran befindet sich ein kapillärer Spalt, der mit einer Natriumhydrogencarbonat-Lösung gefüllt ist. Wenn aus der Probe CO_2 in diesen Spalt diffundiert, ändert sich der pH-Wert:

$$CO_2 + H_2O \rightarrow H^+ + HCO_3^-$$

Die pH-Änderung wiederum wird von der pH-Elektrode gemessen und ist zum pCO_2 in der Probenlösung direkt proportional.

8.3.2 Amperometrie

Zur Konzentrationsbestimmung wird der Zusammenhang zwischen der Konzentration eines Stoffes und der des Diffusionsstromes genutzt.

Das am häufigsten eingesetzte Verfahren ist die Sauerstoffkonzentrationsbestimmung mithilfe der Clark-Elektrode.

8.3.3 Ionensensitive Elektroden (ISE)

Ionensensitive Elektroden werden zur Konzentrationsbestimmung gelöster Ionen eingesetzt. Für die Messung werden die ionensensitive Elektrode und eine Referenzelektrode in die Messlösung eingetaucht. Aus der Spannung zwischen den Elektroden ergibt sich die gesuchte Konzentration.

ISE sind heutzutage in fast jedem klinisch-chemischen Analysegerät vorhanden. Es lassen sich damit Natrium, Kalium, Chlorid und gegebenenfalls Calcium und Lithium bestimmen. Zu den ISE gehört auch die zur pH-Wert-Messung eingesetzte Glaselektrode (S. 61), die für Wasserstoffionen spezifisch ist.

8.4 Elektrophorese

Definition Auftrennung von in Lösung befindlichen Teilchen (Moleküle) beim Anlegen einer Gleichspannung durch Wanderung in einem Trägermedium.

8.4.1 Elektrophoresetechniken

Serumelektrophorese: Bei der Serumelektrophorese werden die Proteine des Serums (oder Plasmas) mittels nativer Gelelektrophorese aufgetrennt. Als Trägermaterial wird i. d. R. ein Agarosegel oder seltener ein Zelluloseacetatgel verwendet. Dieses Verfahren wurde inzwischen in vielen Laboren durch die Serum-Kapillarelektrophorese (S. 62) abgelöst.

Die Serumproteine trennen sich aufgrund ihrer unterschiedlichen Wanderungsgeschwindigkeit in **5 Proteinfraktionen** auf (Albumin, α_1-, α_2-, β- und γ-Globuline). Die quantitative Auswertung erfolgt dann mittels Farbdichtemessung (Densitometrie).

SDS-Polyacrylamidgelelektrophorese (SDS-PAGE): elektrophoretisches Verfahren, bei dem ein Acrylamidgel als Trägermaterial dient. Mittels SDS-PAGE können Proteine verschiedenster Molekülmassen aufgetrennt werden.

Die Proteine werden vor dem Auftragen auf das Acrylamidgel durch das anionische Detergens SDS (sodium dodecyl sulfate) **denaturiert**: Die amphiphilen SDS-Anionen binden gleichmäßig an die Proteine, wodurch Protein-SDS-Komplexe entstehen, die umso mehr SDS enthalten, je größer das Protein ist. Dadurch nehmen die Proteine eine zu ihrer Masse proportionale, negative Ladung an, wobei die Eigenladung der Proteine überdeckt wird. Unter diesen Bedingungen hängt die Wanderungsgeschwindigkeit der Proteine im Gel nur noch von ihrer Molekülmasse ab.

Die Auswertung kann quantitativ mittels Densitometrie oder auch qualitativ durch Isolation einzelner Proteine aus dem Gel und Identifizierung mittels Massenspektrometrie erfolgen.

Isoelektrische Fokussierung (IEF): Trennmedium für die IEF ist ein Gel, in dem ein stabiler pH-Gradient erzeugt wird. Zum Aufbau des pH-Gradienten werden sog. **Trägerampholyte** (Ampholine) verwendet. Sie bestehen aus einer Vielzahl von Polyaminopolycarbonsäuren. Der pH-Gradient baut sich in einer solchen Mischung im elektrischen Feld selbstständig auf.

Die aufzutrennenden Proteine aus der Probe wandern im pH-Gradienten, getrieben durch das elektrische Feld, so weit, dass der pH-Wert des Gels ihrem jeweiligen **isoelektrischen Punkt** entspricht. An diesem Punkt ist die **Gesamtladung des Proteinmoleküls gleich null** und es wandert nicht mehr weiter.

In dieser Zone erfolgt eine Konzentrierung (Fokussierung) des Proteins, denn sobald es aus dieser Zone herausdiffundiert, erhält es eine Ladung und wird durch das elektrische Feld gleich wieder zurückgetrieben.

Ein Anwendungsbeispiel ist die **Liquorproteinuntersuchung** auf **oligoklonale Banden**.

Immunfixationselektrophorese: Mithilfe der Immunfixationselektrophorese können monoklonale Antikörper im Serum nachgewiesen werden. Hierzu wird in einem ersten Schritt eine Serumproteinelektrophorese (S. 62) durchgeführt.

Im Anschluss werden auf das Trägermaterial antikörpergetränkte Filterpapierstreifen bzw. Gele aufgetragen. Sie enthalten jeweils monospezifische Antikörper gegen die schweren bzw. leichten Ketten der nachzuweisenden Antikörper (Anti-IgG, Anti-IgM, Anti-IgA, Anti-κ, Anti-λ).

Sind die jeweiligen Antikörper im Serum vorhanden, bilden sich Immunkomplexe, die durch Anfärben mit nachgewiesen und quantitativ ausgewertet werden können.

Kapillarelektrophorese:

Definition: Bei der **Kapillarelektrophorese** erfolgt die **Auftrennung der geladenen Teilchen** in einer feinen Kapillare mit weniger als 0,1 mm Innendurchmesser und einer Länge bis zu 1 m.

Am Ende der Kapillare wird eine Spannung von mehr als 1000 V angelegt. Die eingesetzten Probenvolumina betragen nur wenige Nanoliter.

Im Gegensatz zur klassischen Elektrophorese werden die Analytionen (z. B. Proteine) nach der Trennung nicht angefärbt und mittels Farbdichtemessung quantitativ ausgewertet, sondern über ein Detektionsfenster am Ende der Kapillaren identifiziert. Hierfür werden hochsensitive Detektoren benötigt, wobei grundsätzlich jedes optische oder massenspektrometische Detektionsprinzip (S. 63) eingesetzt werden kann.

Anwendungsbeispiel ist die **Serum-Kapillarelektrophorese**.

8.5 Chromatografische Trennverfahren

8.5.1 Grundlagen

Die Chromatografie dient der Auftrennung von Substanzgemischen, idealerweise in reine Einzelkomponenten. In der **mobilen Phase** ist das zu trennende Stoffgemisch gelöst, an der **stationären Phase** erfolgt die Auftrennung. Die Auftrennung tritt ein, wenn eine kleine Menge des zu untersuchenden Substanzgemisches von einem geeigneten Lösungsmittel (Laufmittel) über eine längere Strecke der stationären Phase transportiert wird. Die Substanzen wandern, je nach dem substanzcharakteristi-

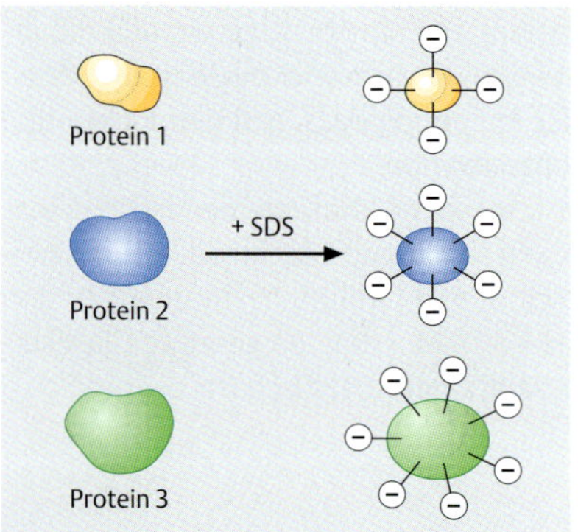

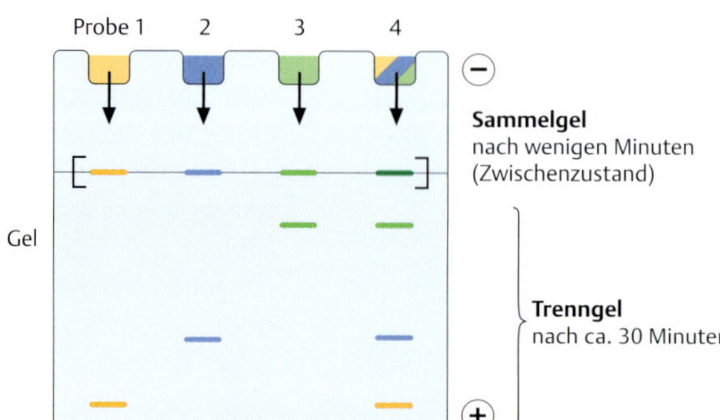

Abb. 8.2 Ablauf einer SDS-PAGE. Durch SDS werden die Proteine denaturiert und negativ geladen, sodass sie im Gel zur positiv geladenen Anode wandern und so nach ihrer Molekülmasse in unterschiedlich verteilte Banden aufgetrennt werden. [Quelle: Hallbach, Klinische Chemie und Hämatologie, Thieme, 2019]

schen Ausmaß von Adsorption und Verteilung, verschieden schnell und werden voneinander getrennt.

Der Chromatografie ist in der Regel eine Probenvorbereitung vorgeschaltet (Extraktion). Nach der eigentlichen Chromatografie erfolgen die Substanzidentifizierung und Konzentrationsbestimmung mit spezifischen Detektoren. Solche Detektoren sind u. a. der Diodenarraydetektor (DAD), der elektrochemische Detektor (ECD) und der massenspezifische Detektor (**Massenspektrometer**, MS (S. 63)).

8.5.2 Chromatografische Trennverfahren

Gaschromatografie (GC):

Mobile und stationäre Phase: Die **mobile Phase** ist in beiden Fällen ein inertes Trägergas (N_2, H_2 oder He). Die **stationäre Phase** der Gas-fest-Chromatografie ist ein poröser, adsorptiver Feststoff (Aktivkohle, Kieselgel). Bei der Gas-flüssig-Chromatografie handelt es sich bei der stationären Phase um eine hochsiedende und hochvisköse Trennflüssigkeit wie z. B. Silikonöl, Paraffine, polymere Ether oder Ester.

Trennsäule: Die Trennsäule ist innen mit der **stationären Phase** ausgekleidet und befindet sich in einem sog. **Säulenofen**.

Versuchsablauf: Das zu trennende Stoffgemisch muss zuerst in ein organisches Lösungsmittel(-gemisch) überführt werden. Im Injektor, der Einspritzeinheit des Gaschromatografen, wird das Gemisch bei hoher Temperatur verdampft und vom Trägergasstrom an der stationären Phase entlanggeführt, wo es zur Trennung kommt.

Gaschromatografie – Massenspektrometrie: Die GC wird in der Regel in Kombination mit der **Massenspektrometrie** (GC-MS) durchgeführt. Die Gaschromatografie allein zeichnet sich durch ihre hohe Trennleistung aus; als GC-MS kommt eine sehr sichere Substanzidentifizierung hinzu.

Flüssigchromatografie (LC): Bei Flüssigchromatografie-Verfahren dient eine Flüssigkeit als mobile Phase. Mit ihrer Hilfe können im Gegensatz zur Gaschromatografie auch nicht flüchtige Substanzen analysiert werden. Je nach Arbeitsdruck unterscheidet man zwischen Niederdruckchromatografie, Mitteldruckchromatografie und **Hochdruckflüssigkeitschromatografie** (**HPLC**).

Bei der Flüssigchromatografie werden die Analyte nach der Probenextraktion in ein organisches Lösungsmittelgemisch (Laufmittel, mobile Phase) überführt. Analyte und Laufmittel werden dann durch eine Trennsäule gepumpt, die die stationäre Phase enthält, und chromatografisch getrennt.

Die verschiedenen Bestandteile der Probe werden unterschiedlich gut von der stationären Phase innerhalb der Trennsäule (Adsorbens) zurückgehalten. Aus diesem Grund erreichen die verschiedenen Analyte das Ende der Trennsäule zu unterschiedlichen Zeitpunkten. Am Ende der Trennsäule befindet sich ein Detektor, durch den die Analyte nachgewiesen werden können.

HPLC-Diodenarraydetektor: Diodenarraydetektoren (DAD) können kontinuierliche Spektren im UV- und vis-Bereich aufnehmen. Die einzelnen Analyte werden über ihr Spektrum und die Zeit, die sie vom Auftrag auf die Säule bis zum Erscheinen des Peaks im Spektrogramm (Retentionszeit) benötigen, identifiziert.

HPLC-Massenspektrometrie: Die Identifizierungsleistung (Spezifität) und Sensitivität der Massenspektrometrie ist höher als die entsprechende Leistung der UV-/vis-Spektrometrie. Mittels HPLC-MS werden z. B. die Konzentration von Immunsuppressiva, Psychopharmaka und Vitamin D im Blut bestimmt.

8.6 Massenspektrometrie

Die Massenspektrometrie basiert auf der Trennung von Ionen in einem elektromagnetischen Feld anhand ihres Masse-zu-Ladung-Verhältnisses (m/z) in drei Schritten.

Ionisierung: Bei der Ionisierung wird einem Molekül eine elektrische Ladung (unabhängig von der Eigenladung des Moleküls) zugefügt. Dazu stehen mehrere Verfahren zur Verfügung, die gängisten sind die **Elektrospray-Ionisierung (ESI)** für flüssige Proben und die **Matrix-unterstützte Laser-Desorption/Ionisation (MALDI)** für feste Proben.

Massetrennung: Die ionisierten Moleküle werden in einem elektromagnetischen Feld entsprechend ihrem m/z-Verhältnis aufgetrennt. Die verschiedenen Masseanalysatoren unterscheiden sich durch die Anwendung und Kombination von statisch/dynamischen elektrischen und/oder magnetischen Feldern. So unterscheidet man Methoden, bei denen die Moleküle ein Gerät als Ionenstrahl durchlaufen (z. B. Quadrupol- oder TOF-Analysatoren) und solche, bei denen die Ionen gefangen werden (Ionenfalle).

Detektion: Die Ionen gelangen nach der Auftrennung in einen Detektor, in dem ein Signal proportional zur Häufigkeit der eintreffenden Ionen generiert wird.

8.7 Immunologische Methoden

8.7.1 Grundlagen

Proteine, Hormone und Medikamente lassen sich quantitativ durch Immunreaktionen nachweisen. Dabei reagiert ein Antikörper mit einem Antigen zu einem Antikörper-Antigen-Komplex (Immunkomplex). Das gesuchte Substrat kann sowohl als Antikörper (AK), als auch als Antigen (AG) fungieren.

Man unterscheidet grundlegend zwischen Immunoassays ohne und mit markierten Reaktionspartnern. Bei Immunoassays wie der Nephelometrie (S. 63) und der Turbidimetrie (S. 63) werden gebildete Präzipitate über Fotometrie nachgewiesen, hier ist keine Markierung der Reaktanten notwendig.

Bei markierten Immunoassays kommen **kompetitive Verfahren**, bei denen die AK im Unterschuss vorliegen und somit die (markierten) AGs miteinander um die AK-Bindung konkurrieren, bzw. **nicht kompetitive Verfahren**, bei denen ein AK-Überschuss vorliegt, zum Einsatz (**Abb. 8.3**).

8.7.2 Immunturbidimetrie und Immunnephelometrie

Turbidimetrie: Generell ist die Turbidimetrie eine Trübungsmessung. In der Immunturbidimetrie lässt man zur Bestimmung eines Antigens dieses mit einer spezifischen Antikörperlösung reagieren, es bilden sich unlösliche AG-AK-Komplexe, die präzipitieren und so zur Trübung des Küvetteninhaltes führen.

Der Aufbau der Turbidimetrie ist analog zur Absorptionsfotometrie (S. 60), jedoch wird nicht die Absorption der Partikel, sondern die Lichtstreuung an den Partikeln (**Extinktion**) gemessen.

Nephelometrie: Bei der Nephelometrie wird ebenfalls die Trübung einer Suspension ermittelt. Allerdings basiert der Aufbau auf dem eines Fluorimeters (S. 61). Es wird die **Intensität des gebildeten Streulichts** bestimmt. Ein Vorteil gegenüber der Turbidimetrie ist die höhere Sensitivität und somit bessere Präzision im niedrigen Konzentrationsbereich. Daher eignet sie sich besonders zur Bestimmung von Liquor- und Urinproteinen.

8.7.3 Immunfluoreszenztest (IFT)

Definition: dient insbesondere dem **mikroskopischen Nachweis** von Krankheitserregern oder Autoantikörpern, basierend auf der Antigen-Antikörper-Reaktion mit einem **fluoreszenzmarkierten Reaktionspartner**.

Direkte Immunfluoreszenz (DIF): Bei der direkten Immunfluoreszenz wird ein Zellausstrich oder eine Gewebeprobe auf einem Objektträger fixiert und anschließend mit Fluorochrom-markierten Antikörpern beschichtet. Bei Betrachtung durch ein Durchlichtfluoreszenzmikroskop können die Immunkomplexe sichtbar gemacht werden.

Indirekte Immunfluoreszenz (IIF): Bei der indirekten Immunfluoreszenz bindet ein nicht markierter Ziel-Antikörper an das nachzuweisende Antigen. Sichtbar wird der Immunkomplex durch Zugabe eines fluoreszenzmarkierten sekundären Antikörpers, der gegen den Ziel-AK gerichtet ist.

8.7.4 Radioimmunochemische Testverfahren

Bei radioimmunochemischen Testverfahren werden radioaktive Nuklide als Markierungsstoffe, sogenannte Tracer, eingesetzt. Diese senden beim Zerfall in radioaktive Isotope Strahlung (Korpuskular- oder Gammastrahlen) aus, welche detektiert werden kann. Durch die hohe Sensitivität eignen sie sich beispielsweise zum Nachweis von Hormonen oder der Beobachtung biochemischer Vorgänge in einem Organismus.

Radio-Immunoassay (RIA): Beim RIA handelt es sich um einen kompetitiven heterogenen Immunoassay, bei dem die Antigene radioaktiv markiert sind. Das im Organismus vorliegende, nicht markierte Antigen (Probe) konkurriert mit dem markierten Antigen (Tracer) um die Bindung an den Antikörper. Je mehr markierte Antigene durch die Antikörper gebunden werden, desto stärker ist das Signal.

Der RIA wird heute praktisch nicht mehr verwendet, ist aber der Prototyp für andere Immunoassays.

8.7.5 Enzymimmunoassay

Definition: Bei einem Enzymimmunoassay (EIA) führt die Reaktion des Antigens mit einem Antikörper, der an ein Markerenzym gekoppelt ist, zu einer **Farbreaktion oder Leuchtreaktion** (Chemilumineszenz).

ELISA-Verfahren (enzyme-linked immunosorbent assay): Der ELISA wird meist auf Mikrotiterplatten durchgeführt, wobei im ersten Schritt entweder das nachzuweisende Antigen (direkter ELISA) oder ein primärer (Fang-)Antikörper (indirekter ELISA) **immobilisiert** wird.

Beim **direkten ELISA** wird dem **immobilisierten Antigen** (unbekannter Konzentration) im zweiten Schritt der Antikörper mit gekoppeltem Markerenzym zugegeben. Durch eine Enzymreaktion kommt es zur Farbreaktion (oder Chemilumineszenz), die mit der Antigen-Konzentration korreliert. Das Reaktionsprodukt wird fotometrisch gemessen. Über Kalibrationskurven erfolgt die Umsetzung der gemessenen Enzymaktivität in die entsprechende Analytkonzentration.

Beim **indirekten ELISA** bindet das Antigen an den **immobilisierten Fangantikörper**. Der Nachweis erfolgt über die Reaktion mit einem markierten sekundären Antikörper (**Sandwich-Verfahren**).

8.7.6 (Chemi-)Lumineszenzimmunoassay

Definition: Unter Lumineszenz versteht man die Freisetzung von Licht(-blitzen) durch eine chemische Reaktion, bei der durch den Zerfall eines Moleküls Energie frei wird.

Man unterscheidet zwischen Biolumineszenz (einer Lichtreaktion, die auf biochemischen Vorgängen innerhalb eines Organismus beruht) und der Chemilumineszenz (einer Lichtreaktion aus einer chemischen Reaktion).

In einem Lumineszenzfotometer lassen sich durch vielfache elektronische Verstärkung noch die Lichtblitze, die beim Zerfall weniger Moleküle entstehen, messen. Somit gehören Lumineszenzmessungen zu den nachweisstärksten Messverfahren.

Es gibt verschiedene (Chemi-)Lumineszenzimmunoassay-Verfahren, sie können kompetitiv/nicht kompetitiv sein oder auch in (mehrstufigen) Sandwichassay-Verfahren vorkommen.

kompetitives Testsystem
(Verwendung von markiertem Antigen [AG])

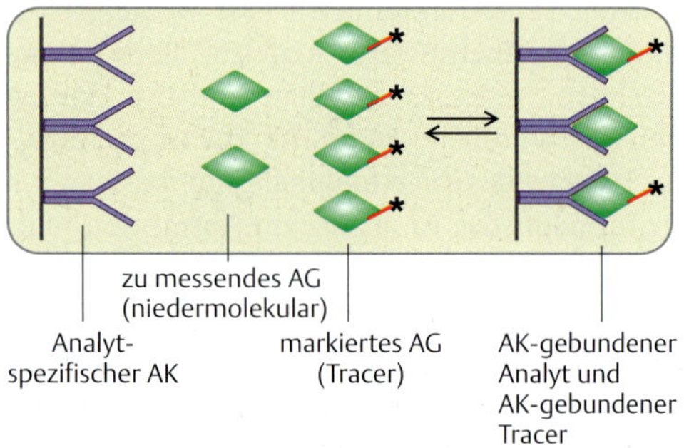

- molarer Überschuss an markiertem AG* (> AK)
- AG*- und AK-Mengen müssen für alle Probengefäße konstant sein
- [AG*] ≅ [AK]

Sandwich-Testsystem
(Verwendung von markiertem Antikörper [AK])

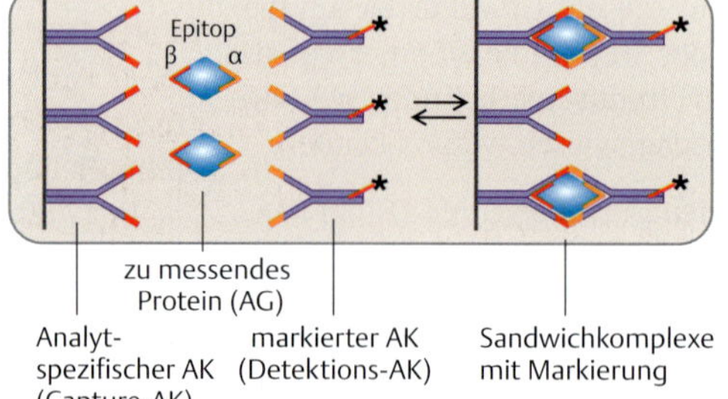

- Molekulargewicht für AG muss > 3000 Da sein
- molarer Überschuss an markiertem AK* (> AG)
- AG- und AK-Mengen müssen für alle Probengefäße konstant sein

Abb. 8.3 Immunoassays im Vergleich. **Links:** ein **kompetitiver, heterogener Immunoassay** mit markiertem Antigen als Reaktionspartner. **Rechts:** ein **nicht kompetitiver heterogener Sandwich-Immunoassay**. Die Antikörper bilden mit dem nachzuweisenden Antigen einen Antikörper-Antigen-Antikörperkomplex, dessen Messsignal in Korrelation mit der Konzentration des Antigens steht. [Quelle: Pape, Kurtz, Silbernagl, Physiologie, Thieme, 2019]

Allgemeine, vegetative und systemübergreifende Pharmakologie

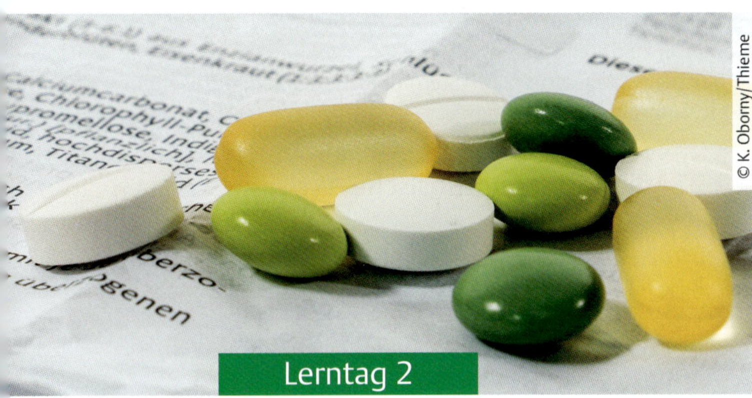

© K. Oborny/Thieme

9 Allgemeine Pharmakologie

9.1 Grundlagen der Pharmakologie

Die Pharmakologie beschäftigt sich mit der **Wechselwirkung** zwischen einem Pharmakon und dem menschlichen oder tierischen Organismus.

Die **klinische Pharmakologie** beschäftigt sich mit der Anwendung von Arzneimitteln beim Patienten.

Gegenstand der **Galenik** (**pharmazeutischen Technologie**) ist die Einarbeitung eines Arzneistoffs in eine als Arzneimittel **anwendbare Zubereitungsform**.

Die **Pharmakokinetik** (S. 68) ist die Lehre von den Metabolisierungs- und Transportvorgängen, die ein Pharmakon durchläuft.

Die **Pharmakodynamik** (S. 65) ist die Lehre der biochemischen Prozesse, mit denen ein Arzneistoff durch Bindung an Rezeptoren bzw. Zielstrukturen seine Wirkung entfaltet.

9.1.1 Grundbegriffe

Die **biologische Wirkung** eines Pharmakons ist abhängig von dessen Pharmakokinetik (Aufnahme, Verteilung und Elimination) sowie physiologischen Faktoren (z. B. Krankheit, Alter, Genetik).

Arzneistoffunabhängige Faktoren wie Geschlecht, Alter, genetische Faktoren (Pharmakogenetik), Schwangerschaft/Stillzeit, Komorbiditäten, Komedikation (**Arzneimittelinteraktionen**) oder der Konsum von Suchtstoffen beeinflussen, wie ein Mensch individuell auf eine bestimmte Dosis eines Arzneistoffes anspricht.

Off-Label-Use: Dabei handelt es sich um den Einsatz eines Arzneimittels außerhalb der zugelassenen Indikation.

Compassionate Use: Die Anwendung (noch) nicht zugelassener Arzneimittel ist in besonderen Härtefällen möglich, wenn keine therapeutischen Alternativen zur Verfügung stehen. In einem Härtefallantrag können Arzneimittel im „Compassionate Use" zur Verfügung gestellt werden, wenn es ausreichend Evidenz für die Wirksamkeit und Sicherheit des Arzneimittels gibt.

Orphan Drugs sind Arzneimittel, die für seltene Erkrankungen entwickelt werden. Sie unterliegen vereinfachten Zulassungsverfahren.

9.1.2 Arzneimittelüberempfindlichkeit, -unverträglichkeit und - allergie

Laut AWMF-Leitline fasst die Arzneimittelunverträglichkeit **alle unerwünschten Arzneimittelwirkungen vom Typ A** (arzneistofftypische dosisabhängige voraussehbare pharmakologisch-toxische Wirkung) und **vom Typ B** (Überempfindlichkeit - d. h. nicht vorhersehbare klinische Reaktion gegenüber einem Arzneimittel, Krankheitserscheinungen treten nur bei Prädisposition auf) zusammen.

Typ B wird weiter unterteilt in

- **Arzneimittelallergie:** Die Überempfindlichkeit beruht auf einer immunologischen Reaktion (Typen I–IV)
- **Nichtimmunologische Arzneimittelüberempfindlichkeit**.

Die allergologische Abklärung ist wichtig, um schwere Reaktionen bei erneuter Exposition und ungerechtfertigte Einschränkungen von Therapien zu vermeiden. Prinzipiell stellen **(Arzneimittel-)Überempfindlichkeitsreaktionen und -Allergien** eine **Kontraindikation** bei der Verabreichung eines Pharmakons dar. Unverträglichkeiten, Allergien und Überempfindlichkeiten gegenüber einem Arzneimittel werden daher bei den einzelnen Wirkstoffen nicht noch einmal als Kontraindikationen aufgeführt.

9.2 Pharmakodynamik

Definition: Die Pharmakodynamik beschreibt die **Wirkung eines Arzneistoffs auf den Organismus** und seinen **Wirkmechanismus**.

9.2.1 Rezeptoren

Ein **Rezeptor** ist ein membranständig oder intrazellulär gelegenes Protein, das durch Bindung eines spezifischen **Liganden** (z. B. Pharmaka, Hormone, Neurotransmitter) aktiviert wird. Folgende Rezeptoren lassen sich hinsichtlich ihrer Signaltransduktion und ihres Aufbaus unterscheiden:

- **ligandengesteuerte Ionenkanäle**
- **G-Protein-gekoppelte Rezeptoren**
- **Rezeptoren mit Enzymaktivität**
- **intrazelluläre Rezeptoren**

Ligand-Rezeptor-Komplex: In der Regel bindet das Pharmakon **reversibel** an den Rezeptor. Eine Abnahme der Wirkung wird erzielt, indem der ungebundene Pharmakonanteil eliminiert wird mit der Folge der Dissoziation des Pharmakons vom Rezeptor. Da die Rezeptorenanzahl begrenzt ist, erreicht bei Ligandenüberschuss die Bildung des Ligand-Rezeptor-Komplexes irgendwann eine Sättigung.

Bindet das Pharmakon über kovalente Bindungen **irreversibel** an den Rezeptor, kann seine Wirkung nur über Neusynthese von Rezeptor beendet werden. Beispiele für irreversibel bindende Liganden sind Acetylsalicylsäure (Hemmung der Cyclooxygenase I) und Organophosphate (Hemmung der Cholinesterase und damit Anstieg der Acetylcholinkonzentration).

Regulation der Rezeptorfunktion: Zelluläre Regulationsmechanismen können sowohl Aktivität als auch Dichte der G-Protein-gekoppelten Rezeptoren verändern:

- **Rezeptoraktivität:** Die Zahl der Rezeptoren bleibt gleich, nur die Empfindlichkeit ändert sich, z. B. Desensibilisierung durch Phosphorylierung des Rezeptors.
- **Rezeptordichte:** Die Rezeptoren werden ins Zellinnere aufgenommen (intrazelluläre Sequestrierung) und so der Ligandenbindung entzogen. Die Gesamtzahl pro Zelle bleibt gleich.
- **Rezeptorgesamtzahl pro Zelle:** Bei der **Up-Regulation** werden Rezeptoren neu synthetisiert, bei der **Down-Regulation** vermehrt abgebaut.

Ligandengesteuerte Ionenkanäle: In die Gruppe der ligandengesteuerten Ionenkanäle gehören beispielsweise der nikotinische Acetylcholinrezeptor, der $GABA_A$-Rezeptor, Glutamat-Rezeptoren vom NMDA-Typ sowie der Serotoninrezeptor 5-HT_3 (S. 91).

G-Protein-gekoppelte Rezeptoren: Zu den G-Protein-gekoppelten Rezeptoren gehören z. B. die Rezeptoren für Noradrenalin, Adrenalin und Dopamin, die Histamin-Rezeptoren, die muskarinischen Acetylcholin-Rezeptoren, die Opioid-Rezeptoren und die Prostaglandin-Rezeptoren.

Die **Signaltransduktion** wird über G-Proteine vermittelt.

Sie läuft meist gleichartig ab: Der Ligand (Agonist) bindet an die **extrazelluläre Bindungsstelle** am Rezeptor und ruft eine **Konformationsänderung** des Rezeptorproteins hervor. Diese triggert die **Aktivierung** des mit dem Rezeptor intrazellulär assoziierten heterotrimeren **G-Proteins**, indem das an dieses Protein gebundene GDP durch GTP ersetzt wird. Das aktivierte G-Protein zerfällt in seine GTP-bindende **α-Untereinheit** und den **β/γ-Komplex**, die beide jeweils unabhängig voneinander verschiedene membranständige Effektorproteine aktivieren oder hemmen können. Es kommt zu einem Konzentrationsanstieg oder -abfall intrazellulärer Botenstoffe (**Second Messenger**). Das durch Bindung des Liganden an den Rezeptor initiierte Signal wird nach Hydrolyse von GTP zu GDP beendet und das G-Protein kehrt in seinen inaktiven Zustand zurück.

Effektorproteine: Ein wichtiges Effektorprotein, dessen Funktion durch G-Proteine gesteuert wird, ist die membranständige **Adenylylzyklase**. Sie katalysiert die Bildung von zyklischem Adenosinmonophosphat (cAMP).

Das Effektorprotein **Phospholipase C** wird ebenfalls über andere Rezeptoren und G-Proteine ($G_{q/11}$) reguliert. Die Phospholipase C kann aus seinem Substrat Phosphatidylinositol das Inositol-1,4,5-trisphosphat („IP_3") und DAG freisetzen.

Rezeptoren mit Enzymaktivität: Rezeptoren mit **inhärenter Enzymaktivität** nennt man Enzymrezeptoren. Sie binden den Liganden durch eine extrazelluläre Bindungsdomäne. Es erfolgt eine Dimerisierung der Rezeptoren, wodurch die intrazelluläre Kinase-Aktivität steigt. Typische Beispiele sind Rezeptoren für **natriuretische Peptide**.

Bei den Rezeptoren mit **assoziierter Enzymaktivität** führt die Agonistenbindung zur Anlagerung und Aktivierung zytosolischer Tyrosinkinase-Proteine. Diese assoziierten Tyrosinkinasen phosphorylieren dann Tyrosinreste am Rezeptor selbst und weiteren intrazellulären Substraten. Beispiele sind die Rezeptoren für Erythropoetin, Interferone, viele andere Zytokine und Insulin.

Intrazelluläre Rezeptoren: Diese Art von Rezeptoren liegt nicht in der Zellmembran, sondern im **Zytosol** oder innerhalb des **Zellkerns**. Die Liganden müssen daher **lipophil** sein, um die Zellmembran zu durchdringen.

Beispiele: Rezeptoren für Steroidhormone, Schilddrüsenhormone, Vitamin D und Retinoide.

9.2.2 Affinität und intrinsische Aktivität

Definition: Die **Affinität** beschreibt die **Stärke der Bindung** eines Liganden an seinen Rezeptor. Je größer die Bindungsstärke eines Arzneistoffes, desto höher ist die Wahrscheinlichkeit der Bildung eines Arzneistoff-Rezeptor-Komplexes und desto niedriger ist die zur Wirkung erforderliche Konzentration.

Definition: Die **intrinsische Aktivität** beschreibt die **relative Wirkstärke**, die durch den Quotienten aus der maximal durch den Agonisten auslösbaren Wirkung und der maximal möglichen Wirkung ausgedrückt wird:

$$\text{intrinsische Aktivität} = \frac{\text{Maximaleffekt eines Agonisten}}{\text{theoretisch möglicher Maximaleffekt}}$$

Der Wert ist bei vollen Agonisten = 1, bei partiellen > 0 und < 1.

9.2.3 Agonisten und Antagonisten

Volle bzw. **reine Agonisten** weisen eine **Affinität** und **volle intrinsische Aktivität** (S. 66) auf und lösen am Rezeptor denselben Effekt aus wie der physiologische Ligand.

Die Wirkung **partieller Agonisten** dagegen hängt vom Ausgangszustand ab. Ihr Effekt ist zwar derselbe wie der des physiologischen Liganden bzw. eines vollen Agonisten, allerdings ist er schwächer ausgeprägt. Partielle Agonisten rufen also eine **geringere als die maximal mögliche Wirkungsintensität** hervor. In Abwesenheit eines vollen Agonisten wirken partielle Agonisten daher agonistisch. Ist dagegen ein voller Agonist vorhanden, haben sie antagonistische Wirkung, da sie Rezeptoren besetzen, die dann für den vollen Agonisten nicht mehr zur Verfügung stehen. Partielle Agonisten sind daher auch immer partielle Antagonisten.

Antagonisten weisen zwar eine **Affinität** zum Rezeptor auf, aber **keine intrinsische Aktivität.** Sie blockieren (vollständiger Antagonismus) bzw. reduzieren (partieller Antagonismus) die biologische Wirkung eines Agonisten. Man unterscheidet:

- **Kompetitive Antagonisten**: Sie weisen eine hohe Affinität zu spezifischen Rezeptoren im Bereich der Agonisten-Bindungsstelle auf; da sie aber keinerlei intrinsische Aktivität haben, konkurrieren sie mit Agonisten um Rezeptoren und besetzen diese konzentrationsabhängig. Sie verursachen eine **Parallelverschiebung** der Dosis-Wirkungs-Kurve (S. 66) nach rechts, ohne Erniedrigung des Maximaleffektes und ohne die maximale Wirkung des Agonisten zu vermindern. Um eine gleich starke Reaktion wie in Abwesenheit des Antagonisten zu erzielen, muss die Konzentration des Agonisten erhöht werden.

- **nichtkompetitive Antagonisten**: Sie führen zu einer **Konformationsänderung des Rezeptors** (allosterische Hemmung), binden dabei aber nicht an die Rezeptorbindungsstelle des Agonisten. Der Agonist kann aufgrund der Konformationsänderung nicht mehr oder nur schlechter an seinen Rezeptor binden. Die Steigung der Dosis-Wirkungs-Kurve verringert sich ebenso wie der Maximaleffekt. Die intrinsische Aktivität der nichtkompetitiven Antagonisten ist null.
- Beim **funktionellen Antagonismus** rufen 2 Wirkstoffe am selben Organ – über unterschiedliche Rezeptoren – gegenteilige Effekte hervor.

Merke: Die Bindung des Pharmakons an den Rezeptor wird von der **Affinität** des Pharmakons zum Rezeptor bestimmt. Für die Intensität der Rezeptoraktivierung ist die **intrinsische Aktivität** ausschlaggebend.

9.2.4 Bindungsort

Ortho-/isosterische Bindung:

- Bindet ein Arzneistoff an die Stelle, an welche auch der endogene, physiologische Ligand bindet, wird von **ortho**sterischer Bindung gesprochen.
- Bindet ein Arzneistoff an das aktive Zentrum von Enzymen, ist von einer **iso**sterischen Bindung die Rede.

Allosterische Bindung: Eine **allo**sterische Bindung findet an einer anderen Stelle als an der des natürlichen Liganden bzw. Substrates statt.

Kompetitive Hemmung: Zu einer kompetitiven Hemmung kommt es, wenn zwei Liganden um eine Bindungsstelle auf Z konkurrieren (**Z<L**). Dadurch wird die Dissoziationskonstante der Liganden größer, und die Dosis-Bindungs-Kurven verschieben sich nach rechts.

Nichtkompetitive Modulation: Arzneistoffe können allosterisch an der Zielstruktur angreifen und wirken so hemmend oder stimulierend. Da keine Verdrängung des orthosterischen Liganden auftritt, ist dies eine Form der nichtkompetitiven Modulation. Der allosterische Ligand kann hierbei

- eine eigene intrinsische Aktivität aufweisen (allosterischer Agonist/Antagonist),
- die Affinität der Zielstruktur zum primären Liganden verändern (allosterischer Modulator/Enhancer),
- die **Kopplung** an die nachgeschaltete Signalkaskade und damit die intrinsische Aktivität **verändern** (ebenfalls allosterischer Modulator/Enhancer).

In der Dosis-Bindungs-Kurve stellt sich dies als **Veränderung der Potenz** (Rechts-links-Verschiebung) oder der **maximal erreichbaren Wirkung** (Stauchung/Streckung der Kurve) dar.

Merke: Arzneistoffe können orthosterisch oder allosterisch jeweils mit hoher oder niedriger Affinität an ihre Zielstruktur binden. Nur Liganden, die den identischen Bindungsplatz der Zielstruktur nutzen, können sich gegenseitig kompetitiv verdrängen.

9.2.5 Dosis-Wirkungs-Beziehung

Dosis-Wirkungs-Kurven beschreiben den Zusammenhang zwischen der zugeführten Arzneistoffmenge (Dosis) und der Wirkung in vivo. Bei gleicher Dosierung kann, je nach pharmakokinetischen Eigenschaften der zugeführten Substanz, die Konzentration des Wirkstoffes am Wirkort unterschiedlich sein. Um die pharmakokinetischen Effekte außer Acht lassen zu können, kann man z. B. in vitro **Konzentrations-Wirkungs-Kurven** bestimmen.

An Dosis- bzw. Konzentrations-Wirkungs-Kurven lassen sich 4 wichtige Werte ablesen:

- **Lage der Kurve:** geringste Dosis bzw. Konzentration, bei der eine Wirkung (Minimaleffekt) eintritt (je kleiner, desto weiter ist die Kurve nach links verschoben)
- **Kurvenmittelpunkt:** Halbmaximal-Effekt
- **Kurvenmaximum:** intrinsische Aktivität (S. 66) (Maximaleffekt)
- **Steilheit der Kurve:** Dosis- bzw. Konzentrationsbereich zwischen Minimal- und Maximaleffekt bei logarithmischer Darstellung (am besten zwischen 25 und 75 % der Wirkung zu erfassen; Hinweis auf Dosierungsspielraum bzw. therapeutische Sicherheit).

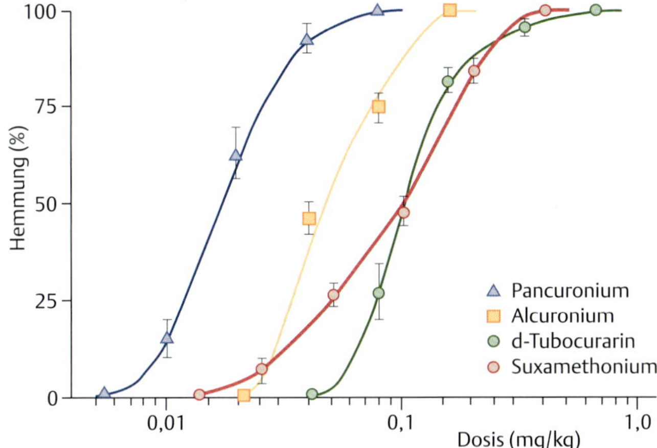

Abb. 9.1 Dosis-Wirkungs-Kurven. Die verschiedenen Muskelrelaxanzien zeigen ein unterschiedliches Verhalten. Von Pancuronium wird die geringste Dosis benötigt, um einen Effekt zu erzielen. Die flachste Kurve zeigt Suxamethonium. [Quelle: Lüllmann, Mohr, Wehling et. al., Pharmakologie und Toxikologie, Thieme, 2016]

Grundbegriffe:

Wirksamkeit: Die Wirksamkeit oder Effizienz eines Arzneistoffes beschreibt seine **Gesamtwirkung** an einem Gewebe oder Organ bzw. die Wirkung an einem Patientenkollektiv.

ED_{50} und LD_{50}: Unter Effektivdosis 50 % (ED_{50}) versteht man die Dosis (oder Konzentration), die zu einer Reaktion führt, die 50 % der maximalen beträgt oder bei der in 50 % der Fälle der erwartete Effekt eintritt. Sie liegt am Wendepunkt der logarithmischen Dosis-Wirkungs-Kurve. Die Letaldosis 50 (LD_{50}) gibt an, bei welcher Dosis 50 % der Versuchstiere sterben.

EC_{50}: EC_{50} ist die effektive Konzentration, die eine halbmaximale Wirkung hervorruft.

Potenz: Die Potenz einer Substanz ist umso höher, je geringer die Dosis ist, die zur Erreichung des halbmaximalen Effektes nötig ist. Die EC_{50} (mittlere effektive Konzentration) oder ED_{50} ist ein Maß für die Potenz eines agonistischen Pharmakons. Die Potenz entspricht dem reziproken Wert der EC_{50} bzw. ED_{50}:

$$\text{Potenz} = \frac{1}{EC_{50}} \text{ bzw. } \frac{1}{ED_{50}}$$

Auch bei Antagonisten (S. 66) unterscheidet man zwischen Wirksamkeit und Potenz. Dabei ist die IC_{50} oder ID_{50} ein Maß für die Potenz eines antagonistisch wirkenden Pharmakons. Die Potenz entspricht dem reziproken Wert der IC_{50}/ID_{50}.

LERNTAG 2

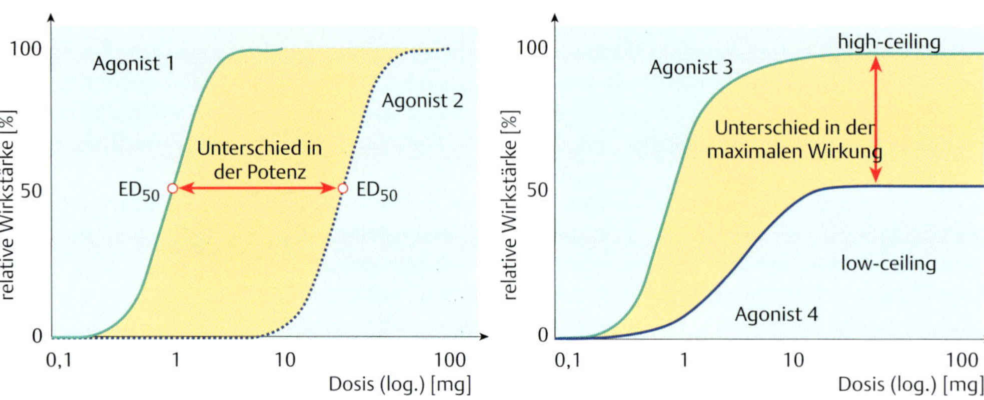

Abb. 9.2 Potenz (ED_{50}), Ceiling und Wirksamkeit. Links: Wirkstoff 1 besitzt eine höhere Potenz, da die zum Erreichen des halbmaximalen Effektes (ED_{50}) benötigte Dosis kleiner als bei Wirkstoff 2 ist. **Rechts:** Wirkstoff 3 erreicht eine stärkere Wirkung (bzw. zeigt eine höhere Wirksamkeit) als Wirkstoff 4, dessen Effekt auch durch höhere Dosierung nicht mehr steigerbar ist (low ceiling). [Quelle: Herdegen, Kurzlehrbuch Pharmakologie und Toxikologie, Thieme, 2010]

Ceiling: Dieser Begriff beschreibt das Phänomen, dass die Maximalwirkung eines Pharmakons trotz weiterer Dosiserhöhung nicht gesteigert werden kann. Es nehmen dann lediglich die unerwünschten Wirkungen zu. Low-Ceiling-Pharmaka erreichen nicht die an einem biologischen System maximal mögliche Wirkung (z. B. Thiazid-Diuretika). High-Ceiling-Pharmaka zeigen hohe Maximalwirkungen (z. B. Schleifendiuretika).

Therapeutische Breite: Der Quotient LD_{50}/ED_{50} wird als **therapeutischer Quotient** bezeichnet. Mit ihm kann die therapeutische Breite einer Substanz abgeschätzt werden, also der Abstand zwischen der Dosis für den gewünschten Effekt und der Dosis für eine toxische Wirkung. Je größer dieser „Sicherheitsabstand", desto geringer ist die Gefährdung des Patienten.

Eine bessere Abschätzung der Toxizität einer Substanz bietet der **therapeutische Index** (LD_5/ED_{95}), da Dosis-Wirkungs-Kurven unterschiedliche Steigungen haben können.

Toleranz und Tachyphylaxie: Unter Toleranz wird die **Wirkungsabschwächung** eines Wirkstoffes bei wiederholter Zufuhr der gleichen Dosis verstanden. Um weiterhin die gleiche Wirkung zu erzielen, müssen immer höhere Dosen verabreicht werden. Man unterscheidet zwischen pharmakokinetischer (z. B. Enzyminduktion) und pharmakodynamischer (z. B. Rezeptordesensibilisierung) Toleranz.

Tachyphylaxie bezeichnet eine **schnell einsetzende** Wirkungsabschwächung, z. B. schon nach der zweiten Verabreichung. Eine Dosiserhöhung kann den Effekt nicht kompensieren. Ein Beispiel für Tachyphylaxie ist der Wirkverlust indirekter Sympathomimetika (S. 77). Dieser wird dadurch verursacht, dass bei wiederholter Gabe die Noradrenalinspeicher leer sind und erst wieder aufgefüllt werden müssen.

Sowohl Toleranz als auch Tachyphylaxie sind reversibel, wenn der entsprechende Wirkstoff vorübergehend abgesetzt wird (**Desensibilisierung**).

9.3 Pharmakokinetik

Definition: Die Pharmakokinetik beschreibt das Schicksal des Wirkstoffes nach Einnahme, d. h. den **Einfluss des Organismus** auf Freisetzung, Resorption, Verteilung, Metabolismus und Ausscheidung eines Arzneistoffes (LADME-Schema: Liberation, Absorption, Distribution, Metabolism, Excretion).

9.3.1 Freisetzung

Je nach Applikationsform kann die Freisetzung eines Wirkstoffes variieren. **Retard-** und **Depotpräparate** geben den Wirkstoff kontrolliert und verzögert frei. Dies führt zum einen zu einer über längere Zeit relativ konstanten Plasmakonzentration des Pharmakons, zum anderen zu einer längeren Wirkungsdauer.

9.3.2 Applikation und Resorption

Definition: Resorption bezeichnet die Aufnahme eines Arzneistoffes vom Applikationsort in die Blutbahn oder das Vordringen zum Wirkort. Sie ist abhängig von der Art der Applikation.

Je kleiner das Molekül, je weniger polar der Wirkstoff, je besser fettlöslich er ist und je besser die Durchblutung und Permeabilität an der Applikationsstelle sind, desto besser wird ein Wirkstoff resorbiert.

Auch **Nahrungsmittel** können Einfluss auf die Arzneimittelresorption nehmen und diese beschleunigen oder verzögern.

Resorption nach Applikationsweg:

- **intravenös:** Wirkstoff gelangt direkt ins Blut, keine Resorption nötig → rascher Wirkungsbeginn, gute Steuerbarkeit, First-Pass-Effekt wird umgangen.
- **subkutan/intramuskulär:** Die Resorption hängt erheblich von der Durchblutung ab. Applikationsart mit Depoteffekt.
- **transkutan/-dermal:** Insbesondere lipophile Stoffe können transdermal resorbiert werden; einfache Applikation, von der Durchblutung abhängige, meist schlechte Resorption, Depoteffekt.
- **inhalativ:** Die Resorption niedermolekularer, lipophiler Substanzen erfolgt meist rasch.
- **oral:** Resorptionsgeschwindigkeit und Bioverfügbarkeit variieren stark.
- **rektal:** wegen variabler Resorption (geringe Fläche!) schlecht zu dosieren, First-Pass-Effekt wird umgangen.
- **bukkal:** schnelle Resorption, schlechte Dosierbarkeit, kein First-Pass-Effekt
- **nasal:** insbesondere sinnvoll für Peptide; schlechte Dosierbarkeit, kein First-Pass-Effekt
- **parenteral:** Wirkstoff passiert nicht den Magen-Darm-Trakt; hierzu zählen alle Applikationsarten bis auf die orale und rektale.

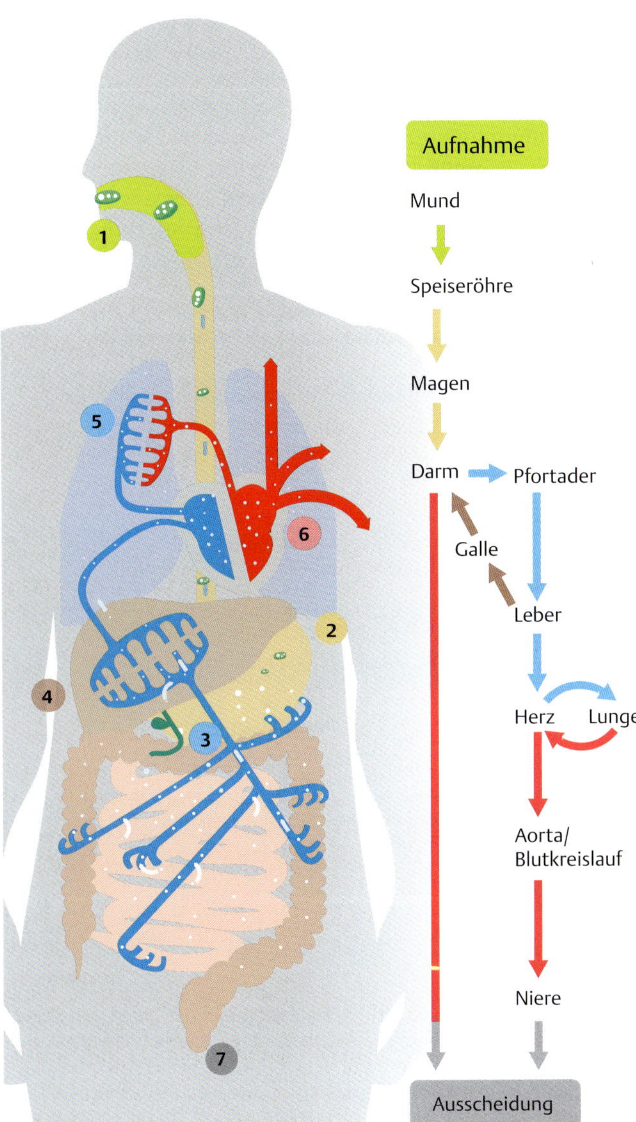

1 Aufnahme ins Blut über Magen- und Darmschleimhaut
2 Absorption
3 Transport über die Pfortader zur Leber
4 Metabolisierung in der Leber, First-Pass-Effekt
5 Transport über den Lungenkreislauf in das linke Herz
6 Distribution im Körper
7 Ausscheidung

Abb. 9.3 Applikation und Verteilung von Arzneimitteln. Die Abbildung zeigt die Aufnahme, Absorption, Verstoffwechselung und Verteilung eines oral aufgenommenen Medikaments im Überblick. [Quelle: I care Krankheitslehre, Thieme, 2020]

Definition: Unter **First-Pass-Effekt** versteht man die Verstoffwechslung einer Substanz bei ihrer ersten Passage durch die Leber. Oral verabreichte Pharmaka passieren nach Aufnahme im Dünndarm im Pfortaderblut die Leber und können dort schon vor Erreichen des systemischen Kreislaufs metabolisiert werden. Der First-Pass-Effekt verringert die Bioverfügbarkeit.

9.3.3 Bioverfügbarkeit

Definition: Anteil eines Pharmakons, der nach Verabreichung im systemischen Kreislauf erscheint und damit am Wirkort verfügbar ist. Das Formelzeichen der Bioverfügbarkeit ist F.

Intravasal verabreichte Pharmaka sind zu 100 % bioverfügbar.

9.3.4 Distribution

Das Pharmakon verteilt sich zunächst auf die **Organe mit der stärksten Durchblutung** bzw. Kapillarisierung (v. a. Gehirn, Herz, Leber, Nieren) um. Dort verlässt es den Intravasalraum in Richtung Interstitium und Intrazellulärraum.

Wenn sich die Pharmakonkonzentration in den Verteilungsräumen nicht mehr ändert (= Verteilungsgleichgewicht), bestimmen mehrere Faktoren, wie es sich auf diese Räume verteilt:

- die **Permeabilität des Kapillarendothels** (S. 69) und anderer Barrieren,
- die **Plasmaeiweißbindung** (S. 69),
- die **pH-Verteilung**,
- der **Fettgehalt** des Gewebes und
- die **Affinität** zum **Knochengewebe**.

Barrierefunktion des Gefäßendothels: Die Zugänglichkeit zu den speziellen Kompartimenten **ZNS** (Blut-Liquor-Schranke), **Fetus** (Plazentaschranke), **Kammerwasser** des Auges und **Endolymphe** des Innenohres sind durch **besondere Barrieren** erschwert. Sie sollen ein Eindringen toxischer Substanzen verhindern.

Tab. 9.1 Schranken zwischen zwei Kompartimenten

Schranke	permeabel für	Bedeutung
Blut-Hirn-Schranke bzw. **Blut-Liquor-Schranke**	MW < 60–600 Da	▪ Schutz des Gehirns ▪ Hindernis für polare Arzneistoffe
Plazentaschranke	MW < 1000 Da	▪ nur unzureichender Schutz des Fetus vor den meisten üblichen Arzneistoffen
Blut-Milch-Schranke	basische, lipophile Substanzen	▪ Anreicherung von Arzneistoffen in der Muttermilch
Blut-Hoden-Schranke		▪ Schutz vor mutagenen Xenobiotika (Fremdstoffen) ▪ erschwerte zytostatische Therapie von Hodentumoren

Plasmaeiweißbindung:

Definition: reversible Bindung von Pharmaka an die Proteine des Blutplasmas.

In den Verteilungsräumen (S. 69) liegen Pharmaka gewöhnlich in freier und gebundener Form vor. Pharmaka binden reversibel an eine Vielzahl von gelösten und membranständigen Proteinen **(Plasmaeiweißbindung = PEB)**.

Im **intravasalen** und im **interstitiellen Raum** sind v. a. **Albumin**, in geringem Maße auch **β-Globulin** und das saure **α_1-Glykoprotein** an der Bindung von Pharmaka beteiligt.

LERNTAG 2

Die Plasmaproteinbindung ist von großer Bedeutung, da die Konzentration des freien Anteils die **Stärke der Wirkung** und die **Geschwindigkeit der Elimination** bestimmt.

Merke: Das **Ausmaß der Proteinbindung** eines Pharmakons wird bestimmt von:
- seiner Affinität zu den Proteinbindungsstellen,
- seiner Konzentration im Plasma bzw. im Gewebe,
- der Konzentration der bindenden Proteine,
- den Milieubedingungen wie Temperatur und pH-Wert sowie
- der Injektionsgeschwindigkeit (nur bei niedrigpotenten Pharmaka mit hoher Proteinbindungsrate).

Scheinbares Verteilungsvolumen: Das Verteilungsvolumen eines Arzneistoffes ist eine fiktive Größe. Sie ist nach vollständiger Verteilung durch folgenden Zusammenhang charakterisiert:

$$\text{Verteilungsvolumen } (V_d) = \frac{\text{Pharmakonmenge im Körper } (D)}{\text{Plasmakonzentration des Pharmakons } (c)}$$

Das Verteilungsvolumen ist demnach das Flüssigkeitsvolumen, in dem eine bestimmte Dosis eines Pharmakons in derselben Konzentration vorläge wie im Blutplasma. Ein großes Verteilungsvolumen weisen z. B. **lipophile Substanzen** auf, die sich vorrangig im **Fettgewebe** anreichern. Dabei wird allerdings von einer homogenen Verteilung der Substanz im Körper ausgegangen, die es aufgrund der Wirkung an Zell- oder Organellmembranen nicht gibt. Deshalb ist immer von einem scheinbaren, **apparenten Verteilungsvolumen** die Rede.

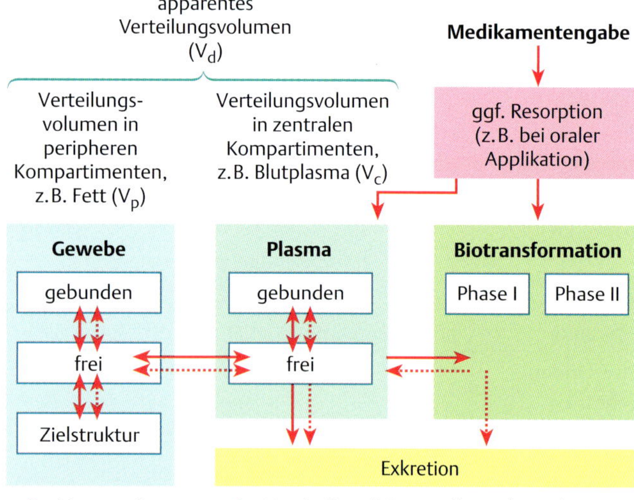

Abb. 9.4 Verteilung und Kompartimente. Arzneistoffe halten sich nach der Resorption in mehreren Kompartimenten auf, in denen sie auch jeweils an Zielstrukturen oder andere Strukturen wie Plasmaproteine binden. Gleichzeitig erfolgen Eliminations- und Umverteilungsvorgänge des freien, nicht gebundenen Anteils, ebenso wie für die Metaboliten von Arzneistoffen. [Quelle: Herdegen, Kurzlehrbuch Pharmakologie und Toxikologie, Thieme, 2013]

9.3.5 Elimination

Biotransformation (Metabolismus): In der Leber sorgen **membrangebundene Enzyme** im endoplasmatischen Retikulum für die Verstoffwechselung von körpereigenen und körperfremden Substanzen im Sinne einer **Entgiftung**. Die Substanzen werden dadurch **besser wasserlöslich** und können so **besser renal eliminiert** werden. Je nach Wirkstoff kann die Biotransformation aber auch zur Aktivierung **(Prodrug)** führen.

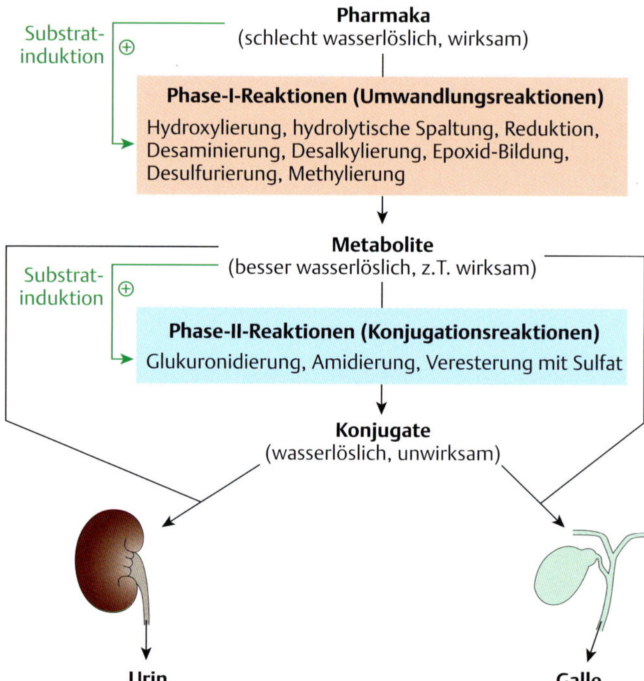

Abb. 9.5 Biotransformation von Arzneimitteln. In der **Phase-I-Reaktion** wird der schlecht wasserlösliche Ausgangsstoff z. B. durch Oxidation, Reduktion oder Hydrolyse in einen besser wasserlöslichen und zum Teil noch wirksamen Metaboliten umgewandelt (Umwandlungsreaktion). In der **Phase-II-Reaktion** wird der Metabolit wasserlöslich und unwirksam (Konjugationsreaktion). [Quelle: Graefe, Lutz, Bönisch, Duale Reihe Pharmakologie und Toxikologie, Thieme, 2011]

Metabolisierungsphasen: Die Metabolisierungsreaktionen lassen sich in zwei Phasen unterteilen:

Phase-I-Reaktionen überführen lipophile Substanzen in hydrophilere Substanzen, indem sie funktionelle, meist polare Gruppen (z. B. -OH, $-NH_2$, -COOH) freilegen oder einführen. Phase-I-Reaktionen sind katabole Reaktionen, die via Oxidation, Reduktion oder Hydrolyse katalysiert werden. Für die Oxidationsprozesse sind **Cytochrom-P_{450}-Isoenzyme** (CYP-Isoenzyme) von großer Bedeutung.

Merke: **Cytochrom-P_{450}-Isoenzyme** sind membrangebundene Proteine, die vorwiegend im glatten endoplasmatischen Retikulum der Hepatozyten, aber auch in den Epithelzellen der Dünndarmschleimhaut vorkommen (CYP3A4). Sie katalysieren durch **Übertragung von atomarem Sauerstoff** die Oxidation, Hydroxylierung, Desalkylierung, Desaminierung oder Dehalogenierung von Pharmaka.
Häufig wird ein Pharmakon von **mehreren CYP-Isoenzymen** abgebaut.

Die wichtigsten CYP-Isoenzyme sind in **Tab. 9.2** aufgeführt.

Tab. 9.2 Cytochrom-P_{450}-Isoenzyme und typische Substrate, Inhibitoren und Induktoren

CYP-Isoenzyme	Vorkommen	Substrate	Inhibitoren	Induktoren
CYP1A2	▪ Hepatozyten	▪ Amitriptylin, Fluvoxamin, Duloxetin ▪ Koffein ▪ Östradiol ▪ Clozapin, Haloperidol ▪ Naproxen, Paracetamol ▪ Theophyllin ▪ Verapamil ▪ Melatonin	▪ Ciprofloxacin, Fluorchinolone ▪ Cimetidin ▪ Amiodaron ▪ Grapefruitsaft ▪ Fluvoxamin, Hyperforin/Hypericin[1)]	▪ Brokkoli, Rosenkohl ▪ Insulin ▪ Tabakrauch ▪ Omeprazol
CYP2B6	▪ Hepatozyten	▪ Cyclophosphamid ▪ Efavirenz ▪ Bupropion ▪ Methadon	▪ Thiotepa ▪ Ticlopidin	▪ Phenobarbital, Phenytoin ▪ Rifampicin
CYP2C8/9[2)]	▪ Hepatozyten	▪ Losartan ▪ COX-Hemmstoffe ▪ Sulfonylharnstoffe ▪ Amitriptylin, Fluoxetin ▪ Fluvastatin ▪ Paclitaxel ▪ Warfarin ▪ Tamoxifen ▪ Valproinsäure	▪ Gemfibrozil, Fenofibrat, Fluvastatin ▪ Fluconazol ▪ Trimethoprim, Sulfamethoxazol ▪ Amiodaron ▪ Fluvoxamin, Sertralin ▪ Probenecid ▪ Valproinsäure	▪ Rifampicin ▪ Phenobarbital ▪ Bosentan
CYP2C19	▪ Hepatozyten	▪ Amitriptylin, Imipramin, Citalopram, Fluoxetin, Sertralin ▪ Clopidogrel ▪ Moclobemid ▪ Progesteron ▪ Propranolol ▪ Protonenpumpeninhibitoren ▪ Diazepam, Phenobarbital, Phenytoin, Valproinsäure	▪ Cimetidin ▪ Omeprazol ▪ Fluconazol ▪ Fluoxetin, Paroxetin, Fluvoxamin ▪ Isoniazid ▪ Topiramat ▪ Fluconazol, Voriconazol	▪ Carbamazepin ▪ Prednisolon ▪ Rifampicin ▪ Hyperforin[1)]
CYP2D6[2)]	▪ Hepatozyten	▪ Tamoxifen ▪ Antidepressiva (Amitriptylin, Imipramin) ▪ viele Antipsychotika ▪ Codein, Tramadol, Oxycodon ▪ Metoclopramid ▪ Amphetamin ▪ β-Rezeptor-Antagonisten, Klasse-I-Antiarrhythmika	▪ Bupropion, Fluoxetin, Paroxetin, Duloxetin, Sertralin, Citalopram ▪ Chinidin ▪ Terbinafin ▪ Amiodaron ▪ Cimetidin	▪ Rifampicin ▪ Dexamethason
CYP2E1	▪ Hepatozyten ▪ Magen-Darm-Trakt	▪ volatile Inhalationsnarkotika ▪ Alkohol ▪ Paracetamol ▪ Theophyllin	▪ Disulfiram	▪ Alkohol ▪ Isoniazid
CYP3A4[2)]	▪ Hepatozyten ▪ Enterozyten (Dünndarm)	**60 % aller Pharmaka**, wichtige Beispiele: ▪ Ciclosporin, Tacrolimus, Sirolimus ▪ HIV-Protease-Hemmer ▪ Makrolide ▪ Benzodiazepine ▪ Ca^{2+}-Kanalblocker ▪ Statine ▪ Ethinylestradiol, Progesteron ▪ Hydrocortison, Prednisolon, Dexamethason ▪ Aripripazol, Pimozid, Haloperidol, Risperidon ▪ Sildenafil ▪ Fentanyl	▪ HIV-Protease-Hemmer ▪ Clarithromycin, Erythromycin, Telithromycin ▪ Itraconazol, Voriconazol, Fluconazol ▪ Aprepitant ▪ Valproinsäure ▪ Verapamil, Diltiazem ▪ Grapefruitsaft	▪ Hyperforin/Hypericin[1)] ▪ Carbamazepin, Oxcarbazepin, Phenytoin, Phenobarbital ▪ Glucocorticoide ▪ Pioglitazon ▪ Rifampicin ▪ HIV-Protease-Hemmer, NNRTI (Nevirapin, Efavirenz)

[1)] wichtige Inhaltsstoffe in Johanniskrautextrakten; [2)] klinisch besonders bedeutsame CYP-Isoenzyme
(Quelle: Graefe, Lutz, Bönisch, Duale Reihe Pharmakologie und Toxikologie, Thieme, 2016)

Andere Oxidationsenzyme, die Phase-I-Reaktionen katalysieren, sind die Xanthinoxidase, Alkohol- und Aldehyddehydrogenasen, flavinabhängige Monooxygenasen, Aminoxidasen, Reduktasen und Hydrolasen.

Phase-II-Reaktionen sind **Kopplungsreaktionen**. Dabei werden die in der Phase-I-Reaktion eingeführten Gruppen mit körpereigenen Molekülen konjugiert. Dies führt zu einer besseren Wasserlöslichkeit und renalen Eliminierbarkeit der Substanzen.

Merke: Wichtige **Phase-II-Reaktionen** sind die **Glucuronidierung, Sulfatierung, Methylierung, Acetylierung** und die **Konjugation** mit Aminosäuren oder Glutathion.

Ausscheidung:

Renale Ausscheidung: Hydrophile Pharmaka werden von der Niere eliminiert. Die entscheidenden Faktoren für die renale Eliminierung sind die glomeruläre Filtration, die tubuläre Sekretion und die tubuläre Rückresorption.

Biliäre Ausscheidung: Leberzellen transferieren verschiedene polare Pharmaka und endogene Substanzen wie Gallensäuren vom Blutplasma ins Lumen intrahepatischer Gallengänge.

Auch durch Diffusion gelangen viele Stoffe in die Leberzelle, werden dort metabolisiert und dann als polare Metaboliten biliär ausgeschieden.

Biliär ausgeschiedene Glucuronsäurekonjugate von Pharmaka gelangen in den Darm und können dort gespalten und resorbiert werden und somit in den **enterohepatischen Kreislauf** eintreten.

Der **intestinale Ausscheidungsweg** führt den Stoff über die Blutbahn zurück ins Darmlumen. Das Pharmakon verbindet sich dann mit den Fäzes und wird mit ihnen aus dem Körper entfernt.

Pulmonale Ausscheidung: Sie ist insbesondere für Inhalationsnarkotika entscheidend und erfolgt als einzige per Diffusion.

Kinetik der Eliminierungsreaktionen:

- Die **Kinetik 0. Ordnung** entspricht einer Sättigungskinetik, d. h., pro Zeiteinheit wird eine konstante Menge eines Wirkstoffs eliminiert. Der Konzentrationsabfall pro Zeit ist demnach konstant und unabhängig von der Pharmakonkonzentration im Plasma. Die Kinetik 0. Ordnung verläuft **nicht linear**.
- Bei der **Kinetik 1. Ordnung** handelt es sich um eine **lineare Kinetik**. Das bedeutet, dass die Resorptionsgeschwindigkeit linear mit der Konzentration des Pharmakons am Ort der Resorption zunimmt und dass die Verteilungs- und Eliminationsrate linear mit der Pharmakonkonzentration im Plasma zunimmt. Sie liegt bei der Eliminierung der meisten Arzneistoffe vor. Typischerweise lässt sich die Kinetik 1. Ordnung mit Exponentialfunktionen beschreiben.

Lerntipp

Nicht verwirren lassen: Die Begriffe „lineare" und „nicht lineare Kinetik" werden auf die **logarithmische Darstellung** der Abläufe bezogen.

9.3.6 Clearance

Definition: Die **Plasmaclearance**, kurz: Clearance, beschreibt ein fiktives Plasmavolumen, das pro Zeiteinheit komplett vom Arzneistoff befreit wird. Sie ist ein Maß für die Eliminierungsleistung und wird in ml/min gemessen.

9.3.7 Plasmakonzentration

Bei i. v.-Gabe ist ihr Verlauf fast ausschließlich von der Eliminierung abhängig. Bei anderen Applikationsformen muss jedoch auch die Invasion (= Freisetzung + Resorption + Rückverteilung) berücksichtigt werden. Der Kurvenverlauf der Plasmakonzentration bei oraler Gabe wird durch die sog. **Bateman-Funktion** beschrieben.

Dosierungsintervall: Nicht nur die Dosierung an sich, sondern auch das Dosierungsintervall hat einen entscheidenden Einfluss auf die Plasmakonzentration. Entspricht das Dosierungsintervall der Halbwertszeit, kommt es bei der Aufdosierung zu einem schnellen zackenförmigen Anstieg des Plasmaspiegels. Die Plasmakonzentration nimmt dann immer langsamer zu und tritt schließlich in ein Gleichgewichtsstadium über. Je kleiner das Dosierungsintervall ist, desto geringer fallen die zackenförmigen Schwankungen der Plasmakonzentration aus.

Kumulation: Wenn pro Zeiteinheit mehr Substanz zugeführt wird, als in derselben Zeit eliminiert werden kann, kommt es zu einer Kumulation der Substanz im Plasma und im Gewebe. Dies geschieht immer dann, wenn ein Pharmakon in regelmäßigen Dosierungsintervallen appliziert wird. Wenn die Verabreichungen schnell genug aufeinanderfolgen, kann das auf jede Verbindung zutreffen. Grundsätzlich spricht man aber nur dann von einer Kumulation, wenn Pharmaka **auch bei niedriger Applikationsfrequenz** im Organismus angereichert werden.

9.3.8 Plasmahalbwertszeit

Die Plasmahalbwertszeit (HWZ oder $t_{½}$) gibt an, in welchem **Zeitraum** die **Arzneimittelkonzentration** im Plasma **im Vergleich zum Ausgangszeitpunkt um die Hälfte abnimmt**. Anders ausgedrückt: Sie ist die Zeit, in der während der Eliminationsphase der Konzentrations-Zeit-Kurve die Pharmakonkonzentration im

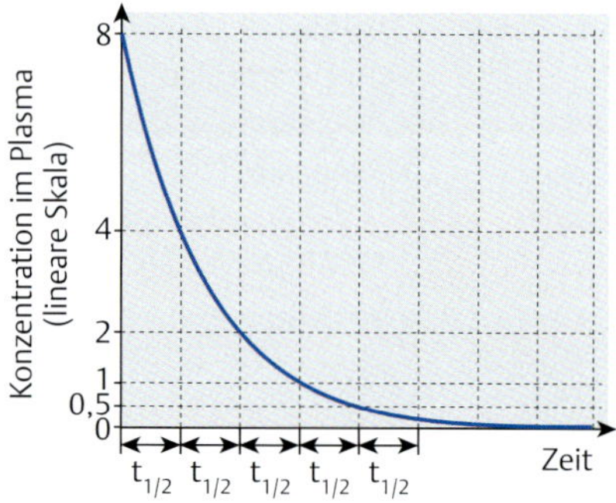

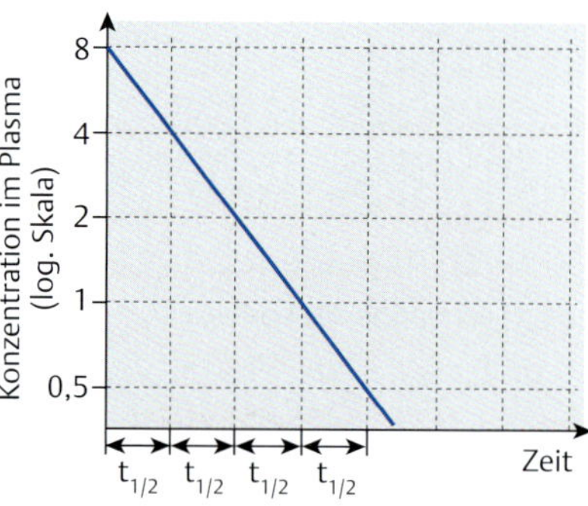

Abb. 9.6 Eliminationsreaktion – Kinetik der 1. Ordnung. Die Wirkstoffkonzentration im Plasma ist gegen die Zeit nach i. v.-Gabe aufgetragen, links linear und rechts logarithmisch skaliert. F_{abs}, $t_{½}$, Cl_{tot}, Cl_{ren} und V_d sind von der Dosis unabhängig und konstant. Die Konzentrationen im Plasma und die AUC-Werte nehmen dafür linear mit der Dosis zu. [Quelle: Graefe, Lutz, Bönisch, Duale Reihe Pharmakologie und Toxikologie, Thieme, 2016]

Plasma halbiert wird. Sie ist in der Regel für ein bestimmtes Pharmakon charakteristisch. Nach vier Halbwertszeiten ist ein Pharmakon zu über 90 % aus dem Plasma eliminiert.

9.4 Pharmakogenetik

9.4.1 Grundlagen

Definition: Die **Pharmakogenetik** beschreibt die genetisch bedingte Variabilität erwünschter und unerwünschter Arzneimittelwirkungen zwischen einzelnen Individuen, die sich auf einzelne Gene zurückführen lässt.

Folge der Polymorphismen sind Abweichungen im Wirkstoffmetabolismus durch unterschiedliche Enzymaktivitäten, unterschiedliche Aktivitäten von Transportern und eine Variabilität von Rezeptorproteinen wie auch Abweichungen in direkten Zielstrukturen der Pharmaka.

9.4.2 Variabilität der Pharmakokinetik

Phase I der Biotransformation: Eine sehr große Bedeutung für die Variabilität haben die Isozyme der **Cytochrom-P450-Monooxygenasen** (S. 70), die den oxidativen Abbau zahlreicher Wirkstoffe in Phase I der Biotransformation einleiten.

CYP2D6-Polymorphismus: Hinsichtlich der CYP2D6-Enzymaktivität unterscheidet man in der europäischen Bevölkerung 4 Klassen von Individuen: Ungefähr 7 % der Europäer exprimieren CYP2D6 nur in geringem Maße oder überhaupt nicht. Sie sind homozygote Träger von 2 Defektallelen und zählen zu den **langsamen Metabolisierern** (PM, poor metabolizer). Bei diesen Personen ist der Abbau des betroffenen Wirkstoffs deutlich eingeschränkt, sodass sich die Plasmaspiegel und damit auch das Risiko für unerwünschte Wirkungen erhöhen bzw. die Bioaktivierung einer inaktiven Substanz nur langsam oder gar nicht erfolgt. Bei **intermediären Metabolisierern** (IM), die etwa 5–10 % der Bevölkerung ausmachen, findet sich eine reduzierte Metabolisierung. Diese Personen sind heterozygot für ein Defektallel, das mit einem (teilweise) funktionellen Allel kombiniert ist. Ca. 90 % der Menschen besitzen eine normale Enzymausstattung (homozygoter Wildtyp). Sie werden als **normale Metabolisierer** (EM, extensive metabolizer) bezeichnet. Etwa 2–3 % der Individuen sind aufgrund einer Amplifikation des CYP2D6-Gens **ultraschnelle Metabolisierer** (UM, ultra rapid metabolizer), sodass eine Pharmakonvorstufe (Prodrug) sehr rasch in den aktiven Metaboliten umgewandelt wird. Der Plasmaspiegel steigt schnell an und das Risiko für unerwünschte Wirkungen ist erhöht. Im Gegensatz dazu wird ein aktiver Wirkstoff so rasch abgebaut, dass keine ausreichenden Wirkspiegel erreicht werden.

Von **Bedeutung ist der CYP2D6-Polymorphismus** z. B. für die Verabreichung von Clozapin, Haloperidol, Amitriptylin und Imipramin, Maprotilin, Propanolol und Metoprolol sowie Tamoxifen.

CYP2C9-Polymorphismus: Defektallele von CYP2C9 spielen v. a. bei der Therapie mit **Warfarin** ein Rolle, da sie unter Standarddosierung mit erhöhten Plasmakonzentrationen der Wirkstoffe und einem damit verbundenen deutlich erhöhten Risiko für schwere unerwünschte Wirkungen wie Blutungen einhergehen. Ein erhöhtes Risiko betrifft auch heterozygote Träger (ca. 35 % der deutschen Bevölkerung).

Phase II der Biotransformation:

N-Acetyltransferase-II-Polymorphismus: Die in Leber und Kolon lokalisierte N-Acetyltransferase Typ II unterliegt ebenfalls einem genetischen Polymorphismus, der die individuelle Ausstattung mit dem aktiven Enzym, den **Acetyliererstatus**, bestimmt. Man unterscheidet langsame und schnelle Acetylierer: **Schnelle Acetylierer** sind homo- oder heterozygot für das nicht mutierte Allel, **langsame Acetylierer** sind homozygot für mutierte Allele. Die Folgen eines langsamen Acetylierstatus sind eine Zunahme der Hepatotoxizität (Isoniazid), ein gehäuftes Auftreten von Lupus erythematodes (Dihydralazin) und ein hohes Risiko für schwere allergische Reaktionen nach Gabe von Sulfonamiden oder Sulfasalazin.

IMPP-Fakten

! Aufgrund des CYP2D6-Polymorphismus sind etwa 2–3 % der Individuen **ultraschnelle Metabolisierer** (UM, ultra rapid metabolizer), sodass ein aktiver Wirkstoff (z. B. Haloperidol) so rasch abgebaut wird, dass keine ausreichenden Wirkspiegel erreicht werden.

9.5 Therapeutisches Drug Monitoring

9.5.1 Grundlagen

Beim therapeutischen Drug Monitoring (TDM) wird die Konzentration des eingesetzten Medikaments im Plasma (ggf. auch in Liquor oder Sputum) gemessen. Ziel ist, eine optimale Konzentration des Medikaments am Wirkort zu erreichen.

Wirkstoffe, bei denen TDM sinnvoll ist, sind solche mit

- engem therapeutischem Bereich
- gefährlichen Nebenwirkungen im toxischen Bereich
- nicht linearer Pharmakokinetik
- individuellen Unterschieden im unteren therapeutischen Bereich und in der Pharmakokinetik.

Präanalytik: Der **Zeitpunkt der Blutentnahme** richtet sich nach der klinischen Fragestellung und ist abhängig von der Pharmakokinetik des Medikaments. Auf keinen Fall darf die Probennahme noch während der Verteilungsphase erfolgen.

Probennahmen während der ersten Dosisintervalle können zur schnellen und optimalen Dosisfindung verwendet werden. Häufiger sind Messungen zur Therapiekontrolle. Hier werden die Proben im „**steady state**“ genommen, also wenn ein Gleichgewicht zwischen Zufuhr und Ausscheidung erreicht ist.

Methoden: Entscheidend für das TDM ist die **Qualität der Analysenmethoden**. Große Bedeutung für die Bestimmung der Pharmaka im Plasma haben vor allem Immunoassays (S. 63) und chromatografische Verfahren (S. 62) sowie die Massenspektrometrie (S. 63).

9.5.2 Therapeutischer Bereich und Einflussgrößen (personalized TDM)

Die Interpretation der Plasmakonzentration eines Pharmakons erfolgt in erster Linie anhand des **therapeutischen Bereichs**. Allerdings kann je nach therapeutischer Zielsetzung die anzustrebende Plasmakonzentration unterschiedlich sein.

Jenseits der oberen Grenze des therapeutischen Bereiches ist in der Regel mit einem gehäuften Auftreten toxischer Nebenwirkungen zu rechnen. Eine ausreichende Wirkung des Pharmakons tritt aufgrund der **individuellen Unterschiede** gelegentlich schon bei „subtherapeutischen“ Konzentrationen oder auch erst im potenziell toxischen Bereich auf.

10 Vegetativ wirksame Pharmaka

10.1 Medikamente mit Einfluss auf den Sympathikus

10.1.1 Funktion des Sympathikus

Während der Parasympathikus vor allem den Ruhezustand und die Regeneration koordiniert, versetzt die **Sympathikusaktivierung** den Körper in den Zustand höchster Leistungsbereitschaft, wie sie bei **Kampf oder Flucht** notwendig ist. Zu den Anpassungen zählen u. a.:

- Steigerung der Herzfrequenz
- Steigerung des Blutdrucks und der Muskeldurchblutung
- Erweiterung der Bronchien
- Freisetzung von Glucose und Lipiden
- Aktivitätsminderung der Organsysteme, die für Leistungserbringung nicht unmittelbar notwendig sind (Magen-Darm-Trakt).

10.1.2 Physiologische Grundlagen

Neurotransmitter und Hormone: Im **sympathischen Nervensystem** handelt es sich bei nahezu allen **postganglionären Neuronen** um **noradrenerge** Neurone. Das Noradrenalin gelangt aus den Varikositäten in den synaptischen Spalt und erreicht so die Effektorzellen (Herz, glatte Muskelzellen, Drüsen). Die postganglionären Neurone, die die Schweißdrüsen innervieren, sind dagegen **cholinerg** – sie setzen **Acetylcholin** als Neurotransmitter frei.

Die **präganglionären Neurone** des Sympathikus sind allesamt cholinerg.

Adrenalin wird von etwa 80–95 % der **chromaffinen Zellen des Nebennierenmarks** produziert und in Stresssituationen freigesetzt. Weitere adrenerge Neurone befinden sich im ZNS.

Synthese und Speicherung: Die Katecholamine Adrenalin, Noradrenalin und Dopamin sind alle Produkte desselben Synthesewegs, Ausgangssubstanz ist **Tyrosin** (**Abb. 10.1**).

Adrenozeptoren: Nach ihrem Signalwandlungsmechanismus und ihrer Expression im Gewebe unterscheidet man 2 Gruppen – **α- und β-Rezeptoren** – mit insgesamt 9 Subtypen: 3 α_1-Rezeptoren, 3 α_2-Rezeptoren und 3 β-Rezeptoren.

Alle Adrenozeptoren gehören zur Gruppe der **G-Protein-gekoppelten Rezeptoren**.

Allgemein ist die Wirkung am Erfolgsorgan abhängig von dessen Ausstattung mit Adrenozeptoren (**Tab. 10.1**).

Adrenalin wirkt sowohl an α- als auch an β-Rezeptoren, Noradrenalin hauptsächlich an α- und β_1-Rezeptoren.

Neben der Wirkung an den Zielorganen haben die Katecholamine über präsynaptische α_2- und β_2-Rezeptoren auch einen direkten Effekt auf noradrenerge Neurone: Die Aktivierung der **α_2-Rezeptoren** hemmt die Noradrenalinausschüttung im Sinne eines negativen Feedbackmechanismus, während die Aktivierung der **β_2-Rezeptoren** die Noradrenalinfreisetzung fördert.

10.2 Direkte Sympathomimetika

Direkt wirkende Sympathomimetika werden auch als **Adrenozeptor-Agonisten** bezeichnet, da sie an einen oder mehrere **Subtypen von Adrenozeptoren** binden und durch deren Aktivierung ein zelluläres Signal hervorrufen, das die Wirkung von Noradrenalin am Sympathikus imitiert. Die Wirkstoffe unterscheiden sich durch Substituenten, die Rezeptoraffinität, Pharmakokinetik und ZNS-Gängigkeit.

10.2.1 α- und β-Sympathomimetika

Adrenalin:
Synonym: Epinephrin

Wirkungen: bindet an **alle α- und β-Rezeptorsubtypen** mit einer unterschiedlich hohen Affinität, Wirkung **dosisabhängig**.

- **Herz**: positiv inotrop, chronotrop, dromotrop und bathmotrop
- **Arteriolen und Kreislauf**:
  - geringe Dosis: β_2-Stimulation → Vasodilatation mit **Blutdruckabfall**
  - hohe Dosis: α_1-Stimulation → Vasokonstriktion mit **Blutdruckanstieg** (peripherer Gefäßwiderstand ↑)
- **Bronchodilatation**

Indikationen:

- **kardiopulmonale Reanimation**: 1 mg i. v. oder intraossär nach dem 3. erfolglosen Defibrillationsschock bei Kammerflimmern oder bei pulsloser Kammertachykardie bzw. baldmöglichst bei Asystolie oder bei pulsloser elektrischer Aktivität; alle 3–5 min wiederholen
- **anaphylaktischer Schock**: i. m. oder langsam i. v.
- **lokaler Vasokonstriktorzusatz in der Lokalanästhesie**
- inhalativ bei akuter Laryngitis subglottica (Pseudokrupp) oder akuter Epiglottitis
- lokal bei steroidinduziertem Glaukom.

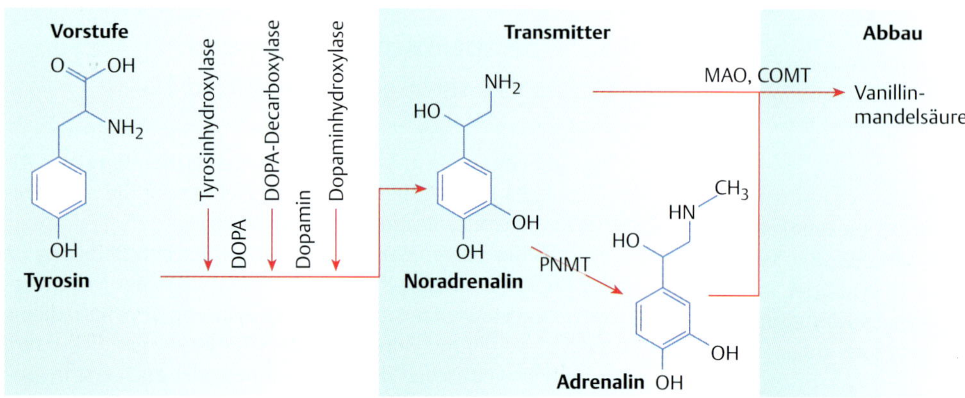

Abb. 10.1 Synthese und Abbau von Katecholaminen. Ausgangspunkt für die Synthese ist Tyrosin. Der letzte Schritt der Adrenalinsynthese erfolgt fast ausschließlich im Nebennierenmark: Hier wird Noradrenalin zu Adrenalin methyliert. In den Effektorzellen und im Kreislauf befindliche Katecholamine werden durch die MAO (Monoaminooxidase) und die COMT (Katechol-O-Methyltransferase) abgebaut. [Quelle: Herdegen, Kurzlehrbuch Pharmakologie und Toxikologie, Thieme, 2019]

Tab. 10.1 Übersicht über die sympathomimetischen Effekte

Erfolgsorgan	α_1-Rezeptor	α_2-Rezeptor	β_1-Rezeptor	β_2-Rezeptor
Auge	Mydriasis	–	–	Weitstellung des Schlemm-Kanals
Bronchien	Kontraktion	–	(Relaxation)	Relaxation
Herz	Kontraktionskraft am Arbeitsmyokard ↑	–	▪ positiv inotrop ▪ positiv chronotrop ▪ positiv dromotrop ▪ positiv lusitrop ▪ verminderte Reizschwelle ▪ erhöhte ektope Erregungsbildung	–
Gefäße	Kontraktion	(Kontraktion)	(Dilatation)	Dilatation
Magen-Darm-Trakt	Kontraktion der Sphinkteren	Peristaltik ↓	Peristaltik ↓	Peristaltik ↓
Leber	(Glykogenolyse ↑)	–	–	▪ Glykogenolyse ↑ ▪ Gluconeogenese ↑
Pankreas	–	Insulinsekretion ↓	–	Insulinsekretion ↑
Harnblase	Kontraktion des Sphinkters	–	–	Relaxation des M. detrusor
Fettgewebe	–	Lipolyse ↓	Lipolyse ↑	Lipolyse ↑
Mastzellen	–	–	–	Histaminfreisetzung ↓
Niere	–	–	Reninsekretion ↑	–
Uterus	Kontraktion des Uterus	–	–	Erschlaffung des Uterus (Tokolyse)

Vorsicht: Adrenalin darf **nicht als vollständige Ampulle** verabreicht werden, sondern muss **1:10 verdünnt** und dann kontrolliert gegeben werden.
Adrenalin darf **nicht intraarteriell** verabreicht werden.

Unerwünschte Wirkungen:
- Blutdruckanstieg, Angina pectoris
- Palpitationen, Tachyarrhythmien bis hin zum Kammerflimmern
- Hypokaliämie
- Hyperglykämie
- bei Applikation im Bereich der Akren: Nekrosen
- bei konjunktivaler Applikation: Allergien, Adrenochrom-Pseudozysten
- Tremor, Unruhe, Angst.

Kontraindikationen in nicht lebensbedrohlichen Situationen:
- Hypertonie, Cor pulmonale
- Tachykardie, Tachyarrhythmien
- koronare Herzkrankheit, Atherosklerose
- Phäochromozytom
- Hyperthyreose
- als Zusatz zu Lokalanästhetika bei Eingriffen an den Akren
- Engwinkelglaukom.

Noradrenalin:
Synonym: Norepinephrin

Wirkungen: Noradrenalin stimuliert v. a. die **α_1-Rezeptoren**, in geringem Maße auch die **β_1-Rezeptoren**. Dadurch ergibt sich eine starke **Vasokonstriktion** und Anstieg des peripheren Gefäßwiderstands, sodass die Herzfrequenz reflektorisch abnimmt und Nachlast wie auch myokardialer Sauerstoffverbrauch steigen.

Indikationen:
- Mittel der Wahl bei **septischem Schock** (Einsatz als Vasopressor zur hämodynamischen Stabilisierung durch Erhöhung des peripheren Widerstands)
- anaphylaktischer und spinaler Schock
- Ultima Ratio bei anderen Schockformen
- lokaler Vasokonstriktorzusatz in der Lokalanästhesie.

Unerwünschte Wirkungen:
- bei Schwangeren: Steigerung der Uteruskontraktion
- verstärkt in höheren Dosen die Neigung zur Hyperglykämie
- Übelkeit, Erbrechen
- Schwitzen
- weitere wie bei Adrenalin.

Kontraindikationen in nicht lebensbedrohlichen Situationen: Wie die von Adrenalin.

Dopamin:
Wirkungen: Dopamin hat **dosisabhängige Effekte** auf das sympathische System:
- **niedrige Dosierung**: v. a. Stimulation von Dopaminrezeptoren
  - **D_1-Rezeptoren** in Nieren- und Mesenterialgefäßen sowie am Herzen → u. a. Vasodilatation → u. a. Mesenterial- und Nierendurchblutung ↑ → Diurese ↑
  - **D_2-Rezeptoren** z. B. in der Area postrema → Übelkeit und Erbrechen
- **mittlere Dosierung**: v. a. Stimulation der **β_1-Rezeptoren** am Herzen → positiv inotrope, chronotrope und dromotrope Wirkung; Abnahme des peripheren Gefäßwiderstands; Bronchodilatation
- **hohe Dosierung**: Metabolisierung zu Noradrenalin → indirekte Stimulation der **α-Rezeptoren** → Vasokonstriktion → Blutdruckanstieg; reduzierte Diurese
- Der Einsatz zur Kreislaufunterstützung beim kardiogenen und septischen Schock wird nach aktuellen Leitlinien nicht mehr empfohlen.

Dobutamin:

Wirkungen: Dobutamin stimuliert **α-, β_1- und β_2-Rezeptoren**, besitzt aber keine relevante Wirkung auf Dopaminrezeptoren. Die durch α_1- und β_1-Stimulation ausgelösten v. a. **positiv inotropen** Effekte überwiegen. Es senkt den peripheren Widerstand kaum und löst keine reflektorische Tachykardie aus, da die β_2-vermittelte Vasodilatation durch die α_1-vermittelte Vasokonstriktion nahezu aufgehoben wird.

Indikationen:
- Mittel der Wahl bei **kardiogenem Schock** und akuter Linksherzdekompensation
- Kurzzeittherapie bei akuter Herzinsuffizienz und akutem Myokardinfarkt.

Merke: Da Dobutamin positiv inotrop wirkt und dabei keine reflektorische Tachykardie auslöst, ist es bei akuter kardialer Dekompensation das Mittel der Wahl. Nachteil: Dobutamin führt vermehrt zu Arrhythmien und lässt die Herzfrequenz steigen.

Unerwünschte Wirkungen:
- Tachykardien bzw. tachykarde Arrhythmien, Angina pectoris, Hypertonie
- Übelkeit und Erbrechen
- Kopfschmerzen.

Kontraindikationen:
- hypovolämischer Schock
- Perikardtamponade
- Aortenklappenstenose
- hypertrophe obstruktive Kardiomyopathie
- Anwendung in Schwangerschaft und Stillzeit nur bei vitaler Indikation.

Etilefrin:

Wirkungen: systemische adrenalinähnliche stimulierende Wirkung an **α-, β_1- und β_2-Rezeptoren**. Durch die α-adrenerge Wirkung führt es zur Vasokonstriktion und durch die β_1-adrenerge Wirkung zu einer Zunahme des Herzzeitvolumens.

Indikationen:
- arterielle und orthostatische Hypotonie
- Priapismus (intrakavernöse Applikation).

Unerwünschte Wirkungen:
- Pruritus
- Harnverhalt
- Palpitationen
- Kältegefühl.

Kontraindikationen:
- Hyperthyreose
- Phäochromozytom
- benigne Prostatahyperplasie
- koronare Herzkrankheit.

10.2.2 α_1-Sympathomimetika

Lokal verwendete α_1-Sympathomimetika:

Wirkstoffe:
- Phenylephrin
- Naphazolin
- Xylometazolin
- Oxymetazolin.

Wirkungen: Die Stimulation der α_1-Rezeptoren bewirkt eine **Vasokonstriktion** und damit einen **Blutdruckanstieg**. Phenylephrin ist ein α_1-Adrenozeptor-Agonist, Naphazolin, Xylometazolin und Oxymetazolin sind α_1- und α_2-Rezeptor-Agonisten, jedoch mit Präferenz für den α_1-Rezeptor.

Indikationen:
- Abschwellen der Nasenschleimhaut bei **Rhinitis** und **Sinusitis**: Anwendung als Nasenspray oder -tropfen
- **allergische Konjunktivitis**: Anwendung als Augentropfen.

Unerwünschte Wirkungen:
- **Nase**: bei längerer Anwendung **Schleimhautschäden** und **Arzneimittelrhinitis** (Rhinitis sicca, „Privinismus") → maximale Anwendungsdauer: 2 Wochen
- **Augen**: Mydriasis, Gefahr der Auslösung eines Winkelblocks, reaktive konjunktivale Injektion nach Wirkende
- **systemisch**: Tachykardie, Angina pectoris, Herzklopfen, Tremor, Kopfschmerzen.

Vorsicht: Nach Resorption ist eine **systemische Wirkung** möglich. Bei Säuglingen und Kleinkindern können **Atemdepression** und **komatöse Zustände** auftreten.

Kontraindikationen:
- nasale Anwendung: Rhinitis sicca
- okuläre Anwendung: flache Vorderkammer, Engwinkelglaukom, schwere kardiovaskuläre Erkrankungen.

Systemisch verwendete α_1-Sympathomimetika:

Wirkstoff: Midodrin.

Wirkungen: Die Stimulation der α_1-Rezeptoren bewirkt eine **Vasokonstriktion** und damit einen **Blutdruckanstieg**.

Indikationen:
- arterielle und orthostatische Hypotonie.

Unerwünschte Wirkungen:
- Pruritus
- Harnverhalt
- kardiovaskuläre Nebenwirkungen wie die von Adrenalin.

Kontraindikationen:
- benigne Prostatahyperplasie
- weitere wie die von Adrenalin.

10.2.3 β_1- und β_2-Sympathomimetika

Orciprenalin:

Wirkungen: ähnlich hohe **Affinität zu β_1- und β_2-Rezeptoren**:
- β_1-Rezeptoren: am Herzen positiv inotrop, chronotrop und bathmotrop
- β_2-Rezeptoren: Bronchodilatation, Wehenhemmung und Vasodilatation.

Indikationen:
- akute Bronchokonstriktion (nicht Mittel der 1. Wahl)
- bradykarde Herzrhythmusstörungen (off-label)
- Antidot gegen β-Blocker (S. 79).

Unerwünschte Wirkungen:
- Tachykardie bzw. Tachyarrhythmien, Angina pectoris
- Hyperglykämie
- Tremor
- Toleranzentwicklung.

Kontraindikationen:
- arterielle Hypertonie
- Tachykardie bzw. Tachyarrhythmie
- koronare Herzkrankheit, Atherosklerose
- Hyperthyreose
- im 1. Trimenon, kurz vor der Geburt (Wehenhemmung!) und während der Stillzeit strenge Indikationsstellung.

Theodrenalin/Cafedrin: Mischung aus Theodrenalin (Theophyllin + Noradrenalin) und Cafedrin (Coffein + Norephedrin) im Verhältnis 1:20.

Wirkungen:
- **Theodrenalin**: **α_1-Rezeptoren**; Steigerung der Herzkontraktilität, des Blutdrucks und des Herzschlagvolumens; Effekt nur anfangs und nur für kurze Zeit
- **Cafedrin**: Stimulation von **β_1- und β_2-Rezeptoren** → positive Inotropie, aber kein Anstieg des peripheren Gefäßwiderstands; später einsetzend eine längerfristige, dem Theodrenalin gleichgerichtete Wirkung
- Gesamtwirkung: **Blutdrucksteigerung**.

Indikationen:
- bedrohliche Hypotonien, insbesondere perioperativ
- orthostatische Kreislaufdysregulation
- Hitzeohnmacht.

10.2.4 β_2-Sympathomimetika

Wirkungen:
- Erschlaffung der glatten Muskulatur von Gefäßen, Bronchien, Darm und Uterus → v. a. Bronchospasmolyse und Tokolyse
- Aktivierung des Flimmerepithels
- antiinflammatorische Wirkung.

Pharmakokinetik: kurz wirksame Substanzen (sofortiger Wirkeintritt, Wirkdauer 1,5–5 h; „Reliever"):
- **inhalativ**: Fenoterol, Salbutamol, Terbutalin (auch s. c. applizierbar), Reproterol (auch i. v. applizierbar).

lang wirksame Substanzen (verzögerter Wirkeintritt, Wirkdauer ca. 12 h; „Controller"):
- **inhalativ**: Formoterol, Salmeterol, Indacaterol
- **oral**: Bambuterol, Clenbuterol.

Indikationen:
- **Asthma bronchiale** und **COPD** (Bronchospasmolyse): Akut- und Langzeittherapie (v. a. Terbutalin und Salbutamol)
- **Reversibilitätstest bei Atemwegsobstruktion** (v. a. Terbutalin und Salbutamol)
- vorzeitig einsetzende Wehen (**Tokolyse**)
- **Hyperkaliämie**: K^+-Aufnahme in die Zellen ↑, tubuläre Sekretion von K^+ ↑.

Merke: Bei Asthma bronchiale müssen lang wirksame β_2-Sympathomimetika, anders als kurz wirksame, immer mit Glucocorticoiden (inhalativ oder oral) kombiniert werden.

Unerwünschte Wirkungen: Bei inhalativer Anwendung deutlich geringer als bei systemischer Applikation:
- Tachykardie bzw. Tachyarrhythmien, Angina-pectoris-Anfälle
- Hypertonie
- Hyperglykämie: bei Diabetespatienten kann eine hyperglykämische Ketoazidose ausgelöst werden.
- Hypokaliämie
- zentralnervöse Symptome wie Nervosität, Benommenheit, Schlaflosigkeit, feinschlägiger Tremor
- bei Daueranwendung Toleranzentwicklung.

Kontraindikationen: Bei systemischer Gabe:
- hypertrophe obstruktive Kardiomyopathie
- Phäochromozytom
- flache Vorderkammer
- schwere Hyperthyreose
- strenge Indikationsstellung im 1. Trimenon, kurz vor der Geburt (Wehenhemmung!) und während der Stillzeit.

IMPP-Fakten 

! Die Stimulation der α_1-Adrenozeptoren durch **Adrenalin** führt zu einer **Vasokonstriktion**.
!! **Katecholamine** wie Noradrenalin stimulieren α_1-Adrenozeptoren besonders stark.
! Durch seine starke Wirkung an α-Rezeptoren steigert **Noradrenalin** den **peripheren Gefäßwiderstand** recht deutlich.
! Bei einem **septischen Schock** wird **Noradrenalin** als Vasopressor zur hämodynamischen Stabilisierung eingesetzt.
! Da Dobutamin das Herzzeitvolumen steigert und dabei keine reflektorische Tachykardie auslöst, ist es bei **akuter kardialer Dekompensation** das Mittel der Wahl.
! **Etilefrin** wird beim **Priapismus** unterstützend lokal (intrakavernös) angewendet.
! **Formoterol** ist ein **lang wirksames β_2-Sympathomimetikum**.
! Kurz wirksame, inhalative β_2-Sympathomimetika wie **Salbutamol** sind die Mittel der Wahl bei **akutem Asthmaanfall**.
! **Salbutamol** wird auch zur **Reversibilitätstestung der Atemwegsobstruktion** eingesetzt.
! **β_2-Sympathomimetika** werden bei vorzeitigen Wehen zur **Tokolyse** verabreicht.
!!! Zu den **unerwünschte Wirkungen von β_2-Sympathomimetika** zählen u. a. Tachykardie, Herzrhythmusstörungen, Nervosität, Hyperglykämie, Hypokaliämie sowie ein feinschlägiger Tremor.

10.3 Indirekte Sympathomimetika

Indirekte Sympathomimetika binden nicht an die Adrenozeptoren, erhöhen aber auf unterschiedliche Weise die Noradrenalinkonzentration in der Synapse, indem sie
- die nichtexozytotische Freisetzung von Noradrenalin fördern,
- die Wiederaufnahme in die Nervenendigung hemmen,
- den Abbau durch MAO oder COMT inhibieren.

Auf diese Weise lösen die Verbindungen indirekt über Adrenozeptoren postsynaptische Effekte aus, die eine größere Bandbreite haben als die der direkten Sympathomimetika.

Die indirekten Sympathomimetika sind Abkömmlinge des Phenylethylamins. Durch ihre hohe Lipophilie können sie die Blut-Hirn-Schranke verhältnismäßig leicht passieren.

Die wichtigsten Vertreter sind **Amphetamin** und **Methylphenidat** (S. 77). Weiterhin gibt es Modafinil (S. 78) und Bupropion (S. 78) wie auch Tyramin, Ephedrin und Norephedrin.

10.3.1 Charakteristika

Methylphenidat:
Wirkungen: Methylphenidat ist ein Wirkstoff aus der Gruppe der **Amphetamine**. Es führt zu einer dosisabhängigen Blockade der präsynaptischen Wiederaufnahme von Serotonin, Dopamin und Noradrenalin (**indirektes Sympathomimetikum**).

Methylphenidat ist ein **Psychostimulans**. Es verbessert:

- das Kurzzeitgedächtnis
- die kognitiven Fähigkeiten
- die Aufmerksamkeitsleistung
- die feinmotorische Koordination.

Es reduziert:

- die Häufigkeit körperlicher Angriffe auf Gleichaltrige
- die Hyperaktivität.

Indikationen:

- **ADHS** (strenge Indikationsstellung) bei Kindern und Erwachsenen (erste Wahl)
- **hyperkinetische Störung**
- **Narkolepsie**.

Unerwünschte Wirkungen:

- v. a. zu Therapiebeginn gastrointestinale Beschwerden, Schlaf- und Tic-Störungen, Kopfschmerzen → langsames Ein- und Ausschleichen
- Tachykardie, Hypertonie
- Unruhe, Schlaflosigkeit
- bei längerer Therapiedauer häufig Appetitabnahme → bei Kindern Gefahr einer Wachstumsverzögerung → regelmäßige Kontrollen von Körpergröße und -gewicht
- in höheren Dosierungen: generalisierte ZNS-Stimulation, Krämpfe.

Methylphenidat ist in seiner Wirkung dem Kokain ähnlich und kann daher zu Missbrauch und Abhängigkeit führen (→ BtM-Rezept-Pflicht, Betäubungsmittelgesetz), u. a. ist eine spezielle Einnahmeanweisung auf dem Rezept (**Signatur**) erforderlich.

Kontraindikationen:

- kardiovaskuläre Erkrankungen
- erhöhter Sympathikotonus
- psychiatrische Erkrankungen.

Modafinil:

Wirkungen: In hohen Dosierungen hemmt Modafinil die Wiederaufnahme von Dopamin in das präsynaptische Neuron. Es steigert die Wachheit unabhängig von Noradrenalin. Der genaue Wirkmechanismus ist unbekannt.

Modafinil ist ebenfalls ein **Psychostimulans**. Die Wirkung ist jedoch, anders als die von Methylphenidat, auf einige Kerngebiete begrenzt. Das Suchtpotenzial ist daher geringer.

Indikationen:

- **Narkolepsie**

Unerwünschte Wirkungen: Es kann zu unerwünschten kardialen, psychischen und dermatologischen Wirkungen kommen.

Kontraindikationen:

- Angstzustände
- Leber- und Nierenerkrankungen
- Bluthochdruck, Herz-Kreislauf-Erkrankungen
- Schwangerschaft und Stillzeit.

Bupropion:

Wirkungen: Bupropion hemmt selektiv die Wiederaufnahme von Noradrenalin und Dopamin in das präsynaptische Neuron. Seine Wirkung liegt zwischen der eines Psychostimulans und eines Antidepressivums. Die Wirkung ist schwach, der Wirkmechanismus ist unklar.

Indikationen:

- depressive Episoden, Raucherentwöhnung.

IMPP-Fakten 

Methylphenidat

! ist ein **indirektes Sympathomimetikum** und wird u. a. zur Behandlung einer hyperkinetischen Störung eingesetzt.

! **Wirkungen**: Verbesserung des Kurzzeitgedächtnisses, der kognitiven Fähigkeiten und der feinmotorischen Koordination sowie die Reduktion der Häufigkeit von körperlichen Angriffen auf Gleichaltrige.

! Während der Behandlung sollten **Körpergröße und -gewicht regelmäßig kontrolliert** werden.

! Die pharmakologischen Effekte ähneln denen des **Kokains**.

! Methylphenidat unterliegt der BtM-Rezept-Pflicht, u. a. ist eine spezielle Einnahmeanweisung auf dem Rezept (Signatur) erforderlich.

Modafinil

! ist zur Behandlung der Tagesschläfrigkeit bei **Narkolepsie** zugelassen.

10.4 α-Adrenozeptor-Antagonisten

10.4.1 Nicht selektive α-Adrenozeptor-Antagonisten

Synonym: nicht selektive α-Rezeptor-Blocker

Phenoxybenzamin:

Wirkungen: Durch die Blockade von **postsynaptischen α_1-Rezeptoren** werden der periphere Widerstand und damit der Blutdruck gesenkt. Eine Blockade der **präsynaptischen inhibitorischen α_2-Rezeptoren** führt zu einer verstärkten Freisetzung von Noradrenalin (Unterbrechung des negativen Feedback-Mechanismus zur Regulation der Katecholaminfreisetzung). Noradrenalin erhöht über Stimulation von β_1-Rezeptoren den Blutdruck und steigert die Herzfrequenz (→ Tachykardie, Arrhythmie).

In der **Medulla oblongata** führt die Antagonisierung von α_1-Rezeptoren zu einer Reduktion der Aktionspotenzialfrequenz im Sympathikus, wodurch der Sympathikotonus sinkt und der Tonus des Harnblasensphinkters abnimmt. Die Antagonisierung von α_2-Rezeptoren in der Medulla oblongata hat dagegen eine Steigerung der Aktionspotenzialfrequenz im Sympathikus zur Folge, wodurch der Sympathikotonus und der Tonus des Sphinkters zunehmen.

Indikationen:

- **Phäochromozytom** (Beginn der Therapie ≥ 2 Wochen präoperativ); einschleichende Dosierung
- **neurogene Blasenentleerungsstörung**; einschleichende Dosierung.

Unerwünschte Wirkungen: Wie selektive α_1-Antagonisten.

Kontraindikationen:

- koronare Herzkrankheit, Herzinsuffizienz
- Niereninsuffizienz
- Magen-Darm-Ulzera
- Schwangerschaft und Stillzeit.

10.4.2 Selektive α_1-Adrenozeptor-Antagonisten

Synonym: selektive α_1-Rezeptor-Blocker

Wirkstoffe:
- Alfuzosin, Doxazosin, Silodosin, Tamsulosin, Terazosin.

Wirkungen: Die Wirkstoffe hemmen **postsynaptische α_1-Rezeptoren der Widerstandsgefäße** kompetitiv. Folge ist eine venöse und arterielle Vasodilatation mit Senkung von Vor- und Nachlast und folgendem Blutdruckabfall mit einem stärkeren Effekt auf den diastolischen Blutdruckwert. Außerdem werden die **α_{1A}-Rezeptoren in der glatten Muskulatur der Prostata und proximalen Urethra** kompetitiv gehemmt, wodurch eine Relaxation mit verbesserter Miktion hervorgerufen wird. Im Gegensatz zu Phenoxybenzamin hemmen α_1-Antagonisten den negativen Feedback-Mechanismus über die präsynaptischen α_2-Rezeptoren nicht, sodass kaum vermehrt Noradrenalin ausgeschüttet wird und unerwünschte kardiale Wirkungen schwächer ausgeprägt sind.

Indikationen:
- **arterielle Hypertonie**: 2. Wahl, nur in Kombination mit Diuretika
- **benigne Prostatahyperplasie**
- Akuttherapie von Harnleiterkoliken.

Unerwünschte Wirkungen:
- orthostatische Dysregulation bis Kollaps, v. a. bei der ersten Gabe → einschleichende Dosierung
- Tachykardie, Palpitationen, Arrhythmien
- Schwellung der Nasenschleimhaut
- Kopfschmerzen, Schwindel, Schwäche, Müdigkeit
- Ejakulationsstörungen
- Akkommodationsstörungen
- Flush, Ödeme.

Vorsicht: Bei einer **Überdosierung** bzw. Intoxikation mit α-Blockern darf **kein Adrenalin** gegeben werden: Aufgrund der α-Blockade tritt nur die β_2-vermittelte Adrenalinwirkung (eine weitere Vasodilatation) ein („Adrenalinumkehr"). Im Bedarfsfall können aber Dopamin oder Noradrenalin gegeben werden, die kaum Effekte auf die β_2-Rezeptoren haben.

Kontraindikationen:
- Herzinsuffizienz im Stadium NYHA IV
- Perikarderguss, Lungenembolie
- eingeschränkte Leberfunktion
- Harnstauung aufgrund benigner Prostatahyperplasie
- Comedikation mit PDE-5-Hemmern (S. 89)
- Kinder < 12 Jahre
- Schwangerschaft und Stillzeit.

10.4.3 Selektive α_1-Adrenozeptor-Antagonisten und Serotoninrezeptor-Agonisten

Urapidil:

Wirkungen: Urapidil wirkt als peripherer **α_1-Adrenozeptor-Antagonist** und hat zudem eine **agonistische Wirkung an Serotoninrezeptoren** (5-HT_{1A}) in den Neuronen der Raphekerne. Der Wirkstoff wird manchmal auch zu den Antisympathotonika (S. 81) gezählt.
- Blockade **peripherer postsynaptischer α_1-Rezeptoren** der Blutgefäße → Abnahme des peripheren Gefäßwiderstands → Blutdrucksenkung
- Stimulation **zentraler 5-HT_{1A}-Rezeptoren** → Hemmung der sympathikotonen Gegenregulation.

Indikationen:
- Kombinationstherapie der arteriellen Hypertonie (p. o.)
- vorübergehend bei hypertensiven Krisen bzw. hypertensivem Notfall (i. v.).

Unerwünschte Wirkungen:
- orthostatische Dysregulation
- Kopfschmerzen, Schwindel
- gastrointestinale Beschwerden.

Kontraindikationen:
- Stillzeit, Verabreichung in der Schwangerschaft nur bei dringender Indikation
- Aortenisthmusstenose.

IMPP-Fakten 

! Patienten mit einem **Phäochromozytom** werden mit **Phenoxybenzamin** vorbehandelt, bevor der Tumor operativ entfernt wird.
! **Tamsulosin** ist ein **selektiver α_1-Rezeptor-Blocker**.
!! Eine **benigne Prostatahyperplasie** kann mit einem selektiven **α_1-Rezeptor-Blocker** wie **Alfuzosin** behandelt werden.
! Eine **unerwünschte Wirkung** von **Doxazosin** ist die **orthostatische Dysregulation**.
! **Urapidil** blockiert **postsynaptische α_1-Adrenozeptoren**.
! **Urapidil** ist Mittel der Wahl zur Behandlung des **hypertensiven Notfalls**.

10.5 β-Adrenozeptor-Antagonisten (Betablocker)

10.5.1 Charakteristika

Wirkstoffe:
- **nicht selektive β-Rezeptor-Antagonisten**:
  - Carteolol, Carvedilol, Pindolol, Propranolol, Sotalol, Timolol
- **selektive β_1-Rezeptor-Antagonisten**:
  - Atenolol, Betaxolol, Bisoprolol, Celiprolol, Esmolol, Metoprolol, Nebivolol.

Wirkmechanismen: kompetitive Antagonisten an β-Rezeptoren. Die Wirkstoffe unterscheiden sich u. a. in ihrer Affinität für β_1- und β_2-Rezeptoren. Der Selektivitätsfaktor der meisten β_1-selektiven Antagonisten liegt allerdings nur bei 30(–60) – d. h., dass β_1-vermittelte Effekte bereits bei 30(–60)-fach niedrigeren Konzentrationen gehemmt werden als β_2-vermittelte Effekte – und ist damit relativ gering.

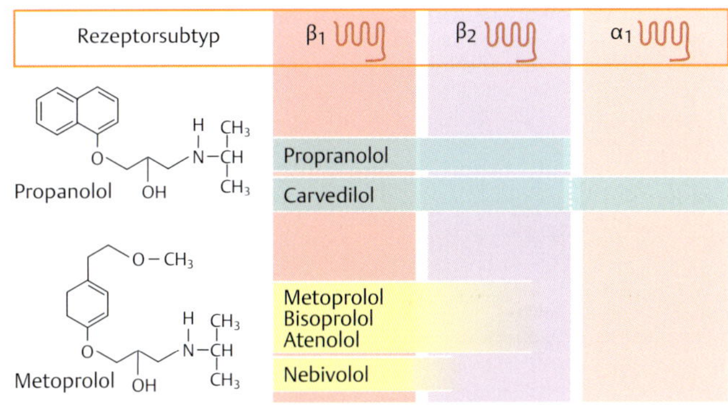

Abb. 10.2 Rezeptorselektivität verschiedener β-Blocker. [Quelle: Lüllmann, Mohr, Hein, Taschenatlas Pharmakologie und Toxikologie, Thieme, 2015]

Lerntipp !

Du solltest die **Unterschiede zwischen selektiven und nicht selektiven β-Adrenozeptor-Antagonisten** kennen und die einzelnen Wirkstoffe diesen beiden Gruppen zuordnen können.

Wirkungen:

- **β_1-Rezeptoren**:
  - **Herz**: Abnahme der Herzfrequenz (negativ chronotrop), der Kontraktilität (negativ inotrop), der Überleitungsgeschwindigkeit (negativ dromotrop) und der Automatie/Ektopie (negativ bathmotrop) → antiarrhythmischer Effekt; Reduktion des myokardialen Sauerstoffbedarfs, Senkung des Blutdrucks (nach 1–2 Wochen), Zunahme der Diastolendauer
  - **Fettgewebe**: Hemmung der Lipolyse → Triacylglycerine ↑
  - **Niere**: Reduktion der renalen Reninfreisetzung → antihypertensiver Effekt, renale Durchblutung ↓
- **β_2-Rezeptoren**:
  - **Bronchialmuskulatur**: Tonuserhöhung der glatten Muskulatur → u. a. Bronchospasmus
  - **Skelettmuskulatur**: Hemmung der Glykogenolyse → verstärkte Hypoglykämieneigung, Tonusabnahme
  - **Pankreas**: Insulinsekretion ↓
  - **Harnblase**: Tonus des M. detrusor vesicae ↑
  - **Auge**: Reduktion der Kammerwasserbildung → Augeninnendruck ↓
  - **Magen-Darm-Trakt**: Peristaltik ↑
  - **Gefäße**: Vasokonstriktion.

Manche β-Blocker haben zusätzlich **vasodilatatorische Eigenschaften**, z. B. Carvedilol durch α_1-antagonistische Wirkung oder Nebivolol durch indirekte Freisetzung von NO.

Merke: Je höher der Sympathikotonus, umso stärker werden die β-Adrenozeptoren kompetitiv gehemmt.
Die β_1-Selektivität nimmt bei hohen Dosierungen ab.
Da die Signalübermittlung an den β-Rezeptoren im Alter sinkt, vermindert sich auch die Wirkung der β-Rezeptor-Antagonisten mit zunehmendem Alter (> 65 Jahre).

Indikationen:

- **arterielle Hypertonie**: β_1-selektive Antagonisten zählen zu den Erstlinien-Antihypertensiva.
- **KHK**, akutes Koronarsyndrom (u. a. Myokardinfarkt und dessen Sekundärprophylaxe, Angina pectoris)
- **chronische Herzinsuffizienz**: ab NYHA II (bzw. ab NYHA I bei arterieller Hypertonie oder Z. n. Myokardinfarkt)
- **tachykarde Herzrhythmusstörungen**: Antiarrhythmika der Klasse II; v. a. supraventrikuläre Tachykardien (z. B. atriale Tachykardie) und Vorhofflimmern, mit Einschränkung auch ventrikuläre Arrhythmien; auch tachykarde supraventrikuläre Rhythmusstörungen bei schwerer Hyperthyreose bzw. thyreotoxischer Krise (besonders Propranolol, s. u.)
- **hyperkinetisches Herzsyndrom**
- **hypertrophe obstruktive Kardiomyopathie**
- **Phäochromozytom**: gleichzeitige Gabe von α-Adrenozeptor-Antagonisten (S. 78)
- **perioperative Therapie**
- **Sick-Sinus-Syndrom** nach Implantation eines Herzschrittmachers (→ Vermeidung tachykarder Phasen)

Einzelne Substanzen zudem:

- **chronisches Offenwinkelglaukom und akuter Glaukomanfall**
- **Migräneprophylaxe**
- **Hyperthyreose**: Propranolol hemmt die periphere Konversion von T_4 zu T_3
- **essenzieller Tremor**: verminderte Symptomatik durch Propranolol
- **Primär- und Sekundärprophylaxe bei oberen intestinalen Blutungen** (Ösophagusvarizen): v. a. nicht selektive Substanzen wie Propranolol.

Merke: **β-Blocker** zählen – außer bei drohender Frühgeburtlichkeit – zu den **Antihypertensiva** der Wahl in der **Schwangerschaft**.

Unerwünschte Wirkungen:

- **Bradykardie**, **AV-Blockaden**, **überschießende Blutdrucksenkung**, **Synkopen**, **Dekompensation einer Herzinsuffizienz** (Blockade kardialer β_1-Rezeptoren): Bei chronischer Herzinsuffizienz müssen β-Blocker einschleichend dosiert werden.
- **Bronchokonstriktionen** bis hin zum Asthmaanfall
- **periphere Durchblutungsstörungen**: Verschlimmerung einer pAVK, Verstärkung eines Raynaud-Syndroms (Blockade vaskulärer β_2-Rezeptoren)
- Anstieg von Triacylglycerinen, Abnahme von HDL-Cholesterin; Verstärkung einer **Hyperlipidämie** durch Hemmung der Lipolyse
- **verstärkte Hypoglykämieneigung**: verminderte Wahrnehmung der Symptome; außerdem verminderte Wirksamkeit der sympathischen Gegenregulation → verzögerte Blutzuckernormalisierung und Schwankungen des Blutglucosespiegels

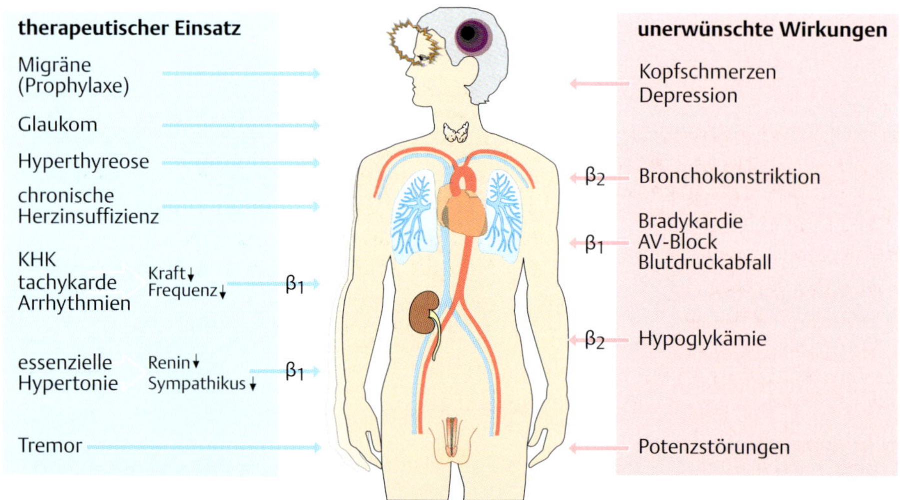

Abb. 10.3 **Indikationen und unerwünschte Wirkungen von β-Blockern.** [Quelle: Lüllmann, Mohr, Hein, Taschenatlas Pharmakologie und Toxikologie, Thieme, 2015]

- **diabetogene Wirkung**
- **zentralnervöse Störungen**: Müdigkeit, Schlafstörungen, Kopfschmerzen, Angstzustände, Schwindel, Depressionen
- **sexuelle Funktionsstörungen**: v. a. erektile Dysfunktion
- **gastrointestinale Störungen**: Oberbauchbeschwerden, Übelkeit, Diarrhö
- **Hyperkaliämie**
- **Verschlechterung einer Myasthenia gravis**
- **allergische Reaktionen**.

Im Unterschied zu allen anderen Antiarrhythmika zeigen β-Blocker **keine proarrhythmischen Wirkungen**.

Rebound-Effekt: Unter der Therapie nimmt die Anzahl der β-Rezeptoren zu, wodurch die Potenz des endogenen Agonisten Noradrenalin für β-Rezeptor-vermittelte Wirkungen vorübergehend steigt. Die Folgen beim Absetzen der Medikamente können plötzliche Blutdruckspitzen, Tachykardien, Arrhythmien oder ein akutes Koronarsyndrom sein.

Praxistipp: Zur Vermeidung der Folgen des Rebound-Effekts, wie Tachyarrhythmien und Angina-pectoris-Anfälle, muss eine **Dauertherapie** mit β-Blockern immer **unter langsamer Dosisreduktion (ausschleichend) beendet** werden.

Kontraindikationen:

- **absolute Kontraindikationen**:
  - dekompensierte Herzinsuffizienz und kardiogener Schock
  - ausgeprägte Hypotonie
  - Bradykardie, AV-Block (Grad II oder III), SA-Block (Grad II und III)
  - Sick-Sinus-Syndrom ohne Herzschrittmacher
  - Prinzmetal-Angina
  - Asthma bronchiale, COPD (mit Einschränkungen)
  - Schocksymptomatik
  - metabolische Azidose
  - Phäochromozytom ohne vorherige α-Blockade
  - gleichzeitige Gabe von Calciumkanalblockern vom Verapamil- oder Diltiazem-Typ
- **relative Kontraindikationen**:
  - Raynaud-Syndrom und pAVK
  - Diabetes mellitus
  - Hypothyreose
  - Psoriasis vulgaris
  - Schwangerschaft und Stillzeit
  - Comedikation mit MAO-Hemmern.

Kontraindikationen gelten auch für Anwendungen am Auge.

IMPP-Fakten 

! Zu den therapeutischen Effekten zählen die **Senkung des Blutdrucks**, der **kardialen Kontraktilität**, des **myokardialen Sauerstoffverbrauchs** und der **Herzfrequenz**.

! Ein **Asthma bronchiale** spricht gegen die Verwendung von Betablockern.

Propranolol

! Propranolol ist besonders geeignet, um Patienten mit **Tachyarrhythmien** und gleichzeitiger schwerer **Hyperthyreose** zu behandeln.

Indikationen sind z. B.:

- ! Therapie eines **essenziellen Tremors**
- ! Primärprophylaxe einer **oberen intestinalen Blutung**
- ! Sekundärprophylaxe zur **Senkung des Pfortaderdrucks**.

Metoprolol

Indikationen sind z. B.:

- ! Sekundärprophylaxe eines **Myokardinfarkts**
- ! **Herzinsuffizienz**
- ! **atriale Tachykardie**
- ! **Migräneprophylaxe**
- !! **Schwangerschaftshypertonie**
- ! **Sick-Sinus-Syndrom** nach Implantation eines Herzschrittmachers.

Unerwünschte Wirkungen sind z. B.:

- ! Schwankungen des Blutglucosespiegels
- ! Verschlechterung einer bestehenden **Myasthenia gravis**.

! Die Verabreichung in Kombination mit **Calciumkanalblockern** (Verapamil) ist mit einem hohen Risiko für eine **AV-Blockade** verbunden.

! Da Metoprolol auch eine geringfügige Affinität zu β_2-Rezeptoren aufweist, kann es über eine **Vasokonstriktion** die **periphere Durchblutung** verschlechtern.

Bisoprolol

Unerwünschte Wirkungen sind z. B.:

- ! **Depressionen**
- !! **Erektionsstörungen**.

! Bisoprolol muss unter **langsamer Dosisreduktion** abgesetzt werden, um Tachyarrhythmien und Angina-pectoris-Anfälle zu vermeiden.

Timolol

! Eine **unerwünschte Wirkung** können **Synkopen** sein.

Carvedilol

! Der Wirkstoff unterscheidet sich von anderen β-Adrenozeptor-Antagonisten dadurch, dass er auch α_1-Rezeptoren blockiert und so vasodilatierend wirkt.

10.6 Antisympathotonika

10.6.1 α_2-Adrenozeptor-Agonisten

Clonidin:

Wirkungen:

- Stimulation **zentraler postsynaptischer α_2-Rezeptoren** → erhöhte Empfindlichkeit des Barorezeptorreflexes, Senkung des Sympathikotonus, Abnahme des peripheren Widerstands → Senkung des Blutdrucks
- Stimulation **peripherer präsynaptischer α_2-Rezeptoren** → verminderte Noradrenalinfreisetzung
- Hemmung der renalen Reninfreisetzung.

Insgesamt nehmen dadurch das Herzzeitvolumen und der periphere Gefäßwiderstand ab, der **Blutdruck sinkt** und es kommt zur **Bradykardie**. Außerdem wirkt Clonidin **stark sedierend** und senkt den intraokulären Druck.

Indikationen:

- Kombinationstherapie der **arteriellen Hypertonie** (2. Wahl)
- **hypertensive Krise** bzw. hypertensiver Notfall
- **chronisches Offenwinkelglaukom**
- **Adjuvans zur Sedierung**
- **opioidgestützte Entzugstherapie** (Opioidentzug, Alkoholentzugsdelir).

Unerwünschte Wirkungen:
- **Sedierung**, Müdigkeit, Schwindel, Kopfschmerzen
- gastrointestinale Beschwerden, Mundtrockenheit und Obstipation
- **Rebound-Effekt** → Therapie ausschleichend beenden
- Potenzstörungen
- schwere Bradykardie (selten).

Kontraindikationen:
- Sick-Sinus-Syndrom, Bradykardien
- bei Obstipation, Depression und AV-Überleitungsstörungen: Einsatz nur unter Überwachung
- Schwangerschaft und Stillzeit.

Moxonidin:
Wirkungen: hauptsächlich über die **Stimulation zentraler Imidazolrezeptoren**. Dadurch nehmen die Sympathikusaktivität und der Gefäßwiderstand ab und der Blutdruck sinkt. In der Peripherie stimuliert Moxonidin **präsynaptische α_2-Rezeptoren**, wodurch die Noradrenalinfreisetzung reduziert wird.

Indikation:
- Kombinationstherapie der arteriellen Hypertonie.

Unerwünschte Wirkungen: Wie Clonidin, jedoch abgeschwächt.

Kontraindikationen: Wie bei Clonidin.

α-Methyldopa:
Wirkungen: α-Methyldopa wird zu α-Methyldopamin decarboxyliert und im Anschluss zu α-Methylnoradrenalin hydroxyliert.
- α-Methyldopa konkurriert mit den physiologischen Katecholaminvorstufen → Reduktion der Synthese von Noradrenalin, Dopamin und Adrenalin
- Freisetzung von **α-Methylnoradrenalin** und dessen Wirkung als „falscher" Neurotransmitter → Stimulation v. a. von **zentralen postsynaptischen α_2-Rezeptoren** → zentraler Sympathikotonus ↓ → **Blutdrucksenkung**
- Stimulation **peripherer präsynaptischer α_2-Rezeptoren** → Hemmung der Noradrenalinfreisetzung.

Indikationen:
- Kombinationstherapie der Hypertonie (Reservemittel)
- Mittel der Wahl bei chronischer Schwangerschaftshypertonie.

Unerwünschte Wirkungen:
- **orthostatische Dysregulation** und kompensatorische **Natrium- und Wasserretention** → Kombination mit Diuretika
- **Sedierung**, **Depression**, leichte **Parkinson-Symptome**, Libido- und Potenzstörungen, Hyperprolaktinämie
- Hepatotoxizität
- gastrointestinale Störungen
- Coombs-positive hämolytische Anämie
- Fieber.

Kontraindikationen:
- Phäochromozytom
- depressive Episoden
- akute und chronische Lebererkrankungen
- hämolytische Anämie.

Brimonidin:
Wirkungen: Hinweise auf 2 Wirkmechanismen am Auge: Zum einen verringert Brimonidin die Bildung von Augenkammerwasser, zum anderen erhöht es den Abfluss des Kammerwassers zwischen Gefäßhaut und Lederhaut (uveoskleral). Auf der Haut reduziert Brimonidin das Erythem durch direkte kutane Vasokonstriktion.

Indikationen:
- Offenwinkelglaukom oder okuläre Hypertension (topisch)
- Gesichtserythem bei Rosazea (topisch).

Unerwünschte Wirkungen:
- Mundtrockenheit, Geschmacksveränderungen
- Kopfschmerzen, Schwindel, Somnolenz, Fatigue, Asthenie
- Bradykardie, Tachykardie
- lokale Reizungen (Lidhyperämie, Ödem, Bindehautödem)
- Hyperämie, Augenbrennen oder -stechen, Juckreiz, Fremdkörpergefühl, Photophobie
- Anwendung auf der Haut: Hitzewallungen, Erythem, Rosazea, Dermatitis, überwärmte Haut, verstopfte Nase, Parästhesie.

IMPP-Fakten 

! Das Antihypertensivum **Clonidin** wird zur **Dämpfung von Entzugserscheinungen** (z. B. bei einem Alkoholentzug) eingesetzt.

10.7 Medikamente mit Einfluss auf den Parasympathikus

10.7.1 Funktion des Parasympathikus

Während der Sympathikus den Körper in den Zustand höchster Leistungsbereitschaft versetzt, dient die **Aktivierung des Parasympathikus** vor allem der Koordination der Vorgänge im **Ruhezustand** und während der **Regeneration**.

Tab. 10.2 Übersicht über parasympathomimetische Effekte

Erfolgsorgan	Parasympathikuswirkung
Herz	▪ negativ chronotrop (Bradykardie) ▪ negativ inotrop (nur Vorhöfe) ▪ negativ dromotrop (bis zum AV-Block)
Gefäße	▪ geringe Dilatation und Blutdrucksenkung (über endotheliales NO) ▪ stärkere dilatatorische Wirkung bei den Gefäßen von Genitalorganen, Gehirn und Speicheldrüsen
Bronchien	▪ Konstriktion ▪ Sekretionszunahme
Magen-Darm-Trakt	▪ Zunahme der Peristaltik bis hin zu Spasmen ▪ Abnahme des Sphinktertonus ▪ vermehrte Speichel- und Magensaftsekretion
Harnblase	▪ Kontraktion des M. detrusor ▪ Relaxation des Sphinkters
Auge	▪ Miosis (Kontraktion) ▪ Nahakkommodation (Kontraktion) ▪ Kammerwasserabfluss
sekretorische Drüsen	▪ Sekretionszunahme ▪ gesteigerte Transpiration (sympathisch innerviert!)

10.7.2 Physiologische Grundlagen

Cholinerge Neurone: Neurotransmitter des Parasympathikus ist **Acetylcholin**.

Acetylcholin:
Synthese und Speicherung: Zunächst wird Cholin von einem neuronalen Cholintransporter in das Neuron aufgenommen. Im Axoplasma synthetisiert die Cholinacetyltransferase aus Cholin und Acetyl-CoA dann Acetylcholin. Dieses wird in Speichervesikel im cholinergen Neuron aufgenommen.

Entfernung: enzymatisch mithilfe von **Acetylcholinesterasen**, die an die prä- und postsynaptische Membran gebunden sind und Acetylcholin in Acetat und Cholin spalten. Cholin wird wieder in das Neuron aufgenommen und erneut zur Acetylcholinsynthese verwendet.

Merke: Wegen seines schnellen Abbaus und der damit verbundenen kurzen Wirkdauer ist Acetylcholin nicht als systemisches Medikament geeignet. Therapeutisch kann Acetylcholin lediglich zur schnellen Auslösung einer Miosis eingesetzt werden.

Cholinozeptoren: Es lassen sich zwei Acetylcholinrezeptortypen unterscheiden:
- **muskarinerge Cholinozeptoren**
- **nikotinerge Cholinozeptoren**.

Muskarinerge Cholinozeptoren (M-Cholinozeptoren): Bei den muskarinergen Cholinozeptoren handelt es sich um **G-Protein-gekoppelte Rezeptoren**. Sie werden wiederum in fünf Subtypen eingeteilt:
- **M_1-Rezeptoren**: auf Neuronen lokalisiert, hauptsächlich im Gehirn
- **M_2-Rezeptoren**: hauptsächlich auf Herzmuskelzellen und auf glatten Muskelzellen
- **M_3-Rezeptoren**: v. a. auf glatten Muskelzellen, exokrinen Drüsenzellen und arteriellen Gefäßendothelzellen
- **M_4-Rezeptoren**: hauptsächlich im ZNS; präsynaptische Hemmung
- **M_5-Rezeptoren**: hauptsächlich im ZNS.

Nikotinerge Cholinozeptoren (N-Cholinozeptoren): Bei den nikotinergen Cholinozeptoren handelt es sich um **ligandengesteuerte Ionenkanäle** für Na^+- und K^+-Ionen.
Subtypen:
- **N_M-Rezeptoren**: muskulärer Typ
- **N_N-Rezeptoren**: neuronaler Typ; unterschiedliche Varianten in Peripherie und ZNS.

10.8 Parasympathomimetika

Synonym: Cholinergika

10.8.1 Direkte Parasympathomimetika

Synonym: M-Cholinozeptor-Agonisten

Wirkstoffe:
- Bethanechol → Carbaminsäureester des Cholins
- Pilocarpin → Alkaloid.

Wirkungen: Diese Parasympathomimetika wirken agonistisch an den **M-Cholinozeptoren** und werden von der Acetylcholinesterase nicht abgebaut. **Bethanechol** kann Membranen nur schlecht passieren und ist daher nur eingeschränkt ZNS-gängig. Bei systemischer Gabe führt es zu einer Motilitätszunahme v. a. der glatten Muskulatur von Darm und Harnblase. **Pilocarpin** und **Arecolin** sind ZNS-gängig und haben daher neben der peripheren Parasympathikuserregung zentrale Effekte.

Indikationen:
- **Bethanechol** (p. o.): postoperative Blasenatonie
- **Pilocarpin** (topisch: Auge, oder p. o.):
  - primäres chronisches Offenwinkelglaukom (2. Wahl)
  - akutes Winkelblockglaukom
  - Diagnose einer Mukoviszidose
  - Linderung der Xerostomie bei Sjögren-Syndrom.

Unerwünschte Wirkungen:
- **systemisch** bei Resorption (via Tränenkanal):
  - Bradykardie bzw. bradykarde Herzrhythmusstörungen, Blutdruckabfall
  - Bronchokonstriktion
  - Übelkeit, Erbrechen, Diarrhö
  - Harndrang
  - Hyperhidrose
  - Hypersalivation
- **am Auge**:
  - Sehstörungen (Miosis mit transienter Myopie)
  - Bindehautrötung
  - Kopf- und Augenschmerzen
  - erhöhtes Risiko für Amotio retinae und Katarakt.

Kontraindikationen:
- **systemische Anwendung**:
  - Asthma bronchiale
  - Herzinsuffizienz
  - Spasmen im Magen-Darm-Trakt oder im Bereich der Gallen- oder Harnwege
  - Ileus
  - Parkinsonismus
  - thyreotoxische Krise
  - Schwangerschaft und Stillzeit
- **Anwendung am Auge**:
  - Iritis
  - maligne und sekundäre Glaukome
  - Hornhautverletzungen.

10.8.2 Agonisten der nikotinergen Cholinozeptoren

Synonym: N-Cholinozeptor-Agonisten

Vareniclin:
Wirkungen: partieller Agonist an neuronalen **nikotinergen Acetylcholinrezeptoren**, die an der Suchtentstehung beteiligt sind.

Indikationen: Raucherentwöhnung bei Erwachsenen.

10.8.3 Indirekte Parasympathomimetika

Synonym: Cholinesteraseinhibitoren

Wirkstoffe:
- **reversible Acetylcholinesterasehemmer**:
  - Donepezil, Galantamin, Distigmin, Neostigmin, Pyridostigmin, Physostigmin, Rivastigmin

LERNTAG 2

- **irreversible Acetylcholinesterasehemmer**:
  - Phosphorsäureester (Alkylphosphate): Sie sind toxisch und werden nicht therapeutisch eingesetzt.

Wirkungen: Die Verbindungen **hemmen die Acetylcholinesterase** und **unspezifische Cholinesterasen** und verlängern damit die Wirkung von Acetylcholin (**Tab. 10.2**). Das tertiäre Amin Physostigmin sowie die Antidementiva Rivastigmin, Galantamin und Donepezil sind ZNS-gängig, die quartären Amine wie Neostigmin dagegen nicht.

Indikationen:

- **Physostigmin**:
  - zentrales anticholinerges Syndrom (ZAS)
  - verzögertes Erwachen nach OP
  - Intoxikation mit Parasympatholytika (S. 84), trizyklischen Antidepressiva, Antiemetika (S. 90), MAO-Hemmern, H_1-Rezeptor-Antagonisten (S. 86) oder Antipsychotika
- **Neostigmin**, **Pyridostigmin** und **Distigmin**:
  - postoperative Darmatonie und Blasenatonie
  - Antagonisierung nicht depolarisierender Muskelrelaxanzien
  - Myasthenia gravis
  - primär chronisches Offenwinkelglaukom (als Augentropfen, nur in Einzelfällen)
  - Intoxikation mit anticholinergen Substanzen
  - neurogene Blasenentleerungsstörung mit hypertonem Detrusor
  - Detrusorschwäche
- **Donepezil**, **Galantamin** und **Rivastigmin**:
  - leichte bis mittelschwere Demenz vom Alzheimer-Typ
  - vaskuläre Demenz.

Unerwünschte Wirkungen:

- **muskarinerge Nebenwirkungen**:
  - gastrointestinale Beschwerden: Übelkeit, Erbrechen, Diarrhö, gesteigerte Magensaftsekretion, gastrointestinale Ulzera mit Blutungen, erhöhte Magen-Darm-Motilität
  - Gallenkoliken
  - verstärkter Speichelfluss
  - Schweißausbrüche
  - Bronchokonstriktion mit erhöhter Bronchialsekretion
  - Bradykardie, bradykarde Herzrhythmusstörungen (SA-Block, AV-Block)
  - arterielle Hypotonie
  - verstärkter Harndrang, Harninkontinenz
  - Miosis, Akkomodationsstörungen, Tränenfluss
- **nikotinerge Nebenwirkungen**:
  - Muskelfaszikulationen, Dysphagie
  - Gesichtsröte, Wärmegefühl
- **zentrale Nebenwirkungen** (bei ZNS-gängigen Substanzen):
  - Müdigkeit, Schlaflosigkeit, Schwindel, Benommenheit, Bewusstlosigkeit
  - aggressives Verhalten, Erregungszustände, Halluzinationen
  - Depression, Verwirrtheit (Rivastigmin)
  - Kopfschmerzen
- Anorexie (Galantamin, Rivastigmin)
- Hautreaktionen (v. a. Pyridostigmin, Donepezil, Galantamin, Rivastigmin).

Kontraindikationen:

- **Physostigmin**:
  - Asthma bronchiale
  - Diabetes mellitus
  - Gangrän
  - kardiovaskuläre Erkrankungen
  - Hyperthyreose
  - mechanischer Ileus
  - Abflussbehinderungen der Harnwege
  - Engwinkelglaukom, Iridozyklitis
- **Neostigmin**, **Pyridostigmin** und **Distigmin**:
  - Asthma bronchiale
  - gastrointestinale Ulzera, obstruktiver Ileus, Darmstenosen
  - Spasmen der Gallen- oder Harnwege
  - Parkinson-Krankheit
  - Iritis
  - thyreotoxische Krise
  - frischer Herzinfarkt, Bradykardie
  - Stillzeit; zurückhaltender Einsatz bei Schwangeren
  - bei Distigmin außerdem: Bromallergie
- **Donepezil**, **Galantamin** und **Rivastigmin**:
  - schwere Leber- und Nierenfunktionsstörungen.

IMPP-Fakten 

! **Unerwünschte Wirkungen von Pilocarpin** sind u. a.: Herzrhythmusstörungen, Miosis mit vermindertem Sehvermögen nachts (vorübergehende Myopisierung).
! Galantamin und Neostigmin sind **Acetylcholinesterasehemmer**.
! **Indikation** für die Verabreichung von **Galantamin** ist in erster Linie eine leichte bis mittelschwere **Demenz vom Alzheimer-Typ**.
! Eine **unerwünschte Wirkung von Acetylcholinesterasehemmern** (z. B. Donepezil) sind **gastrointestinale Ulzera**.
! **Unerwünschte Wirkungen von Pyridostigmin** sind u. a.: Bronchokonstriktion mit vermehrter Bronchialsekretion, Übelkeit, Schweißausbrüche sowie vermehrter Speichelfluss.

10.9 Parasympatholytika

Synonyme: Anticholinergika, M-Cholinozeptor-Antagonisten

10.9.1 Charakteristika

Wirkstoffe:

- **tertiäre Amine** (ZNS-Wirkung) u. a.:
  - Atropin, Scopolamin, Tropicamid, Biperiden, Trihexyphenidyl, Darifenacin, Solifenacin, Oxybutinin
- **quartäre Ammoniumverbindungen** (keine ZNS-Wirkung) u. a.:
  - N-Butylscopolamin bzw. N-Butylscopolaminiumbromid, Ipratropiumbromid, Tiotropiumbromid, Trospiumchlorid, Glycopyrroniumbromid.

Wirkungen: als kompetitive Antagonisten an muskarinergen Cholinozeptoren:

- **Herz**: v. a. Tachykardie; positiv dromotrop und (in höherer Dosierung) chronotrop
- **Gefäße**: Antagonisierung einer parasympathomimetisch bzw. vagal bedingten Vasodilatation
- **Bronchien**: indirekt dilatatorischer Effekt (Schutz vor bronchokonstriktorischen Effekten des Parasympathikus), Abnahme der Sekretion
- **Magen-Darm-Trakt**: Abnahme der Peristaltik, Aufhebung vagal bedingter Spasmen, verminderte Sekretion von Speichel und Magensaft
- **Harntrakt**: Zunahme des Tonus des M. sphincter vesicae, Dilatation der Ureteren

- **Auge**: Mydriasis, Verlust der Akkommodationsfähigkeit, Abnahme der Tränensekretion
- **ZNS**: antiemetische Wirkung, zentral erregende Wirkung durch höhere Dosierungen liquorgängiger Substanzen oder dämpfende Wirkung durch niedrige Dosierungen des gut ZNS-gängigen Scopolamins
- **Haut**: Hemmung der Schweißsekretion → trockene und gerötete Haut, Anstieg der Körpertemperatur.

Indikationen:

- **Atropin**:
  - bradykarde Herzrhythmusstörungen
  - Intoxikationen mit parasympathomimetisch wirksamen Substanzen
  - Prämedikation (Hemmung der bronchialen Sekretion)
  - lokal als therapeutisches Mydriatikum bei Iritis oder Iridozyklitis
- **Scopolamin**:
  - Kinetosen
  - lokaler Einsatz als therapeutisches Mydriatikum
- **Glycopyrroniumbromid**:
  - obstruktive Bronchitis
  - perioperative Sekretionshemmung der Schleimhäute
  - Bradykardie im Rahmen der Narkoseeinleitung
  - Reduktion vagaler Nebenwirkungen anderer Pharmaka
- **Tropicamid**, **Cyclopentolat**: Einsatz als kurz wirkende diagnostische Mydriatika
- **N-Butylscopolamin**:
  - Spasmen der glatten Muskulatur des Magen-Darm-Trakts (z. B. eine Sigmadivertikulitis) sowie der Gallenwege
- **Ipratropiumbromid**, **Tiotropiumbromid**:
  - COPD und Asthma bronchiale: durch gute Wirksamkeit an der Bronchialmuskulatur
  - Ipratropiumbromid: bradykarde Herzrhythmusstörungen
- **Trospiumchlorid**, **Darifenacin**, **Oxybutinin**, Fesoterodin, Propiverin, Tolterodin, Flavoxat und Solifenacin:
  - Reizblase (Detrusorhyperaktivität) und damit einhergehende Dranginkontinenz
  - Enuresis nocturna
- **Biperiden**, **Metixen**, **Bornaprin**, **Procyclidin**, **Trihexyphenidyl**:
  - medikamentöser Parkinsonismus: akute Dyskinesien durch extrapyramidale Nebenwirkungen von Medikamenten (z. B. Antipsychotika oder Metoclopramid), dyskinetisches Syndrom (v. a. bei Kindern und jungen Erwachsenen).

Unerwünschte Wirkungen: beruhen auf Antagonisierung der muskarinergen Cholinozeptoren:

- Tachykardie
- Trockenheit von Schleimhäuten, z. B. Mundtrockenheit
- Urtikaria
- Wärmestau
- Darmatonie, Obstipation, abdominelle Schmerzen
- Akkommodationsstörungen, Mydriasis, akuter Glaukomanfall, erhöhtes Risiko für ein Engwinkelglaukom
- Miktionsbeschwerden bis hin zum Harnverhalt
- Kopfschmerzen, Schlaflosigkeit
- anticholinerges Delir.

Bei inhalativer Anwendung sind die Nebenwirkungen geringer.

Lerntipp !

Butylscopolamin ist **nicht zentralgängig** und hat damit keine sedierende Nebenwirkung.

Vorsicht: Wegen der **Gefahr eines anticholinergen Delirs** sollten Anticholinergika bei älteren Patienten generell sehr zurückhaltend eingesetzt werden.

Kontraindikationen:

- Engwinkelglaukom
- Prostatahyperplasie oder andere obstruktive Harnwegserkrankungen
- Pylorusstenose, paralytischer Ileus, schwere entzündliche Darmerkrankungen
- Myasthenia gravis
- Tachykardien oder tachykarde Herzrhythmusstörungen
- Hyperthyreose
- Demenz, manifeste Psychosen, hyperaktives Delir
- Schwangerschaft und Stillzeit (je nach Wirkstoff strenge Indikationsstellung oder Kontraindikation).

IMPP-Fakten 

! **Butylscopolamin** (N-Butylscopolaminiumbromid) ist ein **Parasympatholytikum**, das zur **Spasmolyse** bei Krämpfen der glatten Muskulatur des Magen-Darm-Trakts (z. B. einer Sigmadivertikulitis) und der Gallenwege eingesetzt wird.

Indikationen von Anticholinergika:

- ! **Dranginkontinenz**
- ! **Nykturie**
- !! medikamenteninduzierte, akute **Dyskinesien** (z. B. Antipsychotika und Antiemetika wie Metoclopramid)
- ! bei bradykarden Herzrhythmusstörungen Atropin.

!!!! Eine **primäre (idiopathische) Dranginkontinenz** kann mit den Anticholinergika **Tolterodin**, **Darifenacin** oder **Oxybutinin** behandelt werden.

! **Butylscopolamin** (N-Butylscopolaminiumbromid) ist **nicht ZNS-gängig** und hat daher keine sedierenden Nebenwirkungen.

!! Eine **unerwünschte Wirkung von Oxybutinin** und **Tolterodin** ist z. B. die Mundtrockenheit.

! Bei hyperaktivem Delir ist **Biperiden** kontraindiziert.

11 Systemübergreifende Pharmaka

11.1 Kaliumkanalöffner

11.1.1 Charakteristika

Minoxidil:

Wirkungen: Minoxidil bzw. sein aktiver Metabolit Minoxidilsulfat bewirkt eine **Öffnung ATP-abhängiger Kaliumkanäle** in den Zellmembranen der glatten Gefäßmuskulatur. Dies hat eine Relaxation der glatten Gefäßmuskulatur und somit eine **Vasodilatation** zur Folge. Die Vasodilatation betrifft insbesondere die Arteriolen. Folge ist eine **Senkung der Nachlast** und eine **deutliche Verringerung des Blutdrucks**.

Minoxidilsulfat löst allerdings eine **ausgeprägte reflektorische Gegenregulation** aus. Die gleichzeitige Steigerung des Sympathikotonus und die verstärkte Ausschüttung von Renin führen zu einer erhöhten Aktivität des Renin-Angiontensin-Aldosteron-Systems mit Zunahme der renalen NaCl- und Wasserretention und Ödembildung wie auch eine Reflextachykardie.

Indikationen:

- therapierefraktäre Hypertonie
- androgenetische Alopezie.

Die Verabreichung erfolgt p. o. oder, bei Alopezie, lokal.

Unerwünschte Wirkungen:

- Reflextachykardie, Angina pectoris → gleichzeitige Gabe eines β-Blockers
- Na^+- und Wasserretention bei verstärkter Kaliumausscheidung → gleichzeitige Gabe eines Diuretikums
- Hypertrichose, die 3–6 Wochen nach Therapiebeginn im Kopfbereich beginnt (daher lokaler Einsatz als Haarwuchsmittel)
- Perikarderguss, Perikardtamponade.

Kontraindikationen:

- pulmonale Hypertonie aufgrund einer Mitralklappenstenose
- Phäochromozytom
- Angina pectoris, Myokardinfarkt.

Diazoxid:

Wirkungen: Der Wirkstoff bindet an ATP-abhängige K^+-Kanäle in der Plasmamembran der β-Zellen des Pankreas und führt zu einer Öffnung der Kanäle. Durch die ausströmenden K^+-Ionen wird das Membranpotenzial der β-Zellen stärker negativ (Hyperpolarisation) und die Erregbarkeit der Zellen sinkt, wodurch die Insulinfreisetzung abnimmt.

Indikationen:

- **Hypoglykämie** bei β-Zell-Tumoren oder kongenitalem Hyperinsulinismus.

Unerwünschte Wirkungen:

- Na^+- und Wasserretention, Hypokaliämie
- Hyperurikämie, Gichtanfälle
- Hyperglykämieneigung
- Blutbildschäden
- periphere Neuropathien
- Hypertrichose.

Kontraindikationen:

- funktionelle Hypoglykämien
- Herzinsuffizienz, Herzinfarkt
- Thiazidüberempfindlichkeit.

IMPP-Fakten 

! Minoxidilsulfat hat eine **vasodilatierende Wirkung** und ist ein starkes **Antihypertensivum**, das ebenfalls zu einer **Hypertrichose** führt. Es findet daher, lokal appliziert, auch Verwendung als Haarwuchsmittel.

11.2 H_1-Rezeptor-Antagonisten

Synonym: H_1-Antihistaminika

11.2.1 Charakteristika

Wirkstoffe: 1. Generation (**klassische H_1-Rezeptor-Antagonisten**):

- Clemastin, Dimenhydrinat, Dimetinden, Diphenhydramin, Doxylamin, Ketotifen.

2. Generation (**neuere H_1-Rezeptor-Antagonisten**):

- Azelastin, Bilastin, Cetirizin, Fexofenadin, Loratadin, Rupatadin.

Wirkungen: H_1-Rezeptor-Antagonisten verdrängen Histamin **kompetitiv** vom H_1-Rezeptor. Dadurch werden die Histaminwirkungen abgeschwächt oder beseitigt (z. B. Vasodilatation einschließlich Blutdrucksenkung, Permeabilitätserhöhung von Kapillargefäßen, Kontraktion der glatten Bronchial- und Darmmuskulatur, Juckreiz, zentraler Brechreiz). Die Verbindungen besitzen somit eine antiallergische und antiphlogistische Wirkung.

- **1. Generation** (**klassische H_1-Rezeptor-Antagonisten**): wirken relativ unspezifisch und hemmen auch andere Rezeptoren (z. B. muskarinerge Cholinozeptoren). Sie sind lipophil und ZNS-gängig und blockieren damit sowohl **periphere als auch zentrale H_1-Rezeptoren**. Aufgrund ihrer Affinität zu u. a. muskarinergen Cholinozeptoren haben sie anticholinerge Effekte. Daher vermitteln sie **sedativ-hypnotische** und **antiemetische** Wirkungen.
- **2. Generation** (**neuere H_1-Rezeptor-Antagonisten**): überwinden die Blut-Hirn-Schranke nur in begrenztem Ausmaß oder gar nicht, sodass sich ihr Effekt weitestgehend auf die peripheren H_1-Rezeptoren beschränkt. Antihistaminika der 2. Generation wirken daher weniger sedierend als die Wirkstoffe der 1. Generation.

Indikationen:

- **Hauptindikation: Allergien**:
  - Urtikaria und allergische Dermatosen, allergische Rhinitis und Konjunktivitis, Heuschnupfen, Quincke-Ödem, Reaktion auf Nahrungs-, Arznei- oder Kontrastmittel, Neurodermitis
- weitere Indikationen:
  - Pruritus, Insektenstiche, Pseudokrupp, anaphylaktischer Schock, Therapie der Wahl bei Schwangerschaftserbrechen (Hyperemesis gravidarum), Kinetosen (Reisekrankheit), Schlafstörungen.

Die Verabreichung erfolgt präparatabhängig p. o., i. v., i. m., rektal oder topisch (Auge oder Nase).

Unerwünschte Wirkungen:

- **antagonistische Wirkung auf muskarinerge Cholinozeptoren**:
  - Mundtrockenheit
  - Miktionsstörungen
  - Obstipation
  - Appetitzunahme
  - Mydriasis, Akkommodationsstörungen, Erhöhung des Augeninnendrucks
  - psychotische Erregungszustände
  - erhöhte Krampfbereitschaft
  - Störungen der Hämatopoese (selten)
- **sedativ-hypnotische Wirkungen**:
  - Einschränkung des Reaktionsvermögens, der kognitiven Fähigkeiten und der psychomotorischen Leistungen; eingeschränkte Verkehrstüchtigkeit
  - v. a. bei Kindern paradoxe Erregung möglich
  - Toleranzentwicklung gegenüber ZNS-Dämpfung
- **antagonistische Wirkung auf α-Adrenozeptoren**:
  - orthostatische Blutdruckregulationsstörungen mit Tachykardien und Schwindel.

Lerntipp !

Das IMPP fragt gelegentlich nach **Antihistaminika**, die sich nicht auf das **Konzentrationsvermögen** auswirken, was also auch für Studenten in der Prüfungsvorbereitung interessant sein dürfte. Dies sind Antihistaminika der 2. Generation. Sie sind weniger lipophil und damit nicht oder kaum ZNS-gängig. Präge dir daher von den Wirkstoffen ein paar Vertreter ein.

Kontraindikationen: Wirkstoffe der 1. Generation:

- akutes Asthma bronchiale
- Phäochromozytom
- Engwinkelglaukom
- Prostatahyperplasie mit Restharnbildung
- Epilepsie
- Eklampsie
- erhöhter Hirndruck
- verlängertes QT-Intervall.

Wirkstoffe der 2. Generation:

- Schwangerschaft und Stillzeit (ausgenommen z. B. Loratadin und Cetirizin)
- verlängertes QT-Intervall.

Wechselwirkungen:

- **additiver sedativer und anticholinerger Effekt** bei Einnahme von H_1-Rezeptor-Antagonisten der 1. Generation zusammen mit folgenden Substanzen:
  - sedierende Wirkung ↑ durch zentral dämpfende Pharmaka; z. B. Barbiturate, Benzodiazepine; trizyklische Antidepressiva, Antipsychotika, Opioide, Alkohol
  - anticholinerger Effekt ↑ durch Atropin, Spasmolytika, trizyklische Antidepressiva.

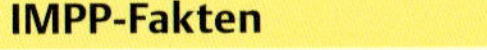

IMPP-Fakten

!! Antihistaminika der **2. Generation** wie Loratadin oder Cetirizin sind **weniger sedierend** als die der 1. Generation.
! Antihistaminika der **1. Generation** wie **Clemastin** können auch bei einer **leichten anaphylaktischen Reaktion** mit **allergischer Dermatose** eingesetzt werden.
! Antihistaminika der **1. Generation** wie **Dimetinden** können bei **Kontrastmittelintoleranzreaktion** vor Gabe des Kontrastmittels verabreicht werden, da sie eine **allergische** Reaktion (z. B. Bronchokonstriktion) verhindern.
! **Dimenhydrinat** wird zur Behandlung von Schwangerschaftserbrechen eingesetzt.
! **Loratadin** kann zur Therapie eines Heuschnupfens verabreicht werden.
! **Diphenhydramin** kann aufgrund seiner anticholinergen Wirkung zu **Miktionsbeschwerden** führen.

11.3 5-HT-Rezeptor-Agonisten

11.3.1 Charakteristika

Triptane:

Wirkstoffe:

- Almotriptan, Eletriptan, Frovatriptan, Naratriptan, Rizatriptan, Sumatriptan, Zolmitriptan.

Wirkungen: selektive 5-HT_{1B}- und 5-HT_{1D}-Rezeptor-Agonisten:

- **Vasokonstriktion** der bei Migräneanfällen dilatierten kraniellen Gefäße
- Unterbrechung der Schmerzleitung über den Trigeminus zum Nucleus caudatus und Hemmung der perivaskulären, aseptischen Entzündung im Bereich der Duraarterien
- Abschwächung der Nozizeption
- Linderung der vegetativen Begleitsymptome.

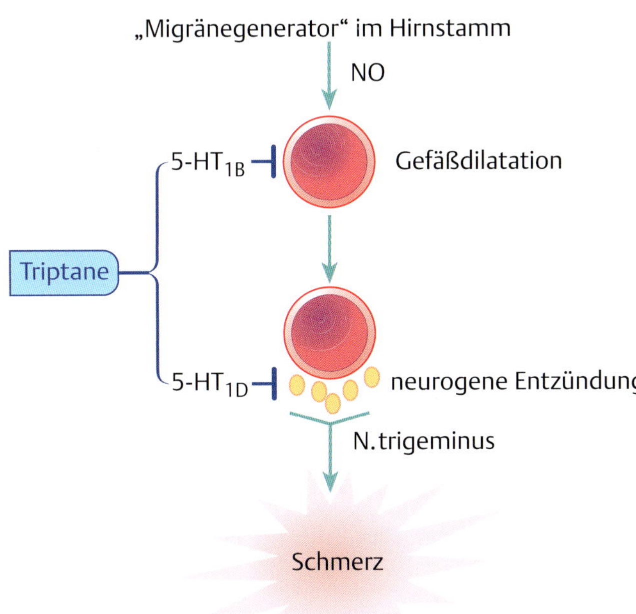

Abb. 11.1 **Pathogenese der Migräne und die Wirkung von Triptanen.** [Quelle: Herdegen, Kurzlehrbuch Pharmakologie und Toxikologie, Thieme, 2014]

Indikationen:

- **akute schwere Migräneanfälle** mit und ohne Aura
- **Cluster-Kopfschmerz** (Sumatriptan-Injektionslösung).

Die Verabreichung erfolgt p. o., s. c., nasal oder rektal.

Merke: Triptane sind bei Spannungskopfschmerzen unwirksam.

Praxistipp: Triptane sind nur im akuten Migräneanfall, nicht für eine Prophylaxe indiziert. Zur Prophylaxe kommen u. a. β-Blocker, Anfallssuppressiva und CGRP-Antikörper zum Einsatz.

Unerwünschte Wirkungen: v. a. durch Vasokonstriktion:

- koronare Ischämien, teilweise Gefühl von „Brustschmerz"
- Raynaud-Syndrom
- passagere Hypertonie, Arrhythmie, Tachykardie
- Schwindel, Benommenheit, Parästhesien der Extremitäten und Kältegefühl
- medikamenteninduzierter Kopfschmerz.

Kontraindikationen:

- **kardiovaskuläre Erkrankungen**: KHK, Angina pectoris, Z. n. Myokardinfarkt, pAVK, Raynaud-Syndrom
- ischämischer Insult, TIA
- ausgeprägte Leberinsuffizienz oder Niereninsuffizienz
- gleichzeitige Gabe von Ergotamin(-derivaten) oder anderen 5-HT_1-Rezeptor-Agonisten
- Kinder < 12 Jahre.

Buspiron:

Wirkungen: Buspiron ist ein **5-HT_{1A}-Rezeptor-Agonist** (und Antagonist an D_2-Rezeptoren) und stimuliert die Autorezeptoren auf den serotonergen Neuronen der rostralen Raphekerne. Auf diese Weise wird deren spontane Aktivität verringert (Autoinhibition).

Indikationen:
- generalisierte Angststörung (2. Wahl).

Unerwünschte Wirkungen:
- Benommenheit, Schwindel, Kopfschmerzen
- Schlafstörungen, Albträume, Nervosität
- Schwitzen
- Senkung der Krampfschwelle
- Übelkeit
- Leberinsuffizienz und Niereninsuffizienz.

Kontraindikationen:
- akutes Engwinkelglaukom
- Myasthenia gravis
- ausgeprägte Leber- und Niereninsuffizienz
- Schwangerschaft und Stillzeit.

Urapidil: Mehr bei den α_1-Adrenozeptor-Antagonisten (S. 79).

Metoclopramid: Näheres bei den Antiemetika (S. 90).

Ergotamin:
Wirkungen: Ergotamin ist ein Mutterkornalkaloid (Secale-Alkaloide) und wirkt an verschiedenen Rezeptoren wie $5\text{-HT}_{1B/1D}$-Rezeptoren, 5-HT_{2B}-Rezeptoren, α_1-Adrenozeptoren und D_2-Rezeptoren. Es führt überwiegend zur Konstriktion venöser und arterieller Gefäße und durch direkte Stimulation zur Uteruskonstriktion.

Indikationen:
- **akuter Migräneanfall** (Mittel der 2. Wahl).

Unerwünschten Wirkungen:
- Übelkeit, Erbrechen, Diarrhö
- Benommenheit, Verwirrtheit
- Angina pectoris, lang anhaltende arterielle Vasokonstriktion, Raynaud-Symptomatik
- orthostatische Dysfunktion
- medikamenteninduzierter Kopfschmerz.

Kontraindikationen:
- schwere Nierenfunktionsstörung und Leberfunktionsstörung
- pAVK, KHK
- Schwangerschaft und Stillzeit.

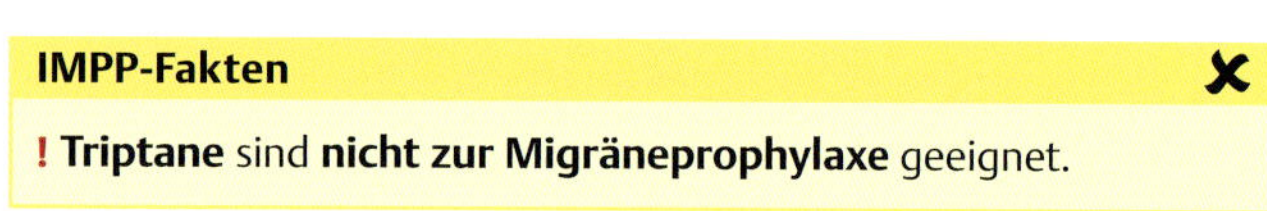
IMPP-Fakten

! **Triptane** sind **nicht zur Migräneprophylaxe** geeignet.

11.4 Prostaglandin-Analoga und Leukotrienrezeptor-Antagonisten

11.4.1 Grundlagen

Ausgangssubstanz für die Synthese der Eicosanoide ist die **Arachidonsäure** (Eicosatetraensäure). Die Arachidonsäure wird zu verschiedenen physiologisch wie auch pathophysiologisch wichtigen und sehr wirksamen Gewebshormonen metabolisiert: den **Prostaglandinen**, den **Thromboxanen** und den **Leukotrienen**.

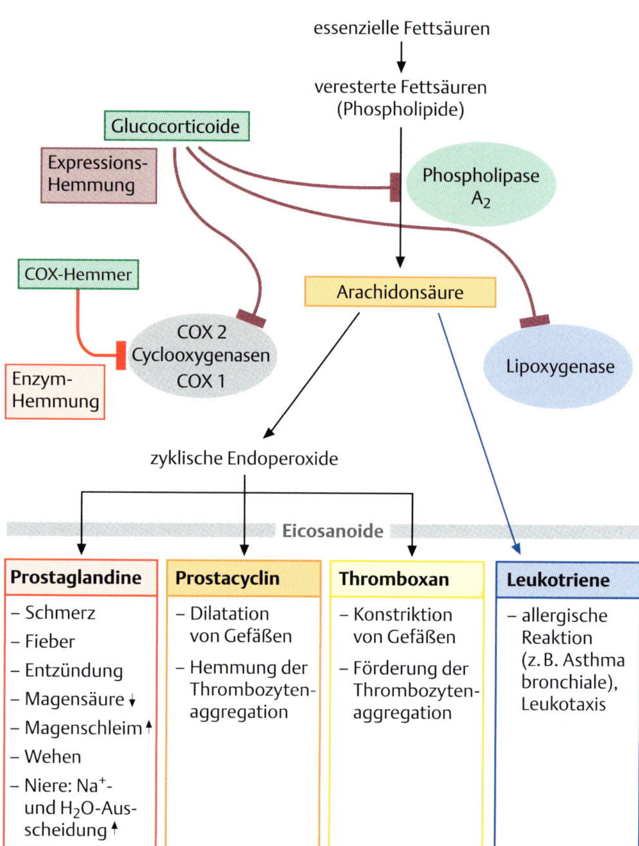

Abb. 11.2 **Arachidonsäuremetabolismus.** Arachidonsäure entsteht durch die Phosholipase A_2 aus Phospholipiden der Zellmembran. Die C_{20}-Fettsäure ist die Ausgangssubstanz für die Bildung der Eicosanoide: Prostaglandine, Prostacyclin und Thromboxan entstehen über den Cyclooxygenaseweg, Leukotriene über den Lipoxygenaseweg. [Quelle: Lüllmann, Mohr, Wehling et al., Pharmakologie und Toxikologie, Thieme, 2016]

11.4.2 Charakteristika der Prostaglandine und ihrer Analoga

Wirkstoffe:
- PGE_1: Alprostadil
- PGE_1-Analogon: Misoprostol
- PGE_2: Dinoproston
- PGE_2-Analogon: Sulproston
- $PGF_{2\alpha}$-Analoga: Latanoprost, Bimatoprost, Travoprost
- PGI_2-Analoga: Iloprost, Treprostinil.

Wirkungen: **PGE_1-** und **PGE_1-Analoga** wirken vasodilatatorisch, relaxieren die Bronchialmuskulatur und inhibieren die Thrombozytenaktivierung und -aggregation. Eine längerfristige Einnahme führt zu Endothelstabilisierung, günstiger Beeinflussung des Fettstoffwechsels und erhöhter fibrinolytischer Aktivität. Außerdem reduzieren sie die Magensaftsekretion, fördern die Schleim- und Bicarbonatsekretion in Magen und Dünndarm und sind an der Schmerzentstehung beteiligt.

PGE_2- und **PGI_2-Analoga** wirken ebenfalls vasodilatatorisch und aggregationshemmend auf Thrombozyten. Sie führen zu einer Bronchodilatation und steigern den renalen Blutfluss, die Natriurese und die Diurese. Am graviden Uterus führen sie zu einer Kontraktion. PGE_2 wirkt wie PGE_1 am Magen schleimhautprotektiv.

$PGF_{2\alpha}$-Analoga bewirken eine Vasokonstriktion im Lungenkreislauf, eine Bronchokonstriktion und steigern die gastrointestinale Motilität. Sie fördern die Kontraktion des graviden Uterus und die Wehentätigkeit. Am Auge steigern sie den uveoskleralen/

trabekulären Kammerwasserabfluss. Sie haben keinen Einfluss auf die Kammerwasserproduktion.

Indikationen:
- **Misoprostol**:
  - Prävention von Magen- oder Duodenalulzera unter Therapie mit COX-Hemmstoffen (Kombinationspräparat mit Diclofenac)
  - medikamentöse Geburtseinleitung zur vorzeitigen Beendigung der Schwangerschaft; Weheneinleitung; Kürettage
- **Alprostadil**:
  - chronische arterielle Verschlusskrankheit (Stadien III und IV)
  - vorübergehende präoperative Aufrechterhaltung der Durchgängigkeit des Ductus arteriosus Botalli bei Neugeborenen mit angeborenen Herzfehlern
  - Schwellkörperautoinjektionstherapie bei erektiler Dysfunktion
- **Dinoproston**: Geburtseinleitung
- **Sulproston**: Abort- oder Geburtseinleitung; Prophylaxe und Therapie atonischer postpartaler Blutungen
- **Latanoprost**, **Bimatoprost** und **Travoprost**: primär chronisches Offenwinkelglaukom
- **Iloprost**:
  - fortgeschrittene Thrombangiitis obliterans
  - pulmonal-arterielle Hypertonie
- **Treprostinil**: pulmonal-arterielle Hypertonie.

Die Verabreichung erfolgt intrakavernös, intravaginal, p. o., i. v., s. c. oder per inhalationem.

Unerwünschte Wirkungen:
- gastrointestinale Beschwerden
- Schmerzen im Uterus („Prostaglandinschmerz")
- erhöhte Temperatur
- Bronchokonstriktion
- Menstruationsstörungen
- Kopfschmerzen
- Blutdrucksenkung mit Reflextachykardie oder Rhythmusstörungen.

Kontraindikationen:
- alle Wirkstoffe:
  - Herzinsuffizienz, schwere KHK, Herzrhythmusstörungen
  - Schlaganfall
  - Schwangerschaft und Stillzeit.

11.4.3 Charakteristika der Leukotrienrezeptor-Antagonisten

Wirkstoff: Montelukast.

Wirkungen: Montelukast ist für die Behandlung von chronischem Asthma bronchiale von Bedeutung.

Montelukast hemmt nicht nur die **Sofortreaktion**, sondern auch die **Spätreaktion** und die **bronchiale Hyperreagibilität**. Es wirkt additiv zu β_2-Sympathomimetika (S. 77), was die Möglichkeit der **Einsparung von Glucocorticoiden und β_2-Sympathomimetika** (ab dem 6. Lebensmonat) eröffnet.

Indikationen:
- Kombinationstherapie bei chronischem Asthma bronchiale ab Stufe 2
- Monotherapie bei belastungsinduzierter Bronchokonstriktion und allergischer Rhinitis und Rhinokonjunktivitis
- analgetikainduziertes oder ASS-Asthma.

Unerwünschte Wirkungen:
- Fieber
- Kopfschmerzen, Schwindel, Schwäche
- Bauchschmerzen, Diarrhö, Übelkeit, Erbrechen
- Pharyngitis, Sinusitis
- Schlafstörungen, Schlaflosigkeit
- neuropsychiatrische Störungen
- infiltrative Lungenerkrankung mit Eosinophilie (sehr selten).

IMPP-Fakten 

!! **Prostaglandin-Analoga** ($PGF_{2\alpha}$) wie Latanoprost steigern den Kammerwasserabfluss (ohne Einfluss auf die Kammerwasserproduktion), sodass sie zur Senkung des **Augeninnendrucks** bei primär chronischem **Offenwinkelglaukom** eingesetzt werden.

11.5 Endothelinrezeptor-Antagonisten

11.5.1 Charakteristika

Wirkstoffe:
- Bosentan, Ambrisentan, Macitentan.

Wirkungen: **Bosentan** hemmt sowohl ET_A- als auch ET_B-Rezeptoren kompetitiv. **Ambrisentan** und **Macitentan** wirken dagegen bevorzugt am ET_A-Rezeptor. Die Wirkstoffe führen zu einer Vasodilatation inbesondere im kleinen Kreislauf und reduzieren dadurch den pulmonal-arteriellen Druck und die Hypertrophie des rechten Ventrikels. Außerdem wirken sie dem proliferativen Effekt von ET-1 auf glatte Muskelzellen und Endothelzellen der arteriellen Lungengefäße entgegen und verhindern so den kardiovaskulären Umbau als Folge einer arteriellen Hyptertonie.

Indikationen:
- pulmonal-arterielle Hypertonie
- digitale Ulzerationen bei Sklerodermie (Bosentan).

Unerwünschte Wirkungen:
- Folgen der arteriellen Vasodilatation: Kopfschmerzen, Tachykardie, Flush, periphere Ödeme
- dosisabhängige Anämie
- gastrointestinale Beschwerden
- hepatotoxische Wirkungen (v. a. Bosentan)
- häufige Infektionen der oberen Atemwege und der ableitenden Harnwege.

Kontraindikation:
- absolute Kontraindikation in der Schwangerschaft
- Behandlung mit dem Calcineurin-Inhibitor Ciclosporin (Bosentan)
- Leberfunktionsstörungen.

11.6 PDE-5-Hemmstoffe

11.6.1 Charakteristika

Wirkstoffe:
- Sildenafil, Tadalafil, Vardenafil.

Wirkungen: Durch kompetitive Hemmung der **Phosphodiesterase 5** (**PDE 5**) der glatten Gefäßmuskulatur (vorwiegend Arteriolen der Penisschwellkörper und arterielle Lungengefäße) steigt die cGMP-Konzentration an und die Muskulatur wird relaxiert. Im Corpus cavernosum kommt es zu einem erhöhten Bluteinstrom, der die Penisrigidität steigert, was zur **Erektion** führt. Des Weiteren ist eine **pulmonale Vasodilatation** zu beobachten.

Indikationen:

- erektile Dysfunktion
- pulmonal-arterielle Hypertonie (Sildenafil, Tadalafil): Senkung des pulmonalarteriellen Mitteldrucks
- benigne Prostatahyperplasie (Tadalafil).

Unerwünschte Wirkungen:

- Blutdruckabfall
- Kopfschmerzen, Schnupfen, Flush, Schwindel, Hitzewallungen
- Tachykardie, Angina pectoris
- dyspeptische Beschwerden
- Sehstörungen aufgrund zusätzlicher Hemmung der PDE 6 der Retina (Sildenafil und Vardenafil)
- Lidschwellung, Bindehautrötung
- Überempfindlichkeitsreaktionen.

Kontraindikationen:

- Einnahme von NO-Donatoren (z. B. Isosorbiddinitrat)
- kürzlicher Herzinfarkt oder Schlaganfall, instabile Angina pectoris
- schwere Herzinsuffizienz, unkontrollierte Herzrhythmusstörungen
- schwere Hypotonie
- schwere Leberinsuffizienz
- genetisch bedingte Retinaerkrankungen oder nichtarteriitische anteriore ischämische Optikusneuropathie.

> Vorsicht: **PDE-5-Hemmstoffe** dürfen **nicht zusammen mit NO-Donatoren** verabreicht werden! Es kann zu einer lebensbedrohlichen Potenzierung der blutdrucksenkenden Wirkung beider Substanzklassen kommen.

IMPP-Fakten

! Der **erektionsfördernde Effekt** von Sildenafil geht auf eine **Hemmung der Phosphodiesterase 5** (PDE 5) zurück.

! Zur **Senkung des pulmonalarteriellen Mitteldrucks** kann **Sildenafil** verabreicht werden.

! Zu den **unerwünschten Wirkungen von PDE-5-Hemmstoffen** gehören u. a. Kopfschmerzen, Schnupfen und Flush-Symptomatik.

! **PDE-5-Hemmstoffe** wie Sildenafil dürfen **nicht mit NO-Donatoren** (z. B. Isosorbiddinitrat) kombiniert werden!

11.7 Stimulatoren der löslichen Guanylatzyklase

11.7.1 Charakteristika

Synonym: sGC-Stimulatoren

Wirkstoff: Riociguat.

Wirkungen: Zum einen stabilisiert Riociguat die Bindung von NO an die Guanylatzyklase und **sensibilisiert** das Enzym für das körpereigene NO, zum anderen **stimuliert** es die **Guanylatzyklase** direkt.

Indikationen:

- pulmonal-arterielle Hypertonie
- chronische thromboembolische pulmonale Hypertonie.

11.8 Antiemetika

11.8.1 Grundlagen

Erbrechen wird vom medullären Brechzentrum koordiniert, das von verschiedenen Reizen stimuliert wird. Da das Brechzentrum **jenseits der Blut-Hirn-Schranke** liegt, ist es nur für unpolare Verbindungen direkt erreichbar. Es kann jedoch indirekt über eine Erregung der Neurone der chemosensiblen Triggerzone in der Area postrema aktiviert werden.

Die am Brechreflex beteiligten zentralen Kerngebiete und peripheren Organe sind mit einem spezifischen Satz an Rezeptoren ausgestattet, deren Erregung den Reflex auslöst.

Einige der Rezeptoren sind pharmakologisch von Bedeutung und lassen sich durch Antagonisten spezifisch hemmen.

11.8.2 D_2-Rezeptor-Antagonisten

Wirkstoffe:

- nicht ZNS-gängig: Domperidon
- ZNS-gängig: Metoclopramid = MCP.

Wirkungen: Das **begrenzt ZNS-gängige Metoclopramid** ist auch Antagonist an 5-HT_3-Rezeptoren (s. u.) und Agonist an 5-HT_4-Rezeptoren (S. 88). Seine antiemetische Wirkung entfaltet der Wirkstoff hauptsächlich als D_2-Rezeptor-Antagonist im ZNS, wodurch sich die Dopaminwirkung in der Area postrema verringert.

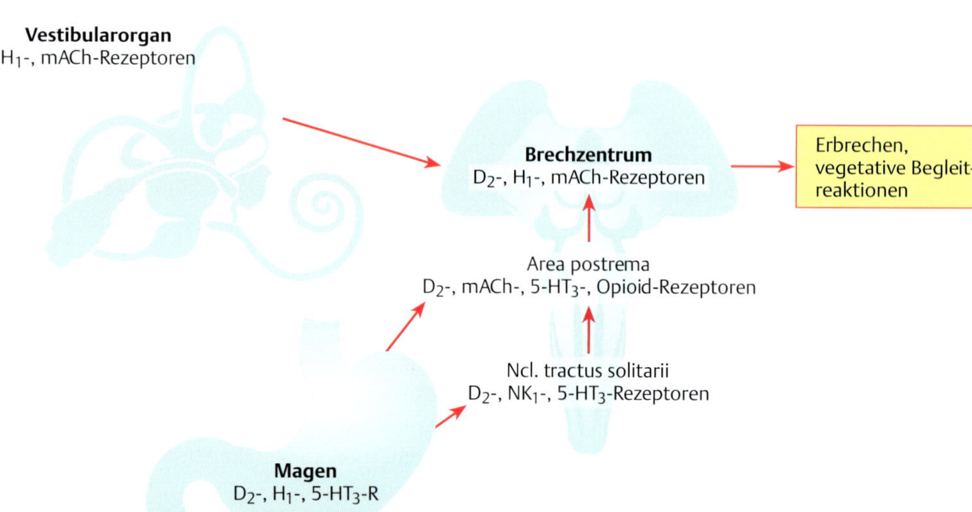

Abb. 11.3 Mit Übelkeit und Erbrechen assoziierte Rezeptoren. Periphere Reize werden über afferente Fasern des N. vagus oder humoral an die zentralen Triggerzonen für das Brechzentrum, die Area postrema sowie den Ncl. tractus solitarii, weitergeleitet. Das Vestibularorgan übermittelt seine emetischen Reize über den N. vestibularis und den Ncl. vestibularis direkt an das Zentrum. D_2-R, Dopaminrezeptor; H_1-R, Histaminrezeptor, 5-HT_3-R, Serotoninrezeptor; mACh-R, M-Cholinozeptor; NK_1-R, Rezeptor für Substanz P [Quelle: Herdegen, Kurzlehrbuch Pharmakologie und Toxikologie, Thieme, 2014]

Tab. 11.1 Angriffspunkte und Indikationen von Antiemetika (ausgewählte Beispiele)

Rezeptor	Expression in		Antiemetika	Indikationen
	Brechzentrum	Vestibularorgan		
D_2	+	∅	D_2-Antagonisten: Metoclopramid, Domperidon	alle Emesisformen außer Kinetosen; besonders gut bei Übelkeit/Erbrechen durch Opioide und L-Dopa/D_2-Agonisten
H_1	+	+	H_1-Antagonisten: Diphenhydramin, Dimenhydrinat	Kinetosen, schwangerschaftinduziertes Erbrechen; Opioid-Erbrechen (2. Wahl)
mACh-R	+	+	muskarinerge Antagonisten: z. B. Scopolamin	Kinetosen
5-HT_3	+	∅	5-HT_3-Antagonisten: z. B. Ondansetron, Granisetron	zytostatikainduziertes Erbrechen
NK_1	im Ncl. tractus solitarii		NK_1-Antagonisten: Aprepitant	zytostatikainduziertes Erbrechen (Tripletherapie)
Glucocorticoide	unklar		z. B. Dexamethason, Methylpredinisolon	zytostatikainduziertes und postoperatives Erbrechen
Cannabinoid (CB_1)	supraspinal, PNS		Dronabinol (Tetrahydrocannabinol, THC)	zytostatikainduziertes Erbrechen, Appetitanregung bei Kachexie

(Quelle: Herdegen, Kurzlehrbuch Pharmakologie und Toxikologie, Thieme, 2019)

Außerdem hat Metoclopramid einen prokinetischen Effekt auf den Magen und den oberen Dünndarm.

Domperidon ist ein rein peripher wirkender D_2-Rezeptor-Antagonist, der **nicht ZNS-gängig** ist. Der Wirkstoff wirkt ebenfalls prokinetisch.

Indikationen:
- **Übelkeit und Erbrechen** (außer Kinetosen)
- **funktionelle Motilitätsstörungen** im oberen Gastrointestinaltrakt
- Domperidon wird aufgrund seiner fehlenden ZNS-Gängigkeit bei älteren Menschen und Parkinson-Patienten bevorzugt eingesetzt; z. B. zur Vorbehandlung für den **Apomorphin-Test** in der Parkinson-Diagnostik.

Unerwünschte Wirkungen:
- v. a. Metoclopramid: extrapyramidalmotorische Störungen, v. a. bei Kindern und Jugendlichen (Therapie: Gabe des M-Cholinozeptor-Antagonisten Biperiden (S. 84))
- zentralnervöse Störungen: Müdigkeit, Schwindel
- Erhöhung der Prolaktinsekretion
- Domperidon zusätzlich: Verlängerung der QT-Zeit.

Praxistipp: Akute Dyskinesien bei **Kindern** sind eine typische Nebenwirkung von **Metoclopramid**! Die Anamnese ist klassisch: Eltern berichten, dass das Kind einen steifen Hals bekommen habe und diesen komisch verdrehe (Kopfzwangshaltung). Typisch ist auch die Aussage, dass das Kind grimassiere. Auf Nachfrage lässt sich häufig eruieren, dass die Eltern dem Kind vor ein paar Stunden etwas gegen Übelkeit gegeben haben.

Kontraindikationen:
- prolaktinabhängige Tumoren
- Phäochromozytom
- gastrointestinale Blutungen
- Ileus
- Epilepsie
- extrapyramidalmotorische Bewegungsstörungen
- Kombination mit MAO-Hemmern
- 1. Trimenon der Schwangerschaft und Stillzeit
- Kinder < 2 Jahre, Domperidon: Kinder < 12 Jahre.

Domperidon ist zusätzlich kontraindiziert bei
- schweren Leberfunktionsstörungen
- Verlängerungen des kardialen Reizleitungsintervalls (insbesondere der QT-Zeit), signifikanten Elektrolytstörungen oder Herzerkrankungen (z. B. kongestive Herzinsuffizienz)
- gemeinsamer Verabreichung mit Medikamenten, die das QT-Intervall verlängern können
- gleichzeitiger Anwendung von starken CYP3A4-Inhibitoren (S. 71).

11.8.3 5-HT_3-Rezeptor-Antagonisten

Synonym: Setrone

Wirkstoffe:
- Ondansetron, Granisetron, Tropisetron, Palonosetron.

Wirkungen: Die Wirkstoffe hemmen die peripheren vagalen 5-HT_3-Rezeptoren im Magen-Darm-Trakt, periphere 5-HT_3-Rezeptoren im enterischen Nervensystem und Darmparenchym und die zentralen 5-HT_3-Rezeptoren in der chemosensiblen Triggerzone und stellen hochpotente **Antiemetika** mit großer therapeutischer Breite sowie guter Verträglichkeit dar.

Indikationen:
- zytostatika- oder strahlentherapieinduziertes Erbrechen
- postoperative Übelkeit und Erbrechen nach Allgemeinnarkosen.

Die Verabreichung erfolgt p. o. oder i. v.

Unerwünschte Wirkungen:
- Obstipation
- Kopfschmerzen
- selten: extrapyramidalmotorische Störungen.

Kontraindikationen:
- Granisetron, Ondansetron, Tropisetron: Kinder < 2 Jahre; Palonosetron: keine pädiatrische Zulassung
- Schwangerschaft und Stillzeit.

11.8.4 NK_1-Rezeptor-Antagonisten

Wirkstoffe:
- Aprepitant, Fosaprepitant.

Wirkungen: NK_1-Rezeptor-Antagonisten blockieren am NK_1-Rezeptor, der u. a. im Ncl. tractus solitarii und im Brechzentrum lokalisiert ist, selektiv die Bindung des natürlichen Liganden Substanz P, wodurch der Brechreiz verringert wird.

Indikationen:
- Prophylaxe von Übelkeit und Erbrechen bei hoch und moderat emetogenen Chemotherapien (Kombination 5-HT_3-Rezeptor-Antagonist und Glucocorticoid → **Tripletherapie**)
- postoperative Übelkeit und Erbrechen nach Allgemeinnarkosen.

Die Verabreichung erfolgt p. o. oder i. v.

IMPP-Fakten 

! **Domperidon** ist ein **peripherer Dopaminantagonist**.
! Beim **Apomorphin-Test** zur Parkinson-Diagnostik ist die Vorbehandlung des Patienten mit **Domperidon** indiziert.
!!! Eine typischerweise bei Kindern auftretende **unerwünschte Wirkung** von **Metoclopramid** ist eine **extrapyramidal-motorische Störung** mit einseitiger Kopfzwangshaltung, abnormen Zungenbewegungen und Grimassieren.
! **5-HT_3-Antagonisten** (Setrone) wie Granisetron sind hochpotente Antiemetika.

Sachverzeichnis

A

B

C

D

E

F

G